フォーミュラリーマネジメント

―院内フォーミュラリーから地域フォーミュラリーへ―

フォーミュラリー編集委員会編

薬事日報社

フォーミュラリーマネジメント
－院内フォーミュラリーから地域フォーミュラリーへ－

はじめに

　わが国は少子高齢化が進み、年金、医療、介護などの社会保障費が増加し続けている。団塊の世代が後期高齢者に達する 2025 年に向けて、医療費削減を具体的にどのように進めていくかが喫緊の課題になっている。国の審議会等でも課題解決に向けて様々な改革案が議論され、検討されている。

　我々はフォーミュラリーがこの改革の一翼を担うものだと確信し、日本版フォーミュラリーの定着を目指して、2017 年 9 月に書籍『フォーミュラリー～エビデンスと経済性に基づいた薬剤選択～』を発刊した。内容は聖マリアンナ医科大学病院の院内フォーミュラリーの作成事例を中心とし、「フォーミュラリーによる合理的及び経済的な医療提供を」、そして「フォーミュラリーは医師や薬剤師が標準薬物治療を行うための指針である」という考え方を展開した。また同時に、フォーミュラリーが病院のみにとどまらず、広く地域で活用されることも期待した。その成果と言ってもよいだろうか、2019 年 3 月の中医協で 2020 年度診療報酬改定に向けた主な検討項目が示され、その中の「医薬品・医療機器等の適正な利用の在り方」の項目の一つとして「フォーミュラリー等への対応」が挙げられた。第一弾のフォーミュラリー書籍としての役割は充分に果たしたと自負している。

　フォーミュラリーは、作成することも重要であるが、その後の使用状況を把握するための医薬品使用実態調査（MUE）や薬物治療の質を維持するためのマネジメントの手法も重要である。現在、地域医療連携推進法人あるいは保険者などで院内フォーミュラリーにとどまらず、地域フォーミュラリーを策定する動きがあり、地域包括ケアの推進や地域における薬物治療の標準化及び医療費の適正化、さらには医薬品提供体制の効率化の観点からも注目

されている。医療者の意識改革と行動変容が定着しつつあると思われる動きである。フォーミュラリー書籍としては第二弾となる本書『フォーミュラリーマネジメント～院内フォーミュラリーから地域フォーミュラリーへ～』は、このような現状を踏まえて、フォーミュラリーマネジメントと地域フォーミュラリーに重点を置いた内容とした。

　フォーミュラリーマネジメントや地域フォーミュラリーの作成には、薬剤師が主体的に関わる必要がある。薬剤師は、薬の専門家として、臨床試験成績に基づく有効性・安全性だけでなく、経済性の観点から、医師をはじめとする医療者と連携しながら標準薬物治療に深く関わることが求められる。フォーミュラリーは、先進諸国では、基本的に薬剤師が作成し、医師や看護師など医療者の協力と合意を得て定められるべきものであると定義されている。病院薬剤師は院内フォーミュラリーの策定に、薬局薬剤師は地域フォーミュラリーの策定に貢献することが期待される。

　フォーミュラリーは医薬品費の適正配分につながる薬剤選択であるが、広義にはこれからの医療を考えるための新しい手法である。そのような観点で読んでいただきたいと考えている。

2019年7月

フォーミュラリー編集委員会代表　増原慶壮

目次

はじめに　増原慶壮 3

第1章　フォーミュラリーがつくるこれからの医療　情報編

● フォーミュラリーをつくり、地域医療に定着させるための提案 8
　日本調剤株式会社取締役（フォーミュラリー事業推進部）　増原慶壮
● 行政からみたフォーミュラリーに期待すること 27
　厚生労働省医薬・生活衛生局　安川孝志
● 地域医療連携推進法人と地域フォーミュラリー 34
　地方独立行政法人山形県・酒田市病院機構日本海総合病院理事長　栗谷義樹
● 保険者による地域フォーミュラリー提案の取組み 53
　全国健康保険協会（協会けんぽ）静岡支部企画総務グループ長　名波直治
● 保険薬局と地域フォーミュラリー 66
　日本調剤株式会社常務取締役　深井克彦

第2章　フォーミュラリーマネジメント　運用・管理編

● フォーミュラリーのメンテナンスとモニタリング 84
　日本調剤株式会社フォーミュラリー事業推進部部長／元聖マリアンナ医科大学病院薬剤部
　　　　　　　　　　　　　　　　　　　　　　　　　　　　　　　　　　上田　彩
● 米国における病院でのフォーミュラリーマネジメント 99
　北里大学薬学部臨床薬学研究・教育センター臨床薬学（医薬品情報学）　岩澤真紀子
● 米国における薬局でのフォーミュラリーマネジメント 122
　ウォルグリーンズ　大野真理子
● 英国におけるフォーミュラリーマネジメント 137
　Assistant Professor in International Pharmacy, School of Pharmacy,
　University of Nottingham, UK　荒川直子
● DRUGDEX® を活用したフォーミュラリーマネジメント～作成から更新～ 149
　福井県済生会病院薬剤部　上塚朋子

第3章　フォーミュラリー最前線　導入病院の実践事例等

● 横浜市立大学附属病院 162
　横浜市立大学附属病院薬剤部　小池博文
● 東京女子医科大学病院 173
　東京女子医科大学病院薬剤部薬剤部長　木村利美
● 新座病院 184
　戸田中央医科グループ医療法人社団青葉会新座病院薬剤科主任　金井紀仁

- ●医誠会病院 ———————————————————————————— 197
  医療法人医誠会医誠会病院薬剤部薬剤部部長、病院群薬剤師統括マネジャー　長橋かよ子
- ●おんが病院 ———————————————————————————— 205
  遠賀中間医師会おんが病院薬剤部薬剤部長　後藤康秀
- ●在宅医療からのフォーミュラリー普及の可能性 ————————————— 214
  日本調剤株式会社フォーミュラリー事業推進部　佐藤貴之
- ●地域フォーミュラリーシミュレーション ————————————————— 220
  〜地域で取り組めばこんなに医療費が削減される!?〜
  株式会社嵯峨野メディカルコピーライター／株式会社メルス技研病院コンサルタント／
  元日本調剤株式会社フォーミュラリー事業推進部　関こころ

第1章

フォーミュラリーがつくるこれからの医療

情報編

フォーミュラリーをつくり、地域医療に定着させるための提案

日本調剤株式会社取締役(フォーミュラリー事業推進部) 増原 慶壮(ますはら けいそう)

はじめに

　わが国は急速に少子高齢化が進み、社会保障費の増加を国民の誰もが危惧している。現在、遂行されている医療・介護の提供体制の改革は団塊の世代が後期高齢者に達する2025年に向けたものだが、医療費削減を具体的にどのように進めていくかが喫緊の課題になっている。

　このような医療費削減に向けた取り組みの中で、1980年代から英国や米国などの先進諸国で導入され、標準薬物治療に基づいた「くすりの適用使用」の観点から医療費の削減効果が明らかになっているフォーミュラリーを、わが国にも導入する機運が急速に高まってきている。例えば、2016年と2017年の経済財政諮問会議、あるいは2019年の中央社会保険医療協議会などで医薬品の採用基準や推奨度を明確化にしたフォーミュラリーの導入が提案されている。これは、医学的・薬学的見地からその薬剤が有効性を発揮できる最適化を医療者自らが進め、薬剤費の適正化を促すことを狙ったものでもある。また、高血圧治療薬であるアンジオテンシンⅡ受容体拮抗薬(ARB)を例にとり、費用対効果に基づく処方ルールに関わるガイドラインの明確化が提言されている。フォーミュラリーを他に先駆けて実施している聖マリアンナ医科大学病院(神奈川県川崎市)では、薬剤部がフォーミュラリーを作成し、薬学的視点から医薬品の適正使用を進めることで適正使用が図られているという。いずれにしても、国家資格を与えられた医師や薬剤師には、中立的な立場で、薬剤の有効性・安全性に鑑みてその最適化を自らが進め、経済性を含めた薬剤費の適正化に努める責務がある。

　わが国では、2003年4月に診断群分類別包括支払い制度(DPC/PDPS)が特定機能病院に導入され、順次拡大し、2018年4月1日時点でDPC/PDPSの対象病院は1730病院に達している。通常、DPC/PDPSが導入されると医療が標準化されるとともに、経済的観点から、ジェネリック医薬品の使用が推進され、さらに薬物治療の標準化であるフォーミュラリーも併せて推進される。このことは、DPC/PDPS対象病院では経営の点から当然と考えられるが、残念ながら、わが国では、フォーミュラリーの導入は遅々として進んでいない。

厚生労働省は病院におけるフォーミュラリー導入状況を調査し、その結果が2017年11月の中央社会保険医療協議会に提出された。321病院の集計によるとフォーミュラリーを定めている病院は3.4％で、現時点では定めていないものの定める予定がある病院は7.5％であった。また、このうちDPC/PDPS対象病院（n=113）に限定すると、フォーミュラリーを定めている病院は7.1％であった。

DPC/PDPS対象病院でフォーミュラリーを導入すれば、その病院は収益が増えるのみで、保険者や患者の支払いには、ほとんど影響しない。間接的には医療費削減の効果は認められる。そのため、保険者や患者が直接的に医療費削減の恩恵を得るには、外来診療などの出来高払い方式のところにフォーミュラリーを導入することが重要である。外来診療にフォーミュラリーを導入するには、地域で適用するフォーミュラリー、つまり地域フォーミュラリーの策定が効果的と考えられる。

地域フォーミュラリーをどの地域で運用するのか、その最も理想的な範囲は、中学校の学区と同じとされている地域包括ケアの圏域である。2025年に向けた地域医療モデルとして、地域包括ケアの担い手となる地域医療連携推進法人が発足している。地域医療連携推進法人の業務の中には、医薬品等の共同購入があり、その地域に必要な医薬品を決定する過程において、地域フォーミュラリーの導入は有効性・安全性を担保しつつ経済的な医薬品を採用する手段として有用と考えられる。

最近の動きとして、本書でも取り上げられている山形県酒田市を中心とした地域医療連携推進法人「日本海ヘルスケアネット」で地域フォーミュラリーが2018年10月より導入されている。また、同様に本書でも取り上げられている保険者である協会けんぽ静岡支部では、「生活習慣病治療薬のフォーミュラリー作成及び地域医療の標準化の提言」と題して、協会けんぽの調剤データを用いて地域単位でのフォーミュラリー作成を目指す取組みが始まっている。これらは医療費抑制の一策として診療報酬評価等と併せてフォーミュラリーの本格的な導入の動きとして捉えることができる。

2017年9月に薬事日報社より発刊された『フォーミュラリー～エビデンスと経済性に基づいた薬剤選択～』では、わが国では先進的な取り組みである聖マリアンナ医科大学病院のフォーミュラリーの導入例を中心に紹介した。本稿では、フォーミュラリーについて、基本的な考え方及びファーマシューティカルケアに基づく薬剤選択などを記述する。さらに、日本調剤株式会社の調剤データを解析し、フォーミュラリー作成による薬剤費削減データに基づく地域フォーミュラリーの必要性について展望する。

1. フォーミュラリーとは

フォーミュラリー（Formulary）とは、「疾患の診断、予防、治療や健康増進に対して、医師を始めとする薬剤師・他の医療従事者による臨床的な判断を表すために必要な、継続的にアップデートされる医薬品リストと関連情報」と定義されている[1]。簡潔に表現する

と、「患者に対する最も有効・安全で、かつ経済的な医薬品の使用方針」である。エビデンスに基づく標準薬物治療を推進するためには、基幹病院が中心となり院内フォーミュラリーを作成し、それが地域に拡大する形で地域フォーミュラリーとして運用されることが重要である。

2. フォーミュラリーマネジメントに必要な「ファーマシューティカルケア」

フォーミュラリーは、先に記述したように医師をはじめとする薬剤師や他の医療従事者が関わって作成されるが、くすりの専門家である薬剤師が中心となって、新薬評価や医薬品使用実態調査などを含めて作成、更新及びマネジメントしなければならない。その根底にあるのが、グローバルスタンダードである薬剤師の理念、つまりファーマシューティカルケアの理念[2]（「患者のQOL（Quality of Life）を改善・維持するために、明確な成果・結果が得られるように責任をもって薬物治療を行うこと」）に基づいた考え方である。

フォーミュラリーは、欧米先進諸国では1980年代から導入が始まった。わが国と同様に皆保険制度を導入している英国では国民保健サービス（National Health Service：NHS）に対して新薬を保険適応する際には、英国医療技術評価機構（National Institute for Health and Care Excellence：NICE）が根拠に基づく医薬品評価と費用対効果を行う。また、英国医師会と王立薬学協会の共同出版である英国国民医薬品集（British National Formulary：BNF）があり、これらに基づいて、地域で基幹となる医療機関や家庭医が中心となり地域フォーミュラリーを作成し、標準薬物治療の推進と医薬品費の削減に努めている。そして、地域フォーミュラリー作成における新薬評価は薬剤師が行い、有効性・安全性において、従来の安価な医薬品と臨床的に有意な差があるかどうかを評価している。当然、新薬と従来のジェネリック医薬品を含む安価な医薬品との間で有効性・安全性に差がなければ、新薬は採用せず、ジェネリック医薬品を採用する。

米国では、病院、在宅、長期療養型施設、保険者（メディケア、メディケイド、民間保険会社等）、薬剤給付管理（Pharmacy Benefit Manager：PBM）事業者が独自のフォーミュラリーを作成し、有効で安全かつ標準的な薬物治療を推進すると同時に、経済的な処方を心がけている。米国の医療機関における薬事委員会（Pharmacy and Therapeutics Committee）は、わが国のように単に医薬品の採否を決定するだけではなく、委員の利益相反（Conflict of Interest：COI）を明確にして、薬の使用に関して方針を決定する機関と位置付けられている。その役割として、フォーミュラリーシステムの管理、薬に関する院内の指針・手順の管理、医薬品適正使用調査（Medication Use Evaluation：MUE）の実施が挙げられる（図1）。

いずれにおいても、薬剤師が新薬評価あるいは医薬品使用実態調査などを通じてフォーミュラリーの作成とマネジメントに重要な役割を果たしている。

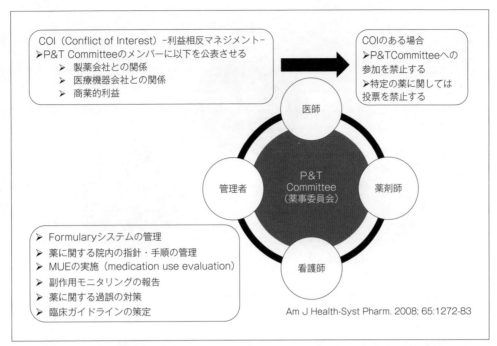

図1　P＆T Committee（薬事委員会）

3. フォーミュラリーにおける薬物治療の質の担保

　薬物治療において経済性を重視する際に、その「質」をどのように担保するかが議論となる。フォーミュラリーにおける薬物治療の質は、各種医学会や学術団体が作成する診療治療ガイドラインの範囲内で医薬品の使用方針を決定することによって担保できる。フォーミュラリーにおいては、診療治療ガイドラインを外れて作成すること、あるいは診療治療ガイドラインを超えて作成することは、いずれの場合も薬物治療の質を担保することにはならない（図2）。

　消化性潰瘍診療ガイドライン2015（改訂第2版）では、プロトンポンプ阻害薬（PPI）経口薬について、「胃潰瘍と十二指腸潰瘍に対する非除菌治療（初期治療）の薬剤選択で、オメプラゾール、ランソプラゾール、ラベプラゾール、エソメプラゾール及びボノプラザンのいずれかを第一選択薬とすることを推奨する」と記載されている（表1）。つまり、これらの経口PPIの5製剤は、有効性・安全性のみの観点からするといずれも第一選択薬となり得るが、そこに適応症や経済性の観点を加味するとオメプラゾール、ランソプラゾール、ラベプラゾールの後発医薬品がフォーミュラリーの第一選択薬となる。

　骨粗鬆症治療薬であるビスホスホネート内服薬は、通常、アレンドロン酸、リセドロン酸、ミノドロン酸、イバンドロン酸が使用されている。骨粗鬆症の予防と治療ガイドライン2015年版では、効果指標である骨密度、錐体骨折、非錐体骨折、大腿骨近位部骨折において、最高評価である「A」は、アレンドロン酸とリセドロン酸のみである（表2）。また、

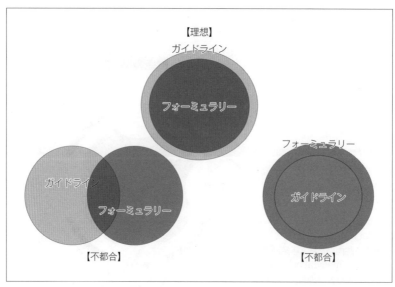

図2　フォーミュラリーと診療治療ガイドラインとの関係

表1　消化性潰瘍治療薬ガイドライン2015（改訂第2版）

1.1.　プロトンポンプ阻害薬（PPI）経口薬
＜消化性潰瘍診療ガイドライン2015（改訂第2版）（追補：最終更新日2016年11月2日）＞
●胃潰瘍に対する非除菌治療（初期治療）の薬剤選択
　第一選択薬：推奨の強さ1（合意率100％）・エビデンスレベルA
　①PPI（オメプラゾール、ランソプラゾール、ラベプラゾールナトリウム、エソメプラゾール）ないしP-CAB（ボノプラザン）のいずれかを第一選択薬とすることを推奨する。
　PPI間での比較
　オメプラゾールとラベプラゾールナトリウムとの間には潰瘍治癒率に差はみられない。
　　　　　　　　　　　Dekkers CP, et al.：Aliment Pharmacol Ther. 1998：12（8）：789-795（ランダム試験）
　ランソプラゾールに関しては他剤と差があるという報告はない。

●十二指腸潰瘍に対する非除菌治療（初期治療）の薬剤選択
　第一選択薬：推奨の強さ1（合意率100％）・エビデンスレベルA
　①PPI（オメプラゾール、ランソプラゾール、ラベプラゾールナトリウム、エソメプラゾール）ないしP-CAB（ボノプラザン）のいずれかを第一選択薬とすることを推奨する。
　PPI間での比較
　オメプラゾールとランソプラゾール、オメプラゾールとラベプラゾールナトリウムとの間には潰瘍治癒率に差はみられない。
　　　　　　　　　　　Chang FY, et al.：J Gastroenterol Hepatol. 1995：10（5）：595-601（ランダム試験）
　　　　　　　　　　　Dekkers CP, et al.：Aliment Pharmacol Ther. 1999：13（2）：179-186（ランダム試験）

ステロイド性骨粗鬆症の管理と治療ガイドライン2014年改訂版においても、使用推奨度の最も高いのはアレンドロン酸とリセドロン酸である（表3）。

各疾患の診療治療ガイドラインは、薬物治療の基準になるため、高い倫理性と中立性が求められる。そのため、米国では、診療治療ガイドラインの作成委員会の委員長及び委員の半数は製薬企業との金銭的つながりがあってはならず、また、委員はガイドライン公表後少なくとも1年間は製薬企業が主催する講演会で講演してはならないなどの規定

表2 骨粗鬆症の予防と治療ガイドライン2015年版

付表9 骨粗鬆症治療薬の有効性の評価一覧

分類	薬物名	骨密度	椎体骨折	非椎体骨折	大腿骨近位部骨折
カルシウム薬	L-アスパラギン酸カルシウム	B	B	B	C
	リン酸水素カルシウム				
女性ホルモン薬	エストリオール	C	C	C	C
	結合型エストロゲン[#1]	A	A	A	A
	エストラジオール	A	B	B	C
活性型ビタミンD₃薬	アルファカルシドール	B	B	B	C
	カルシトリオール	B	B	B	C
	エルデカルシトール	A	A	B	C
ビタミンK₂薬	メナテトレノン	B	B	B	C
ビスホスホネート薬	エチドロン酸	A	B	C	C
	アレンドロン酸	A	A	A	A
	リセドロン酸	A	A	A	A
	ミノドロン酸	A	A	C	C
	イバンドロン酸	A	A	B	C
SERM	ラロキシフェン	A	A	B	C
	バゼドキシフェン	A	A	B	C
カルシトニン薬[#2]	エルカトニン	B	B	C	C
	サケカルシトニン	B	B	C	C
副甲状腺ホルモン薬	テリパラチド（遺伝子組換え）	A	A	A	C
	テリパラチド酢酸塩	A	A	C	C
抗RANKL抗体薬	デノスマブ	A	A	A	A
その他	イプリフラボン	C	C	C	C
	ナンドロロン	C	C	C	C

薬物に関する「有効性の評価（A、B、C）」
骨密度上昇効果
　A：上昇効果がある
　B：上昇するとの報告がある
　C：上昇するとの報告はない

骨折発生抑制効果（椎体、非椎体、大腿骨近位部それぞれについて）
　A：抑制する
　B：抑制するとの報告がある
　C：抑制するとの報告はない

※評価の基準については、vページ「ガイドライン作成手順」を参照のこと

#1：骨粗鬆症は保険適用外　#2：疼痛に関して鎮痛作用を有し、疼痛を改善する（A）

があって、ガイドラインの中立性を担保している。しかし、わが国には、このような規定はなく、診療治療ガイドライン作成委員と製薬企業との金銭的なつながりも製薬企業主催の講演会での講演も禁止されていない。

2018年10月に、日本製薬工業協会が、「企業活動と医療機関等の関係の透明性ガイドライン」と「製薬協コンプライアンス・プログラム・ガイドライン」を改定した。しかし、製薬企業の医薬情報担当者(MR)が5万人以上いる状態では、どこまで守れるか疑問である。

フォーミュラリーを推進するためには、中立的な情報の確保及び発出が不可欠である。

4. フォーミュラリーはジェネリック医薬品の有効活用と薬剤費削減の両方に効果的

厚生労働省は、2020年9月を目途に、できるだけ早くジェネリック医薬品の使用割合

表3 ステロイド性骨粗鬆症の管理と治療ガイドライン2014年改訂版

表5 薬物療法の推奨度

製剤	薬剤名	推奨度*	剤型・容量
ビスホスホネート製剤	アレンドロネート	A	5 mg/日、35 mg/週 経口、900 μg/4週 点滴
	リセドロネート	A	2.5 mg/日、17.5 mg/週、75 mg/月 経口
	エチドロネート	C	200 mg、400 mg、2週間/3ヵ月、間欠投与経口
	ミノドロン酸	C	1 mg/日、50 mg/4週 経口
	イバンドロネート	B	1 mg/月、静注
活性型ビタミンD₃製剤	アルファカルシドール	B	0.25 μg、0.5 μg、1 μg/日 経口
	カルシトリオール	B	0.25 μg、0.5 μg/日 経口
	エルデカルシトール	C	0.5 μg、0.75 μg/日 経口
ヒト副甲状腺ホルモン(1-34)	遺伝子組換えテリパラチド	B	20 μg 1日1回皮下注
	テリパラチド酢酸塩	C	56.5 μg/週 1回皮下注
ビタミンK₂製剤	メナテトレノン	C	45 mg/日 経口
SERM	ラロキシフェン	C	60 mg/日 経口
	バゼドキシフェン	C	20 mg/日 経口
ヒト型抗RANKLモノクローナル抗体	デノスマブ	C	60 mg/6ヵ月、皮下注

推奨度
A：第1選択薬として推奨する薬剤
B：第1選択薬が禁忌などで使用できない、早期不耐容である、あるいは第1選択薬の効果が不十分であるときの代替薬として使用する
C：現在のところ推奨するだけの有効性に関するデータが不足している

を数量ベースで80％以上にすることを目標にしているが、フォーミュラリーはその有効手段になると考える。基幹病院などでフォーミュラリーを作成する際は、最初に同種同効薬から取り掛かるが、有効性・安全性が先発医薬品と同等ならば、経済性を重視してジェネリック医薬品が第一選択薬になる。このため、フォーミュラリーはジェネリック医薬品を普及させるための最終手段となり得る。実際、聖マリアンナ医科大学病院では、9薬効群に対してフォーミュラリーを作成した結果、2017年4月の時点においてジェネリック医薬品の使用割合は数量ベースで90％以上となり、政府の目標を大きく上回った。

このように、フォーミュラリーを導入してジェネリック医薬品の優先度を高めると、ジェネリック医薬品の使用割合を数量ベースで80％以上にすることはできるが、ジェネリック医薬品を金額ベースで評価した際に大きな落とし穴が潜んでいる。ジェネリック医薬品を単品の集合体として数量ベースで評価するか、同種同効薬をまとめてあるいは治療薬全体で評価するかでは、大きく結果が異なるのである。その一例を日本調剤㈱の調剤データ（期間：2017年4月～9月、対象：東京都健保・国保）解析で示す。経口のプロトンポンプ阻害薬（PPI）のジェネリック医薬品を数量ベースで見た場合と同種同効薬全体の金額ベースで見た場合である。まず、経口PPI製剤のジェネリック医薬品の数量シェア

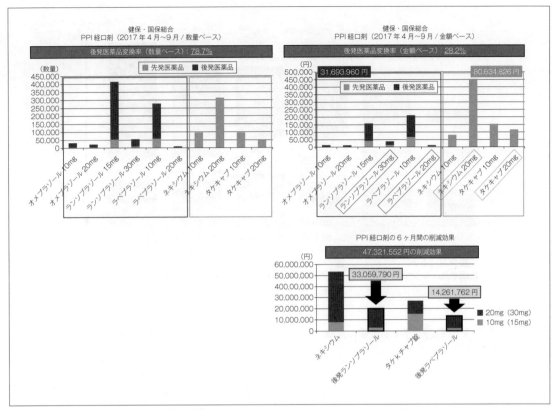

図3 ジェネリック医薬品数量と金額ベースの比較

は78.7％で、確かにジェネリック医薬品が推進されていると思われる。しかし、このようにジェネリック医薬品への切り替えが進んでいても、それは金額ベースで見ると28.2％であり、経済効果は上がっていない。有効性と安全性に差がない経口PPI製剤の同種同効薬である「エソメプラゾール（商品名ネキシウム）」や「ボノプラザン（商品名タケキャブ）」が上市され、処方されたからである。

これに対し、経口PPI製剤のジェネリック医薬品を優先するフォーミュラリーを適用したと仮定すると、約4700万円の削減効果が認められた（図3）。その結果、DPC/PDPS対象病院では、有効性・安全性に差がなく後発医薬品のない先発医薬品を採用すると、医療収益が減少すると同時に、外来診療では患者負担と保険者負担は増加することになる。つまり、この同種同効薬全体の括りで見ると、ジェネリック医薬品の経済効果は、数量ベースで見るほどの高さには上がっていないか悪化している。その一例として、日本調剤㈱の店舗での経口PPIの年度別金額推移を示す（図4）。2012年度から2017年度の6年間で、日本調剤㈱の店舗数が年々増加しているため経口PPI製剤の処方金額は年々上昇しているが、その中身はジェネリック医薬品の処方金額が伸びているのではなく、従来の先発品が「エソメプラゾール」や「ボノプラザン」のような後発医薬品のない先発医薬品に置き換わっていることが明白である。このこと

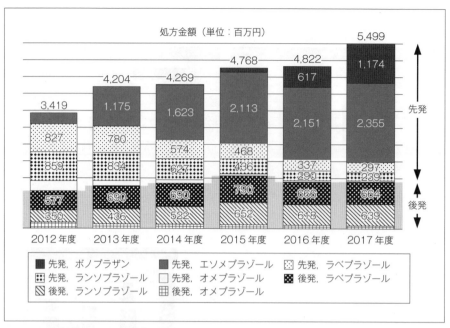

図4 PPI製剤の年度別金額の推移（2012〜2017年度 日本調剤㈱ 調剤データより）

は2017年11月の経済財政諮問会議においても問題視され、「エソメプラゾール」のような後発医薬品のない先発医薬品の評価を考え直す必要性が指摘されている。また、医療者自らも、新薬を採用する際には、従来の医薬品と有効性・安全性に差があるかを批判的に吟味して採用することが重要となる。

フォーミュラリーは、ジェネリック医薬品の普及推進の最終手段であると同時に、短期的・長期的な薬剤費削減の有効手段にもなる。

5. DPC病院ではフォーミュラリーの作成は必須〜院内フォーミュラリーが外来処方箋にも波及〜

2018年度診療報酬改定でDPC/PDPS病院の後発医薬品係数が、機能評価係数Iでの評価に移行した。しかし、DPC/PDPS病院では数量ベースで常に80％以上のシェアを維持することが経営的に求められるため、ジェネリック医薬品の重要性は従来と何ら変わらない。なお、今回の改定で、評価される数量シェアは外来を含めた全ての医薬品をもとに割り出すことになった。

筆者が薬剤部長を務めていた聖マリアンナ医科大学病院では、2014年からフォーミュラリーの策定を開始し、2016年4月現在、9薬効群のフォーミュラリーを導入し、有効性・安全性に差がない場合はジェネリック医薬品を優先的に第一選択薬とした結果、年間約3680万円の薬剤購入費の削減に繋がった（表4）。

聖マリアンナ医科大学病院では、2014年より9薬効群のフォーミュラリーを運用しているが、外来処方には対応していない。フォーミュラリーによる経口PPI製剤の第一選択薬は、ジェネリック医薬品である「オメプラ

表4 フォーミュラリーの運用実績（2016年4月現在）

9フォーミュラリー作成よる削減効果　合計 36,822,547 円/年				
薬効群	第一選択薬	第二選択薬	備考	削減効果
PPI（注射薬）	オメプラゾール（後発品）	ランソプラゾール（先発品）		▼1,131,200円
H₂遮断薬（内服薬）	ファモチジン（後発品）ラニチジン（後発品）			▼832,760円
αグリコシダーゼ阻害薬（内服薬）	ボグリボース（後発品）ミグリトール（先発品）		新規導入にはボグリボースを優先する	▼911,530円
グリニド系薬（内服薬）	レパグリニド（先発品）ミチグリニド（先発品）			508,390円
HMG-CoA還元酵素阻害薬（内服薬）	アトルバスタチン（後発品）ピタバスタチン（後発品）	プラバスタチン（後発品）ロスバスタチン（先発品）	新規導入には後発品を優先する	▼2,280,130円
RAS系薬（内服薬）	ACE阻害薬（後発品）ロサルタン（後発品）カンデサルタン（後発品）	テルミサルタン（先発品）オルメサルタン（先発品）アジルサルタン（先発品）	新規導入にはACE阻害薬又は後発品を優先する	▼3,612,660円
ビスホスホネート薬	（内服薬）アレンドロン酸（後発品）リセドロン酸（後発品）	（注射薬）アレンドロン酸（先発品）*	*立位・座位を保てない患者	▼1,074,407円
PPI（内服薬）	オメプラゾール（後発品）ランソプラゾール（後発品）ラベプラゾール（後発品）	ボノプラザン（先発品）（消化器内科限定）	エソメプラゾールを院外へ	▼2,034,290円
GCS製剤（注射薬）	フィルグラスチムBS（バイオシミラー）	レノグラスチム（先発品）		▼25,453,960円

ゾール」、「ランソプラゾール」、「ラベプラゾール」である。2018年8月26日に開催された日本ジェネリック医薬品・バイオシミラー学会学術大会で、聖マリアンナ医科大学病院薬剤部が、2017年5～12月に同病院で経口PPI製剤が処方された入院・外来の全処方を分析した結果を発表した。これによると経口PPI製剤の処方割合は、「ランソプラゾール（ジェネリック医薬品）」が58.6%、「ラベプラゾール（ジェネリック医薬品）」が28.6%、「オメプラゾール（ジェネリック医薬品）」が7.5%と第一選択薬のジェネリック医薬品3品目が94.7%を占め、「イソメプラゾール（新薬）」が4.3%、「ボノプラザン（新薬）」が1.0%と新薬2品目は5.3%であった。

一方、日本調剤㈱が全店舗で集計した同時期の院外処方箋データでは、「ランソプラゾール（ジェネリック医薬品）」が35.4%、「イソメプラゾール（新薬）」が29.8%、「ラベプラゾール（ジェネリック医薬品）」が19.1%、「ボノプラザン（新薬）」が12.0%、「オメプラゾール（ジェネリック医薬品）」が3.7%と、新薬2品目が41.8%を占めた。

この結果から院内フォーミュラリーを策定し、運用すると、院外処方にもその影響が波及することが示された。入院医療はDPC

包括点数であるため、できるだけ廉価な医薬品を選択する必要性には誰もが同意する。しかし、外来医療は出来高払い点数であるため、院外処方では処方権を主張する医師も少なくないなかで、院内フォーミュラリーを策定すれば院外まで波及する意義が示されたことは大変大きな意味合いを持っている。このため、地域の基幹病院が、院内フォーミュラリーを作成して運用すれば、外来診療まで波及し、いわゆる地域フォーミュラリーに波及することが期待できる。

6. 地域フォーミュラリーの考え方

「地域フォーミュラリー」というときの「地域」というものがどれくらいの範囲を示すかの定義はない。国主導で行うならば、「全国（一律）」あるいは「県単位」で行うことも可能であろう。しかしながら、フォーミュラリーという言葉さえ普及していない現状では、全国一律で実施するのは時期尚早である。もう少し小さい県単位あるいは市町村単位を基本とすることが現実的である。まずは基幹病院を中心として、それに紐づけたクリニックや在宅療養施設や薬局などを含む地域でフォーミュラリーを作成することが考えられる。

地域フォーミュラリーは、その地域での医療提供体制をどのようにするかを決めたうえで、その医療体制の中で医療を提供する医師、歯科医師、薬剤師、看護師などと支払い側である保険者、患者代表及び行政が参加して、その地域で必要とする医薬品を安全性・有効性及び経済性の観点から選択し、使用基準を明確にした医薬品リストあるいは使用指針だと定義することができる。

7. 地域フォーミュラリー策定の必要性

包括支払い方式のDPC/PDPS対象病院では、フォーミュラリーを作成、運用すれば、短期的にも長期的にも医薬品購入費を削減でき、収益が増加することは確実である。しかし、患者、保険者、国の医療費の負担は変わらない。そこで、医療費あるいは薬剤費の削減を実質的に行うには、外来診療を包括化するか、地域の基幹病院を含めた地域フォーミュラリーを作成し、運用することが必要となる。しかし、外来診療が出来高払いの現状では、地域フォーミュラリーの作成が唯一の薬剤費削減の方策となる。

地域フォーミュラリーを地域の基幹病院が中心となって策定し、運用すれば、その病院の経営や地域医療にも良い影響を及ぼすことは確かである。また、年間約8兆円にのぼる薬剤費を削減するためにも、地域における医薬品の使用指針として地域フォーミュラリーを策定することが効果的である。特に、対象患者数も多く、医薬品使用量の多い生活習慣病などの内服薬は、かかりつけ医の診療所やクリニックで広く処方されている。そのため、地域フォーミュラリーを策定して運用すれば、基幹病院での薬剤費削減効果はもとより地域全体での薬剤費削減効果が現れる。

日本調剤㈱の全国薬局調剤データ（期間：2017年4月〜2018年3月）を用いて、562店舗、経口PPI製剤が含まれる109万枚の処方

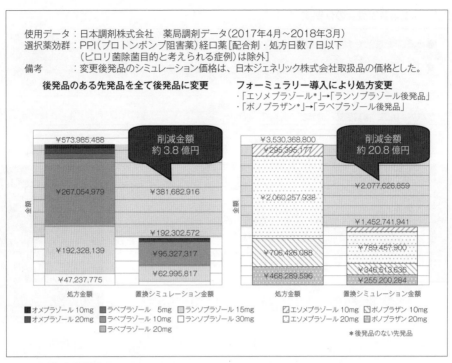

図5 医薬品費削減シミュレーション　PPI経口薬：全国・2017年度実績ベース

箋（ただし、配合剤及びピロリ菌除菌目的と考えられる処方箋は除外）を解析した。経口PPI製剤において2017年度の1年間に処方された数量を基に、ジェネリック医薬品のある先発医薬品を全てジェネリック医薬品に変更した場合、その削減効果は約7.6億円であった。一方、フォーミュラリーを策定し、「エソメプラゾール（新薬）」を「ランソプラゾール（ジェネリック医薬品）」、「ボノプラザン（新薬）」を「ラベプラゾール（ジェネリック医薬品）」に全て変換した場合、最大薬剤費削減額は約20.8億円であり、前者と比較して約6倍もの薬剤費削減効果があると予測できる（図5）。

8. 地域フォーミュラリーの策定に必要な薬事委員会

　地域フォーミュラリーは、外部から導入するのではなく、地域の基幹病院が策定し、普及させることが理想的であるが、協会けんぽや健保組合を含む支払い側からの提案なども重要になってくる。つまり、地域フォーミュラリーは、その地域のレセプトデータを解析し、医薬品の使用実態を把握して――言い換えれば医薬品を「見える化」して――地域や医療機関の実態に応じたものを策定する必要がある。表5に地域フォーミュラリーを策定するための地域薬事委員会の体制案を示す。地域薬事委員会では、その地域でどのような医療が提供できるか、つまり、地域の医療にとって必要な医薬品は何であるかを医師、薬剤師などの医療者だけではなく、地

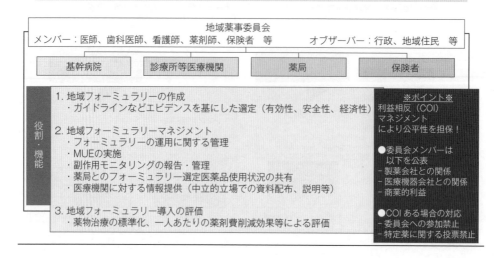

表5　地域薬事委員会の体制案

域住民、保険者、行政を含めたなかで考え、地域フォーミュラリーを作成することが大切である。

地域薬事委員会の役割として、地域フォーミュラリーの作成、その運用管理、MUEの実施、副作用モニタリングなどのマネジメント、さらには、導入後の評価など地域における医薬品全般の管理がある。

そのためには、地域の基幹病院の薬剤師が主体的にフォーミュラリーを作成し、運用することが欠かせない。また、そのような基幹病院の薬剤師は、薬局薬剤師と協力してフォーミュラリーの運用を広める役割を担っている。

9. 地域フォーミュラリー作成の主体は

現在、わが国では、2025年に向けた地域医療モデルとして地域包括ケアの担い手となる地域医療連携推進法人などが主体となり、地域単位で地域フォーミュラリーを作成している。あるいは、協会けんぽ静岡支部のパイロット事業に見られるように、保険者が主体となり、基幹病院単位で地域フォーミュラリーを作成して、医療機関に提案している例がある。また、これからは地域の基幹病院(大学病院も含む)が病院毎にフォーミュラリーを作成して、それが地域フォーミュラリーとして地域に拡大していくことが考えられる(図6)。

地域医療連携推進法人「日本海ヘルスケアネット」では、日本海総合病院・地区医師会・地域薬剤師会が中心になり、北庄内における地域フォーミュラリーの導入が2018年11月1日から開始された。日本海ヘルスケアネットにも参加している地方独立行政法人山形県・酒田市病院機構日本海総合病院の栗谷義樹理事長は、地域フォーミュラリーについて、「我々が各地域の医療・介護体制に責任を

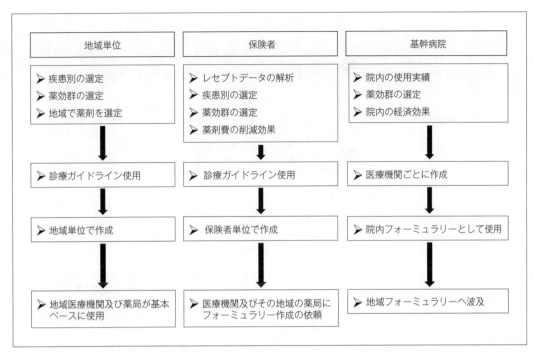

図6　フォーミュラリー作成の主体について

もって対応しようとすれば、地域における医療・介護費用の運用について自主的に話し合い、合意する仕組みが必要であります。その意味で、地域フォーミュラリーの作成と運用は地域医療経済にとって自主性の高い有効な仕組みだと考えています。(中略)生活習慣病薬などについては、地域フォーミュラリーを定めることにより、地域医療をより効果的にかつ経済的のあるものにできると考えています」、「地域の保険者に協力を求めることになっています。」[5]と述べている。正しく地域フォーミュラリーの理想形ができており、日本の地域フォーミュラリー策定のモデルとなることを期待している。

一方、協会けんぽ平成30年度パイロット事業で静岡支部は調査研究事業「生活習慣病治療薬のフォーミュラリー作成及び地域医療の標準化の提言」を実施し、協会けんぽ静岡支部のレセプトデータの処方データを分析し、ジェネリック医薬品の数量ベースの使用割合を明確にし、さらには、基幹病院とそれに紐づけた薬局のジェネリック医薬品の使用状況を見える化した。さらに、聖マリアンナ医科大学病院のフォーミュラリーを利用して、フォーミュラリーを導入した時の医薬品費の削減効果を地域基幹病院ごとに算出した。そして、基幹病院及びそれに紐づけた薬局ごとに地域フォーミュラリーを作成し、医療機関に提言するなどの努力をしている。

つまり、医療の上流と下流から医療費を削減する策として、フォーミュラリーの導入が進められている。いずれにしても、地域のステークホルダーは様々で数も多いため、フォーミュラリーを導入することは現時点ではハードルが高い状況にある。国家資格を有する医師や薬剤師が、中立的な立場で、利

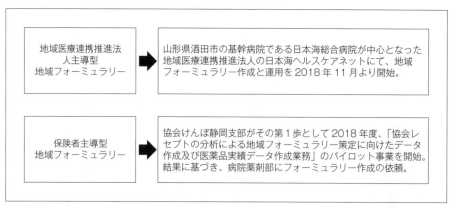

図7　地域フォーミュラリーのモデル

害関係を超えて、真摯に国民と患者のために、地域の基幹病院を中心にフォーミュラリーを作成し、地域に根付かせる活動が不可欠である。協会けんぽ静岡支部のパイロット事業や地域医療連携推進法人「日本海ヘルスケアネット」が全国に波及することで、地域フォーミュラリーの普及を後押しすることが期待される（図7）。

フォーミュラリーを地域単位で作成すると、地域ごとに異なるフォーミュラリーが作成される。また、保険者がフォーミュラリーを作成すると協会けんぽや国保や健保組合など保険者ごとに異なるフォーミュラリーが作成される。このように作成する主体により異なるフォーミュラリーが課題になることが推測される。このため、最終的には、都道府県単位かそれより広い範囲で使うフォーミュラリーが必要になるかも知れない。さらに、基幹病院は、主にその地域の急性期を担うことになるので、作成する院内フォーミュラリーと地域フォーミュラリーで異なる点が出てくると思われるが、生活習慣病薬などはできる限り統一したリストとすることが望ましい。

10. 地域フォーミュラリーのマネジメントは薬局薬剤師

わが国で進める地域包括ケアシステムの要は、多職種連携による在宅医療である。薬剤師が在宅医療に参加し、処方提案する場合、地域フォーミュラリーが策定されていれば薬剤師は積極的にそれらを行うことができる。また、各医療機関から発行された処方箋をかかりつけ薬局が一元的に管理することで、処方が地域フォーミュラリーに従っているかどうかを確認することができるし、地域フォーミュラリーを周知し推進することができる（図8）。そのため、地域フォーミュラリーの管理は、薬局薬剤師が行うことが効率的であるのはもとより、薬の専門家である薬剤師にとって当然の責務である。

一方、長期収載医薬品の薬価の低下、ジェネリック医薬品の薬価の削減及び日本製薬工業会が作成した「企業活動と医療機関等の関係の透明性ガイドライン（2018年10月作成）」、またITの進歩や医療機関のMR訪問制限や地域フォーミュラリーの普及などにより、医薬情報担当者（MR）は減少するし、

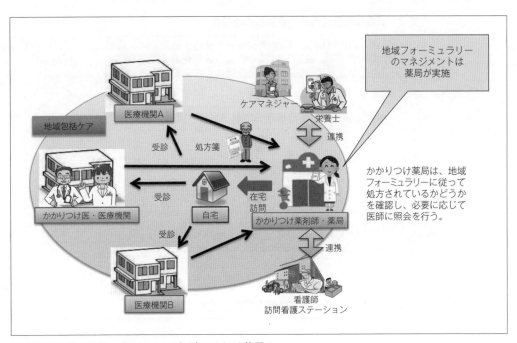

図8 地域フォーミュラリーのマネジメントは薬局！

表6 医療者への医薬品情報提供の今後

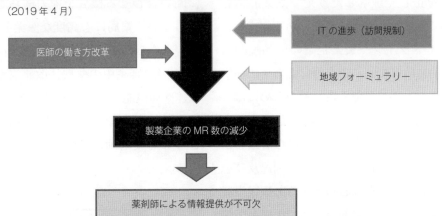

その活動も制限される。したがって、医師をはじめとする医療従事者に対して、医薬品に関する情報提供が著しく減少する。このため、医薬品情報の提供を担う役割が、近い将来薬局薬剤師に求められるようになる(表6)。

薬剤師は、添付文書やインタビューフォー

表7 高度な医薬品情報提供施設の必要性

薬剤師は、自ら研鑽し、標準薬物治療を推進するために、国民及び患者、そして、医師をはじめとする医療従事者に対して、公正で中立な立場で、医薬品情報を提供する必要がある。

根拠に基づく医薬品情報の収集、分析、評価、提供

高度な医薬品情報室

地域フォーミュラリーの作成から
マネイジメントに主体的に参画への支援

表8 薬剤師による医薬品情報の収集と提供

1. 添付文書
2. インタビューフォーム
3. PMDA 審査報告書
4. 診療・治療ガイドライン
　　　　　　　　　　　　　　} 正確に理解し、提供できる
5. 製薬企業の製品説明書
6. 医薬品に関する文献
　　　　　　　　　　　　　　} 批判的に吟味し、提供できる

基本的に薬物治療の知識と経験

ムなどを正しく理解したうえで医薬品情報を提供できることが当然必要である。また、診療ガイドラインや製薬企業の製品説明書を批判的に吟味でき、中立的で偏らずに提供できることも不可欠である。そのためには、基本的な薬物治療の知識と経験も必要となる（表7）。さらに、薬剤師は、自ら研鑽し、標準薬物治療を推進するために、国民及び患者に、そして医師をはじめとする医療従事者に対して、公正で中立的な立場で医薬品情報を提供しなければならない。

　また、薬剤師は、医薬品に関する医師や患者の臨床的な疑問点に答えられなければならない。医師や患者が製薬メーカーの情報室に問い合わせる機会を極力減らさなければならない。薬局にも高度な医薬品情報室（表8）が求められる時代が来ると思われる。現在（2019年）審議中の薬機法改正案が成立すれば、薬局機能として、地域連携薬局及び専門医療機関連携薬局が新設されることになり、さらなる薬剤師の資質の向上が求められている。

11. 地域フォーミュラリー策定のメリット

　地域フォーミュラリーは、限られた財源の中で、各地域における経済的で最適な薬物治

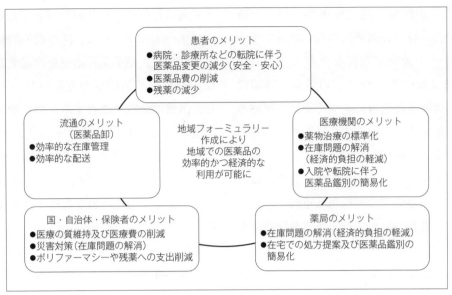

図9 地域フォーミュラリー策定のメリット

療を提供する指針となる。その作成・更新を行うことは、どのような薬物治療を提供するのか、あるいは提供してほしいのかを考える良い機会になる。さらに地域フォーミュラリーを作成することにより、患者をはじめ、医薬品流通の過程及び卸、薬局、医療機関など、各々の立場でのメリットが期待できる。

患者にとっては、入退院時や転院に伴い医療機関が変わっても同じ薬をもらうことができて安心・安全な医療の享受が期待できるし、残薬の減少に伴う経済負担の減少につながることも期待できる。また、標準的薬物治療が推進されるために、ポリファーマシーの抑制につながる。医療機関においては、薬物治療の標準化や在庫問題の解消、医薬品の鑑別の簡易化などが期待できる。薬局では、在庫問題の解消に伴う経済負担の軽減、在宅での処方提案の実施、医薬品の鑑別の簡易化を図ることができる。支払い側である国や自治体及び保険者においては、医療の質の維持と医療費の削減及び災害対策がメリットとして考えられる。最後に、卸においては、後発医薬品の普及に伴う在庫数の増加に対する対応策になりうるし、効率的な配送が可能になる。

このように地域フォーミュラリーの策定によって、地域での医薬品の効率的かつ経済的な利用が可能になり、様々な効果が期待できる(図9)。

おわりに

わが国の医療財政は逼迫し、その度合いは深刻さを増しており、国民皆保険の持続を確保するために医療の改革は待ったなしの状況にある。患者の医薬品費負担の軽減、DPC/PDPS対象病院の収益増、国保・健保組合など保険者の医療費の削減、そして、医薬品費の軽減につながるフォーミュラリーを定着

させることが医療の問題解決の一策だと確信している。特に経済効果の高い地域フォーミュラリーの策定が重要なカギとなる。また、地域フォーミュラリーの策定、運用によって、標準薬物治療に基づく適切な医療の提供が期待できるし、くすりに関わる一連の医療の効率化も期待できる。

地域フォーミュラリーの作成・管理には、薬のプロである薬剤師の役割も重要となる。薬剤師は、患者のために責任ある薬物治療を提供するというファーマシューティカルケアの理念に基づき、フォーミュラリーの普及と定着に積極的に取り組むべきである。

フォーミュラリーは、医療費の削減効果だけではなく、標準薬物治療を推進することになるため、多剤投与や重複投与などを減らし、医療の無駄を改善するという効果も期待できる。さらに、地域フォーミュラリーによって、地域包括ケアに基づく多職種が地域における薬物治療の内容を共通理解することで、より安全な医療を提供できるようになる。

地域フォーミュラリーは、わが国の標準薬物治療の推進の新たな一歩でもある。

【参考文献】
1） ASHP Expert Panel on Formulary Management. Am. J Health-Syst Pharm 2008；65(13)：1272-83
2） C. Hepler：American Journal of Hospital Pharmacy, 1990；47, 533
3） 増原慶壮，川上純一，岩月進，前田幹広，上田彩：フォーミュラリー―エビデンスと経済性に基づいた薬剤選択―2017 年　薬事日報社
4） 関こころ，佐藤貴之，増原慶壮：ジェネリック研究へ投稿中
5） インタビュー：地域経済に貢献できる医療・介護体制を目指す．国際医薬品情報 2018；1117：5-12　国際商業出版㈱

行政からみたフォーミュラリーに期待すること

厚生労働省医薬・生活衛生局総務課 **安川 孝志**（やすかわ たかし）

1. 社会保障の状況と地域包括ケアシステム

（1）社会保障の状況

　少子高齢社会の進展により、社会保障給付費が120兆円を超えており、令和元年度の国家予算の歳出では、社会保障関係費が約34兆円であり、一般歳出（約60兆円）の約57%を占めている。一般歳出に占める社会保障関係費の割合は年々増加している。

　社会保障のうち、医療費に関しては、平成27年度では国民医療費が約42.3兆円、薬剤費が9.56兆円となっており、薬剤比率は22.6%である。10年前の平成17年度の国民医療費が約33.1兆円であり、医療費は年々増加しているが、国民皆保険制度を持続可能性のあるものにするためには、医療の質を維持しつつ、医療費の増加を抑えることが課題となっている。

　また、最近では革新的かつ非常に高額な医薬品が登場しており、国民負担や医療保険財政に与える影響が懸念されている。薬価制度に関しては、「薬価制度の抜本改革に向けた基本方針」（平成28年12月20日関係4大臣決定）に基づき、「国民皆保険の持続性」と「イノベーションの推進」を両立し、国民が恩恵を受ける「国民負担の軽減」と「医療の質の向上」を実現するために、薬価制度の抜本改革が平成30年度に行われたところである。

（2）地域包括ケアシステム、2040年を展望した対応

　日本は、諸外国に例をみないスピードで高齢化が進行しており、65歳以上の人口は、現在3000万人を超えている。団塊の世代が75歳以上となる2025年以降は、国民の医療や介護の需要がさらに増加することが見込まれている。

　このため、2025年を目途に、重度な要介護状態になっても住み慣れた地域で自分らしい暮らしを人生の最後まで続けることができるよう、住まい・医療・介護・予防・生活支援が一体的に提供される地域包括ケアシステムの構築を実現していくこととしている。これは、保険者である市町村や都道府県が、地域の自主性や主体性に基づき、地域の特性に応じて作り上げていくことになる。地域でこのような取組を進めるために、医療や介護の関係者が連携して対応する必要がある。さらに2025年以降は、人口構造が「高齢者の

急増」から「現役世代の急減」に変化していくことになるため、このような変化にも対応する必要がある。

団塊ジュニア世代が65歳に到達していく2040年を展望すると、総就業者の増加とともに、より少ない人手でも回る医療・福祉の現場を実現することが必要となり、医療・福祉サービスの生産性向上等に取り組むことが求められる。

2. 患者本位の医薬分業

(1) 患者のための薬局ビジョン

処方箋受取率（医薬分業率）は年々増加し、平成30年度では74.0％であり、医療機関の受診後に院外の薬局で薬剤を受け取ることが多くなっている。これに伴い、医療費のうち薬局に支払われる調剤医療費も増加しており、現在は約8兆円（平成29年度）となっている。調剤医療費のうち、薬剤師の業務に対して支払われる調剤技術料は全体の4分の1の約2兆円である。

一方で、平成27年3月に政府の規制改革会議で医薬分業に関する公開ディスカッションを行った際に指摘されたように、薬局で受けるサービスに関して、患者が負担の増加に見合ったメリットを実感できていないということが課題となっており、薬局の薬剤師が行う業務の価値が問われている状況である。

このような指摘を受けているのは、薬局の薬剤師の業務が、処方箋に基づき調剤をして、薬剤を交付することで完結してしまっているので、患者にとって薬局は「薬を受け取る場所」としか感じていないことが多いため

と考えられる。しかしながら、患者にとっての薬物療法は薬を服用してから始まるのであり、薬剤師は、薬はちゃんと効いているか、副作用は生じていないか、飲み残しはないか、きちんと服用しているかなど、患者の服薬状況を確認することが本来求められるのである。その他、後発医薬品の使用促進や重複投薬の防止、ポリファーマシーへの対応なども求められているが、患者の薬物療法に責任を持って対応するためには、薬局の薬剤師は薬剤を交付した後の患者のフォローをいかに行うかが重要である。

また、地域包括ケアシステムの下では、在宅医療を受ける患者も増加することになるが、そのような患者には薬局の薬剤師が在宅を訪問して服薬状況の確認や指導を行うことが求められる。

薬剤師・薬局は、薬物療法を通じて質の高い医療サービスを提供することは当然のこととして、費用を負担している患者がそうしたサービスに対してメリットを実感できるかどうかが重要である。

このような状況を受け、厚生労働省では、患者本位の医薬分業の実現のため、平成27年10月に「患者のための薬局ビジョン」を策定し、かかりつけ薬剤師・薬局を推進している（図1）。ビジョンでは、かかりつけ薬剤師・薬局に求められる機能として、①服薬情報の一元的・継続的な把握とそれに基づく薬学的管理・指導、②24時間対応・在宅対応、③医療機関等との連携を示した。

また、ビジョンでは、かかりつけ薬剤師・薬局の役割の発揮に向けて、調剤など薬中心の業務（対物業務）から患者中心の業務（対人業務）へシフトすることを求めている。一方

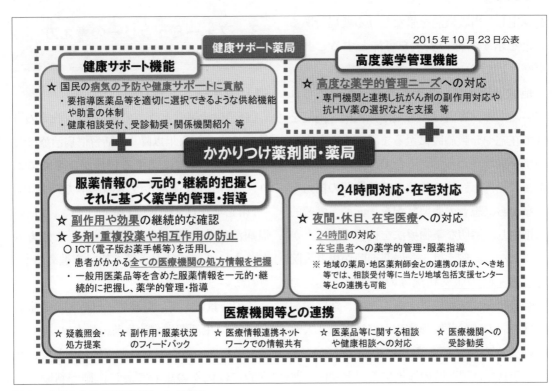

図1 患者のための薬局ビジョン(概要)

で、患者の安全性確保のためには対物業務は重要であるため、本来の目的である対人業務の比重を増やすためには、対物業務をいかに効率的に行うかが重要となる。

地域包括ケアシステムの下で薬局に求められる役割としては、医療従事者や医療・介護の関係機関と連携して地域で住民を支えていくことがあり、薬の専門家として地域のチーム医療の一翼を担い、外来医療や在宅医療における薬物療法に貢献することが求められる。そのほか、住民の健康相談に応じることも大切な役割である。

(2) 制度改正における薬剤師・薬局のあり方

現在、国会に提出している(2019年7月現在)「医薬品、医療機器等の品質、有効性及び安全性の確保等に関する法律等の一部を改正する法律案」では、薬剤師・薬局のあり方の見直しが改正の大きな柱の一つとなっており、住み慣れた地域で患者が安心して医薬品を使うことができる環境整備のため、薬剤師や薬局に関する内容が多く盛り込まれている。

具体的には、①薬剤師に対して、調剤時のみならず医薬品の服用期間を通じて、服薬状況の把握(服薬アドヒアランスや有効性の確認、薬物有害事象の発見等)による薬学的管理を継続的に実施し、必要に応じて、患者に対する情報提供や薬学的知見に基づく指導を行うことを義務付けるとともに、把握した情報等を医療提供施設の医師等に提供する努力義務を設けること、②患者が自身に適した機能を有する薬局を選択できるよう、医療機関等と連携して特定の機能を有する薬局

を認定し、当該機能を果たしうる薬局であることを示す名称の表示を可能とすること等を盛り込んでいる。

　地域包括ケアシステムの構築が進められていく中で、患者は、外来から入院・退院を経て在宅や介護施設に至るまで、様々な療養環境を移り変わっていくため、医師と薬剤師が密に連携し、他の職種や関係機関の協力を得ながら、患者の服薬状況を一元的・継続的に把握し、適切な薬物療法を提供することが重要となる。例えば、薬局薬剤師が患者入院時に外来時の服薬状況等の情報を入院先の病院薬剤師に情報提供することで、病院薬剤師は患者の持参薬管理業務が軽減され、入院時の薬物療法に係る業務に専念できる。また、現状では退院時の連携に薬局と病院の薬剤師が関わる機会が多くないが、病院薬剤師が患者の入院時の服薬状況等の情報について在宅訪問を行う薬局薬剤師に提供することで、薬局薬剤師の在宅医療における薬物療法の準備等が円滑に進むことが期待できる。

　これまでも「薬薬連携」という用語はあったものの、現状としては十分機能しているとはいいがたい。今後は、かかりつけ薬剤師・薬局の取組が進むことで、患者の退院時の連携先となる薬剤師・薬局が決まるため、患者の薬物療法について病院薬剤師と薬局薬剤師との連携が円滑になり、実態を伴った本来の「薬薬連携」が構築されることが期待できる。このような連携を行う上では、薬局薬剤師は入院時にどのような薬物療法が提供されているか、病院薬剤師は在宅医療でどのような薬物療法が提供されているか、双方の薬剤師がお互いの状況を理解することも必要である。

3. フォーミュラリーの考え方

(1) フォーミュラリー

　「経済財政運営と改革の基本方針(骨太の方針)」では、2016年以降、生活習慣病治療薬等の処方の在り方に関する指摘がなされており、「経済財政運営と改革の基本方針2019」(令和元年6月21日閣議決定)では、「生活習慣病治療薬の費用面も含めた適正な処方の在り方については引き続き検討を進める」とされている。

　この背景として、財務省の財政制度等審議会では、「生活習慣病治療薬の処方は、性・年齢、進行度、副作用のリスク等に応じて、基本的には個々の患者ごとに医師が判断すべきものであるが、例えば、高血圧薬については、我が国では高価なARB系が多く処方されている」との指摘がある。高血圧治療薬としては様々な作用機序の薬が存在するが、カルシウムブロッカーなど古くから使われている薬価の安い治療薬もあるので、薬剤選択にはそういう点も考慮して検討すべきだということである。

　薬剤選択に関しては、フォーミュラリーの考え方を導入する動きがある。フォーミュラリーとは、米国薬剤師会では「疾病の診断、予防、治療や健康増進に対して、医師をはじめとする薬剤師・他の医療従事者による臨床的な判断を表すために必要な、継続的にアップデートされる薬のリストと関連情報」と定義されている。我が国でのフォーミュラリーの厳密な定義はないが、一般的には「医療機関等において医学的妥当性や経済性等を踏まえて作成された医薬品の使用方針」を意味す

るものとして用いられている。

(2) 院内フォーミュラリーと地域フォーミュラリー

　我が国では、フォーミュラリーの考え方を導入し、医薬品の有効性や安全性のほか経済的な視点を踏まえて採用医薬品を検討しているのは一部の医療機関であり、その考え方も様々である。また、最近では地域フォーミュラリーの動きもある。地域フォーミュラリーにより、地域で使用する医薬品が共通化されると、在庫負担の軽減のほか、関係機関における薬物療法の情報連携も容易になるため、医療機関や薬局等の連携を密にするための効果的な手段となることが期待できる。院内であれば、院内の医師や薬剤師により採用薬が検討されることになるが、地域フォーミュラリーは、地域の医師や薬剤師等が関係するため、地域の医療経済への影響度は地域フォーミュラリーの方が大きい一方で、作成するためには関係する医療機関、薬局、保険者、自治体等の関係者の合意も必要となり、難易度は高くなる。

　海外ではフォーミュラリーを保険償還のリストとして利用する場合もあるが、我が国でフォーミュラリーをどのように取り入れていくか等の考え方は、今後の医療機関・地域の取り組み方次第であり、実施状況を踏まえながら、我が国としてのフォーミュラリーの在り方を議論すべきと考える。

　ここで重要なのは、新しい作用機序の革新的な医薬品が増えていく一方で、古くから使われている医薬品もあり、様々な同種同効薬の医薬品が存在する中で、治療に当たっては薬の専門家である薬剤師がそれぞれの医薬品の特性を踏まえ、薬剤選択に関わっていくことである。臨床試験成績や副作用情報などの情報をもとに、経済的な視点も踏まえ、薬学的な知見からどの医薬品を院内で採用すべきか等の提案を医療従事者などの関係者に示していくことが大切である。

　また、このような検討を進める前提として、医師や薬剤師等の関係者の連携が従来から取れているかが重要であり、特に地域フォーミュラリーについては、関係機関や関係者の連携が取れていない状態で作成しても効果的なものにはならないと思われる。フォーミュラリーの作成自体を目的とするのではなく、地域で連携体制が構築されている中で、フォーミュラリーを活用することにより、連携体制が一層進むよう役立てていくべきである。

　なお、地域のフォーミュラリー関しては、厚生労働省が平成29年4月に公表した「『患者のための薬局ビジョン』実現のためのアクションプラン検討委員会報告書」の中で、薬剤師・薬局と地域の医療機関等との連携における今後の取組事項として言及されている（図2）。

4. フォーミュラリーや薬剤師に期待すること

　前述のとおり、国民皆保険を持続可能なものとするには、医療の質を維持しつつ、医療費を適正化することが重要な課題となっている。薬剤費に関しても、後発医薬品の使用促進のほか、重複投薬の防止、ポリファーマシーへの対応、残薬解消などを通じて適正化を進めているところである。日本薬剤師会が

> **第3　かかりつけ薬剤師・薬局が持つべき機能と具体的な取組**
> 1　薬剤師・薬局が取り組む事項
> (3)地域の医療機関等との連携
> ④今後の取組
> 　さらに、地域包括ケアの下で薬物療法を行うことになると、入院時のみならず、退院後の在宅医療や外来医療でも継続的にその地域において薬物療法が行われることになる。薬局としては、入院時の薬剤情報を把握するとともに、新たに入院する患者に関してはそれまで使用していた薬剤情報を医療機関に提供することが必要となる。このため、薬局の薬剤師と医療機関の薬剤師との間で連携しつつ、処方医等と協働して対応することが求められる。医療機関で使用する医薬品に関しては、経済的な視点も考慮しながら、最も有効で安全な薬物療法が行われるよう、院内でフォーミュラリを策定する動きもあるが、これを地域のフォーミュラリとして薬剤選択を考えることも将来的には有効な手法になると考えられるので、薬局の薬剤師もこうした薬剤選択に関わっていくことが求められる。

図2　「患者のための薬局ビジョン」実現のためのアクションプラン検討委員会報告書(抜粋)

策定した薬剤師行動規範(平成30年1月17日制定)では、「医療資源の公正な配分」として「薬剤師は、利用可能な医療資源に限りがあることや公正性の原則を常に考慮し、個人及び社会に最良の医療を提供する」とされており、有効で安全な薬物療法の提供に取り組む際には、医療経済学の視点から医療費の適正化につながる対応も必要となる。

　フォーミュラリーについては、経済的な視点も含めた薬剤選択を行うものであり、有効で安全な薬物療法の提供にあたり、医療費の適正化の観点からも有益なものであり、我が国でも検討する時期にきている。また、フォーミュラリーの作成にあたっては、薬の専門家である薬剤師が果たす役割は非常に大きく、主体的に関わっていくべきであり、その役割を果たすためには、薬剤師は薬剤選択に必要な最新情報を常に得ておくことが必要となる。

　薬剤選択に必要な情報は、製薬企業から入手できる情報だけではなく、公的機関から入手できる情報もある。例えば、新薬であれば、承認の際に作られる審査報告書や申請資料概要が独立行政法人医薬品医療機器総合機構のホームページで公表されている。審査報告書では、審査で評価した臨床試験成績やその薬剤の位置づけなど基本的な情報が掲載されている。このような公的な情報を活用することも薬剤の特性を理解する上では有効な情報となる。また、医薬品リスク管理計画(RMP)により市販後のリスクに関する情報を入手することも重要である。

　さらに、最近では革新的な新規作用機序を有する医薬品が承認されていることから、厚生労働省では、このような医薬品を真に必要な患者に提供するために「最適使用推進ガイドライン」を作成し、患者の選択基準、医療機関や医師の要件等を示している。このような情報も考慮すべきである。

　患者に最適な薬物療法を提供するために

は、薬局と医療機関の薬剤師が医療従事者や関係機関と連携しながら専門的知識を発揮することが大切である。医薬品の適正使用の観点からは、本稿で述べたフォーミュラリーだけではなく、重複投薬の削減、ポリファーマシーへの対応、残薬解消の取組などもあるが、薬剤師が患者のために意識を持って取り組むことで医薬品の適正使用が可能となり、最適な薬物療法が提供できるようになると考える。

　我が国におけるフォーミュラリーに関する議論は始まったばかりである。実際に導入している医療機関、地域も含め、関係者で議論を深めていって、個々の医療機関や地域においてどのようなことができるのか考えていくことが大事であり、今後の検討を期待したい。

地域医療連携推進法人と地域フォーミュラリー

地方独立行政法人山形県・酒田市病院機構日本海総合病院理事長　栗谷 義樹（くりや よしき）

はじめに

「日本海ヘルスケアネット」は一般地方独立行政法人山形県・酒田市病院機構日本海総合病院（以下「病院機構」又は「日本海総合病院」という）を核として、山形県北庄内地域を連携推進区域とする地域医療連携推進法人である。

日本海総合病院は2008（平成20）年4月、山形県立日本海病院と酒田市立酒田病院の二つの自治体病院の再編統合によって誕生した。設立後10年を経て、急性期基幹病院としての経営持続性と地域包括ケア実現を目的として、域内の2病院と地区医師会、歯科医師会、薬剤師会など三師会を含む9法人とともに、2018（平成30）年4月に一般社団法人地域医療連携推進法人日本海ヘルスケアネットを立ち上げた。

設立準備期間から新法人設立理念と目的、共同事業の内容について検討が行われてきたが、この共同事業の一つとして地区薬剤師会から、ポリファーマシー解消のための調剤情報クラウド管理と情報共有、エビデンスに基づいた処方提案と薬剤使用効率化を目指す地域フォーミュラリーが提案された。都市部と違い、地方は高齢化も過疎化も急激に進みつつあることから、地域医療構想、地域包括ケアの実現のためには、縮小していく外部環境への対応と同時に社会インフラとしての医療機関、施設の持続性確保を前提とした取り組みが必要であり、これまでと違う視点からの枠組みづくりが求められた。この中で、地域全体の医療介護に係る費用の連結管理の考えが出てきた。地域フォーミュラリーはとりわけ地域の費用管理との関連性が高く、厳しさを増している国の医療、介護財源への貢献も期待出来るのではないかとの判断から、この提案を連携推進法人理事会へ協議事項として提出し承認を得た。準備期間を経て、2018年11月より運用を一部開始したところである。

本稿では地域医療連携推進法人設立に至る背景と設立理由、経緯について述べ、地域フォーミュラリーを共同事業の一つとして計画した考え方と運営までの過程、その意義について私見を交えて述べる。

1. 山形県・酒田市病院機構の設立

1）山形県・酒田市病院機構設立の経緯

　日本海総合病院の位置する山形県庄内2次医療圏は、県の4つの2次医療圏のうち日本海側に位置している地域である。2015（平成27）年、医療圏全体の人口は27万9千人ほど、過疎、高齢、少子化が続く典型的な地方であるが、医療圏全体の面積は神奈川県とほぼ同じで、人口はその33分の1程度、千人当たり病床数は12床弱で、全国平均の13.7より若干少ないが、過疎化の進行は早く、この病床数も早晩過剰になると思われる。

　山形県立日本海病院と酒田市立酒田病院の再編統合のきっかけとなったのは、市立病院の老朽化に伴う改築計画であるが、平成5年開院以来続いた県立病院の経営難も背景にある。また2次医療圏に求められていた循環器系の高度・専門医療の充実なども目的として、当時の知事、市長が再編統合に合意し、2008年4月に一般地方独立行政法人として2病院の再編統合が実現した。地方独立行政法人を選択した理由は、迅速効率的な病院運営、環境変化への対応などだが、県立、市立の職員融合のために、県でも市でもない運営形態が必要だったこと、当初に強い管理者権限を必要としたことがその理由である。

　この再編統合は法人設立前年に出された公立病院改革ガイドラインの三本の柱である、〇経営効率化、〇再編ネットワーク化、〇経営形態の見直し、の三項目を全て含むものだったので、全国的にも注目され、総務省による支援措置、指導も再編後の独法病院運営に重要な後押しとなった。再編基本構想では、急性期機能を県立病院に集約し、市立病院は回復期病床を整備、移行期間を3年に設定し、その間に急性期の県立病院を646床で増床整備を行うこととされた。これにより一般病床は282床減床され、新たに回復期リハビリテーションなどの114床が整備されることになった。現在の病院の姿を図1に示す。急性期の日本海総合病院は救命救急センターを含む14病棟、27診療科があり、2016年4月からDPCⅡ群、この4月から特定病院群に更新されている。

　回復期医療を担う酒田リハビリテーション病院は114床の病院となったが、2017年度病院機構の経常収益は213億円あまりである。また、この4月から2005年に酒田市と合併した旧八幡町の運営していた市立八幡病院（46床）を無床診療所として、市の運営する5つの診療所とともに独法に編入したところである。現在当独法は二つの病院と離島の飛島診療所を含む6か所の診療所を運営し、市から委託された市立看護学校を運営している。

2）今後の課題

　地域の最大の問題は、過疎化と高齢化である。

　山形県庄内2次医療圏の今後の人口予測では、2015年から10年の間に3万人強減少し、24万人程度になるが、2025年以降も人口減少はさらに続き、2045年には医療圏全体で17万人程度になると予測されている。この危機は既に始まっている確実な近未来で、当地区の医療介護提供体制をそれに向けて早急に再構築しないと、医療介護の機能も働かなくなるし病院機構経営も成り立たなくなる。現時点の病院機構は健全経営と言える状態だ

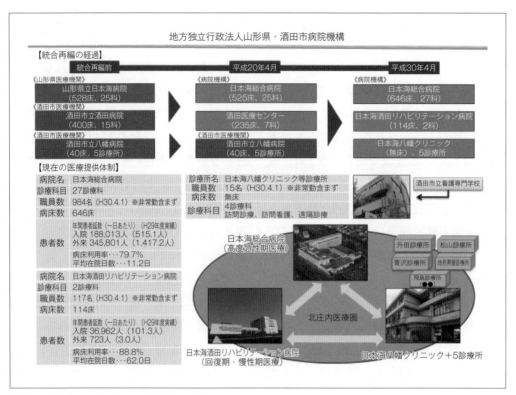

図1　山形県・酒田市病院機構の現在の姿

が、このまま過疎化が進めば数年以内に限界を迎えて行き詰まると考えられる。厳しい国家財政の下での診療報酬抑制の流れを考えると、急性期基幹病院としての病院機構の経営においては病床の高回転化、在院日数短縮が必須となり、病床稼働率は低下圧力に晒される。健全経営の持続には新入院患者数確保が必要だが、このためには地域医療構想にある医療機関の機能分化と連携を今以上に緊密に押し進めると同時に、対象医療圏を広域化する他に選択肢はない。急激に縮小する地域の医療、介護マーケットに対し、地域の提供体制をどのように再構築するかはとりわけ重要な課題となっている。

地域医療構想調整会議はこれを進めるための協議の場と位置付けられているが、一般論としての印象では、総論の段階で議論が停止し、選択肢すら選べない状態に陥っている感を否めない。議論したまま思考停止、対応策を選べない、対応策そのものが存在しないという状況は極めて危険で、個人的には今後の経営環境激変の途上で心肺停止に陥る医療機関、施設が続出する懸念があると考えている。

病院機構、特に日本海総合病院のこれまでの経営状態や健全経営維持の取り組みについて述べると、日本海総合病院は急性期機能が集約化された2016年からDPC Ⅱ群病院になったが、この係数増による収益増は初年度で前年比で約1億2千万円であった。2018年にはDPC特定病院群（旧DPC Ⅱ群病院）として更新されたが、更新後の収益増は上半期前

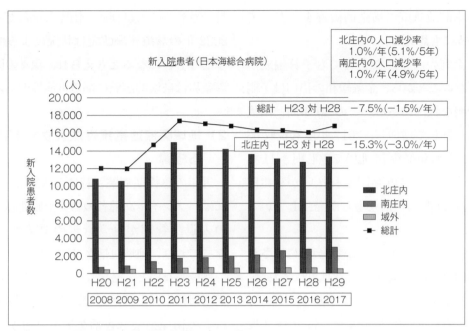

図2 日本海総合病院の新入院患者数の年次推移

年比で1億4千万円ほどであり、これを維持することは病院機構の経営健全持続にとって極めて重要となっている。

健全経営への取り組みの一つとして、当院循環器内科と地域医療連携推進法人に参加する医療法人健友会本間病院と患者の受け渡しについて一昨年から共通パスを共同で運用している。急性期基幹病院である当院の喫緊の課題はフレイル状態にある高齢者の再入院をいかに防ぐかであるが、両病院が共同で在宅、あるいは施設入所者の管理を行っている。入退院パスと連携が経営に及ぼす影響をみると、パスの共同運用を前倒しで始めた結果、2017年度の在院日数は前年比で半日短縮され、病床回転率も＋11.6％とわずかに上昇し、述べ入院数は前年比217人減少したが、新入院数は727人増加した。入院単価は前年比で5033円上昇し、経営状態は良好に推移している。実際の当院の新入院患者数の年次推移を示す(図2)。総計では統合再編完了の2011年〜2016年まで、年−1.5％の緩やかな減少に見えるが、北庄内と南庄内に分けると、地元、北庄内の患者数が、年−3％とかなりの速度で減少している。総計での緩やかな減少は、他地域からの患者流入が若干増えて修飾されていることによる。昨年の新入院患者数微増は前倒しで開始した入退院パスの共同運用効果によるもので、持続性はないと考えている。

2. 地域医療連携推進法人の立ち上げ

1）社会保障財源と国家財政

国の医療介護を支える財政状況は厳しい状況に追い込まれている。IMF（国際通貨基金）報告によれば、2017年の我が国の一般政府債務残高は対GDP比236％で、これだけ見

れば日本財政は既に構造的破綻をきたしているようにも思える。

政策金利のわずかな上昇でも予算編成が困難になることから、金融緩和の出口は予測が不透明な状況にある。この30年間、国債残高は一貫して増加し、2017年度も税収63兆円に対し政策経費74兆円で差し引き11兆円の赤字、さらに既存国債利払いが9兆円で、合計20兆円の割り増しが発生していると言われる。

2018年5月21日、経済諮問会議に出された2040年度の社会保障給付費推計によれば、経済成長率を年2％前後とする基本ケースでも社会保障給付費は2040年度には2018年度の1.6倍近くの190兆円に、介護費用は2.4倍の約26兆円に、GDP比率は2.5％高い24％になると予測されている。この差2.5％は金額ベースで14兆円、消費税換算にすると6％弱にあたるそうで、消費税だけで財政再建を行おうとすれば消費税率を24％に上げる必要があると言われる。

他方、2018年に診療報酬、介護報酬の同時改定があり、2019年に消費増税、その翌年に東京五輪がある。その一方で、五輪の1年半後、2022年から第一次団塊の世代が順次後期高齢者に移行し始め、24年まで増え続ける。五輪開催後の需要減速、これに57兆円前後とも予測される2025年の医療費をはじめとした社会保障給付の増加、さらに政策金利上昇が重なれば、予算編成見通しは極めて厳しい状態が予測される。さらには2025年以降2040年までの5年間で生産年齢世代が1000万人以上減少すると言われており、現在の国民皆保険は公費の繰り出し、拠出金など、給付と負担の改革を先送りし続けるだけでは、持続させることは極めて困難となるだろう。2022年の診療報酬改定は状況によっては衝撃的なものになると考えられ、我々の医療介護業界は破壊的調整に陥る可能性がある。

2）地域医療連携推進法人立ち上げに至る経緯

近年の急性期病院、特にDPC病院の経営には、フレイル高齢者の肺炎や慢性心不全等の入退院管理が経営管理の要諦の一つとなっており、地域包括ケアの循環が全体として機能しないと、必要な新入院患者の確保、病床回転率向上は困難であるが、病院単独ではこの循環型地域包括ケアを実現することは不可能である。機能しない地域医療構想調整会議に期待できない以上、当事者である自分たちが未来シナリオを描き、地域包括ケア複合関連事業体を地域で設立することが必要と考えたことが、当地区での地域医療連携推進法人設立の背景にある。

2015年、第189回通常国会の医療法改正において、地域医療連携推進法人制度創設の法整備が行われた。2012年設置の社会保障制度改革国民会議において、いわゆる2025年問題を念頭において段階的に実施すべき改革の方向性が示されたが、キーワードは病院完結から地域完結への変更である。その後2014年6月、「日本再興戦略」改訂2014が閣議決定され、この中に非営利ホールディングカンパニー型法人制度というものが盛り込まれ、これが今の地域医療連携推進法人の原型となる。その後厚労省の「医療法人等の事業展開に関する検討会」のまとめを踏まえて、2015年（平成27年）、医療法の改正が行われ、今般の「地域医療連携推進法人」が創設された

表1 医療法人の事業展開等に関する検討会で新型法人提案（2015年4月、医療法改正案国会提出、9月成立）

新型法人の趣旨
新型法人を設立し、既存法人の独自性を一定程度保証しながら、グループ全体に関する意思決定を一元的に行うことで、複数の医療法人等を一体的に運営することとする。これにより、地域の医療提供体制において医療法人等間の横の連携を強化し、競争より協調を進めることで、病床機能の分化・連携などを行い、地域包括ケアをさらに進めていくとともに、医療資源（ひと・もの・かね）を効率的に活用することで医療提供体制を確保するもの。

表2 地域医療連携推進法人日本海ヘルスケアネット設立までの経過

STEP1 H28.4.26	■5法人による勉強会 □制度内容、参加意向の確認…必要性認識
STEP2 H28.6.15～	■実務者会議開催（実務者出席、以降毎月開催） □共同事業等の確認…本音で協議
STEP3 H28.9.13～	■設立協議会の開催（代表者出席、以降5回開催） □新法人設立へ向けた事項の協議、決定（議決権、定款等決定） □前倒し事業の実施（維持透析機能の集約化、人事交流） □基本合意書の締結（酒田市内9法人間）
STEP4 H30.2.1	■一般社団法人日本海ヘルスケアネット設立
STEP5 H30.4.1	■地域医療連携推進法人の認定（山形県知事）

（表1）。改正医療法成立を受けて、当地区では医師会や一部病院長などで随意的な懇談の機会を作っていた。この席での議論は、確実な未来である過疎化、高齢化という大縮小時代をどう乗り切るか、深刻な医療と介護の人材不足をどう解決するか、施設最適化から地域最適化への道をどう切り開くのか、等々について意見を交換し合った。

この席での今回の地域医療連携推進法人設立に至る考え方を示す。

・病院単体の経営計画は今後困難となる。
・非営利を徹底して地域内である程度の寡占が許容されないと、医療機関、介護施設の継続性は担保できない。
・医療介護に係る費用を地域の連結決算で考え、効率化を目指す。
・消耗戦を終わりにして今後の急激な事業縮小に対応する。

3）地域医療連携推進法人の設立

地域医療連携推進法人日本海ヘルスケアネット設立までの経緯を示す（表2）。

2016年4月に、北庄内の5法人に声をかけ、6月から地域医療連携推進法人設立に向けた実務者会議を設置し、疑問点や共同事業の項目確認を行った。8月に各法人は設立協議会参加を決議し、9月に第一回設立協議会を開催した。共同事業、構想区域、法人名、議決権の配分、について協議が行われ、共同事業の細目については実務者会議で検討を行った。10月に入り当初の5法人に地区歯科医師会、薬剤師会、精神科単科病院の特定医療法人など4法人が設立協議会に参加、2018年1月に基本合意案を締結し、2月に一般社

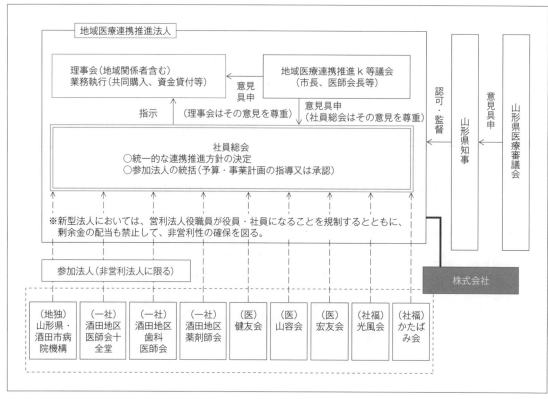

図3　地域医療連携推進法人日本海ヘルスケアネットの仕組み

団法人「地域医療連携推進法人日本海ヘルスケアネット」(以下「新法人」ともいう)の設立登記、3月に県医療審議会の承認を経て、4月に県知事による認可が得られ、正式にスタートした。設立した当地域の新法人の仕組みである(図3)。

地域医療連携推進法人は一般社団法人で医療連携推進方針を作成して県知事に申請して認定される。一般社団法人及び一般財団法人に関する法律に定めるとおり理事会と社員総会があり、他に事業に対し意見を具申する地域医療連携推進協議会を設置することが義務付けられている。日本海ヘルスケアネットのイメージ図を示す(図4)。

日本海ヘルスケアネットは、山形県・酒田市病院機構を核として各参加法人がそれぞれの地域包括ケアにおける役割を明確にし、グループ内の機能分化、病床数適正化、業務調整を通じた経営支援などを行う。併せて患者、要介護者情報一元化、人材出向を通じて互いに不足を補いあい、共同で教育、キャリアパス構築、統一パス運用、在宅医療機関、介護事業所との更なる連携強化を目指す。

参加9法人の概要を示す(表3)。最終的には山形県・酒田市病院機構の他に、酒田地区医師会、歯科医師会、薬剤師会、健友会本間病院、精神科特定医療法人、1医療法人、2つの社会福祉法人が参加している。9法人の合計病床数は2000床強、職員数は2381名でスタートした。2次医療圏の医療需要額は2016年の国保連合会事業年報、社保支払基金事業概要、後期高齢者医療費、一部自己負担、公

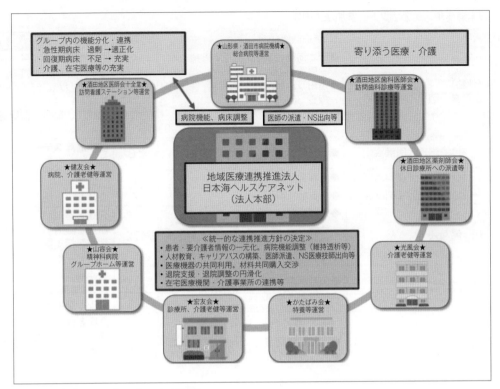

図4　日本海ヘルスケアネットの概要

費等を元に概算すると、約928億円と思われる。

2015（平成27）年度国勢調査によると、山形県庄内2次医療圏人口は県全体の24.9％である。2017年度の山形県全体の概算医療費3766億円（厚労省保健局調査課）から庄内2次医療圏の人口比率で概算すると、庄内2次医療圏の医療費は約938億円である。年度が違うが人口比から考えると2016年の推計はかなり実態に近いと考えてよい。その医療費の額から当病院機構のシェアは2次医療圏全体で約19％、北庄内に限ると37％強と推計され、地域医療連携推進法人参加の3病院を合わせたシェアは45％となる（表4）。地区医師会、歯科医師会が参加しているので事実上地域の全需要額近くを抱えており、このフレームであれば地域包括ケアを強力に推進

する共同事業体に近い地域医療連携推進法人というものを立ち上げられると考えた。そこで、新法人の事業計画と業務調整に必要な参加法人の抱える基本的な課題、業務、財務について情報共有の必要があると考え、最初に各参加法人の必要資料を財務諸表を含めて全て提出してもらうこととした。

4）参加法人の課題

参加法人の課題をまとめた（表5）。地区医師会、歯科医師会は会員数減少と高齢化、新規開業減少と地域偏在が年々進行し、両会に共通しているのは深刻なスタッフ確保困難である。特に介護施設を運営する社会福祉法人のスタッフ欠員は診療報酬に直結する問題である。医師会A会員数は、2018年1月時点で92名、平均年齢は63.5歳、地域と同

表3 日本海ヘルスケアネット 参加法人概要

No.	法人名	病床数等規模	診療科	職員数	備考
1	(地独)山形県・酒田市病院機構	◆日本海総合病院 一般等646 ◆酒田リハビリ 療養35、リハ79 ◆八幡クリニック、他	27診療 内科、リハ科	1,116	救命救急センター、ヘリポート、PET-CT等 回復期リハ、デイケア等 診療所、離島、僻地医療
2	(一社)酒田地区医師会	◆会員数195		16	訪問看護ステーション、他
3	(一社)酒田地区歯科医師会	◆会員数74		1	
4	(一社)酒田地区薬剤師会	◆会員数146		7	会営薬局、他
5	(医)健友会	◆本間病院 一般80、療養50 地域包括ケア24 ◆老健施設100、他	内科、外科、整形外科、泌尿器科	472	介護老健 訪問看護ステーション 地域包括支援センター 有料老人ホーム、他
6	(医)山容会	◆山容病院 精神220、他	精神科	202	急性期、社会復帰、認知症等(病棟機能) グループホーム
7	(医)宏友会	◆上田診療所6 ◆老健施設100、他	外科、胃腸科、肛門科等	160	介護老健 在宅介護支援センター 地域包括支援センター 訪問看護ステーション、他
8	(社福)光風会	◆老健施設100、他		309	介護老健、地域包括支援センター 特別養護老人ホーム、他
9	(社福)かたばみ会	◆特養施設80、他		98	特養老人、ショートステイ 多機能、他
		ベッド数2,000強 (各施設定員数も含)		2,381	

表4 医療圏需要額と参加法人シェア推計(平成28年度)

	国保	社保基金	後期高齢者	計	病院機構	日本海HCNシェア
庄内	23,422,071,377	30,467,557,374	38,943,339,077	92,832,967,828	19.17%	23.42%
北庄内	12,403,971,007	16,135,152,704	19,427,407,995	47,966,531,706	37.10%	45.33%
南庄内	11,018,100,370	14,332,404,670	19,515,931,082	44,866,436,122		

様医師会も高齢化が進み、学校医や産業医、休日診療所の運営などをはじめ、医師会の地域保健医療活動が年々厳しくなっている。本間病院、山容病院も常勤医師、医療スタッフ確保が喫緊の課題で、非常勤の医師、スタッフに頼る経営は限界を迎えつつある。当地域で三師会をはじめとして地域がまとまったのは、過疎化の進展と社会保障財源の不足という将来に対する懸念の共有が背景にあり、このままでは未来図を描けない地域に、我々

表5　参加法人の課題

地区医師会	医師数減と高齢化（特に小児科）経営安定 休日診療所、学校医、訪問看護ステーションの運営（スタッフ確保）
地区歯科医師会	歯科医師高齢化　新入会員減　スタッフ確保　経営 訪問歯科における医科連携
地区薬剤師会	保険薬局の展望、運営　後継者　スタッフ減（在宅参加困難）多職種連携　薬剤師不足
病院機構	経営安定化　サテライトの健全経営　医師確保 医療人材確保
本間病院	役割明確化　経営安定　医師、看護師、介護職不足
山容病院	常勤医師確保　専門職確保　ヘルスケアネットにおける役割 認知症地域パス作成　専門医研修施設周知　経営
宏友会	地域医療構想下の役割明確化　在宅復帰施設としての機能 事業所規模縮小　人材確保　経営安定
光風会	災害対策施設整備　医師確保　スタッフ確保　利用率向上
かたばみ会	スタッフ確保　医療依存度の高い重介護者　健全経営

表6　地域医療連携推進法人設立の狙い

◎地域の医療、介護事業⇒経営を持続可能にする
　⇒地域全体の黒字経営を目指す
　⇒経費管理を地域連結で行う
　⇒業務調整を介して地域の医療、介護報酬を再配分
◎意思決定と情報処理分析を一元化し、価値を共有する

がどのように危機意識と責任を共有したかが新法人設立の決定的な理由といえる。地域医療連携推進法人への参加法人は原則持分を放棄することとしており、参加法人は現在持分放棄に向け作業を開始している。

5）地域医療連携推進法人設立目的

新法人設立の狙いをまとめた（表6）。地域医療構想、地域包括ケアを実現するには参加法人の各事業の経営が成り立たないとならない。このためには地域全体の健全経営と連結費用管理を行うことが必要と考えている。単に連携、機能分化を今までより強力に進めるだけでは、現行の診療、介護報酬の仕組み上、不利益を被る法人がどうしても出てくる。資金支援は制限されているので、地域は業務調整をすることでこれに対応する以外に方法はない。それゆえ、地域医療連携推進法人に業務調整を通じた医療介護報酬の再配分機能を持たせられるような仕組みが出来ないかを検討している。

3. 日本海ヘスルケアネット共同事業

1）前倒し事業

新法人設立前に本間病院には支援措置が必要と判断し、同院と業務調整会議を行いながら支援策を前倒しで実施してきた。この中で本間病院は民間医局からの日当直応援医師に係る費用が高額で経営を圧迫していることが明らかになった。当病院機構から応援を出せばその費用を3分の1近くに節約できることから、業務調整の一環として平成29年度から前倒しで当病院機構から応援医師を出している。また、維持透析安定期に入った患者は原則本間病院へ紹介し、日本海総合病院では高リスク、不安定な維持透析患者を受け持つことにした。そのためには本間病院

表7 業務別WG項目(実施・検討中)

項目	検討中の業務内容、課題等
人事交流/派遣体制の整備/職員の共同研修	・本間HPへの医師(日当直医)の派遣増【H29.4〜実施】 ・訪問看護ステーションへの看護師(1名)の派遣開始【H29.8〜実施】 ・派遣の形態、給与等の調整及び協定等の検討【H29.8〜実施】 ・不足する職種の相互補完、人材育成の相互派遣【H30.1〜実施】 |	形態	職種	開始年月	人数	摘要
---	---	---	---	---	---
→健友会	派遣	医師	H29.4-	+1人	休日の宿日直応援
→健友会	出向	看護師	H30.1-	1人	維持透析部門
→健友会	出向	看護師	H30.4-	+1人	維持透析部門
→宏友会	出向	看護師	H30.4-	3人	診療所、老健
→医師会	出向	看護師	H29.8-	1人	訪問看護ステーション
→医師会	出向	看護師	H30.4-	+1人	訪問看護ステーション
→光風会	出向	看護師	H30.4-	1人	老健
→光風会	派遣	医師	H30.2-	1人	産業医	 ・各参加法人の採用計画、不足する職種等の共有【H30.6実施】 ・退職予定者への(参加法人)職員募集状況の情報提供【H30.7〜実施】 ・休日・夜間診療等の応援体制の整備 ・定年を迎える医師の就労機会の確保 ・職員研修の共同実施
維持透析機能の重点、集約化	・日本海HPの慢性維持透析患者を本間HPへ【H29.6〜実施】 ・患者増に対応する①職員の派遣計画の立案②施設・機器整備計画の立案 ・送迎バス運行に向けた運用方法の検討・協議【H29.3〜実施】 →運転手の確保が困難:参加法人間で調整【H30.3〜実施】 ・送迎バス運行の増便【H30.8〜以降予定】

の透析稼働率を今より5割上げる必要があるが、これに要するスタッフを日本海総合病院から出向させることなどを開始した。

新規透析導入はほとんどが日本海総合病院の腎、膠原病内科から発生している。高齢化に伴い件数は増える傾向にあるので、日本海総合病院の維持透析総数自体はあまり減少していないが、新規透析患者の本間病院への転出は2017(平成29)年以降から急に増えている。これらの業務調整を通じ、本間病院の経常損益は平成29、30年度の上半期を比較すると5千万円ほど改善して黒字転換している。地域医療連携推進法人の前倒し事業、あるいは準備事業についてまとめた(表7)。

前述のように新法人に参加する法人の課題はいずれもスタッフの確保である。特に介護系では看護師、介護士の確保が極めて困難な状況で、これが喫緊の課題となっているため、平成29年4月から病院機構職員の出向を開始した。問題は、看護職員の給与が出向先法人よりも機構給与の方が高いことである。実績9名の出向で給与差額は年1536万ほどであった。これについては、病院機構が在籍出向として出向者に従来どおりの給与額を直接支払い、出向先法人は自法人の給与体系に応じた額を病院機構に入金し、差額は支払わなくてよいということで対応した。

このほか前倒しで、各参加法人の職員採用計画と不足職種、退職職員などに関する情報共有、維持透析集約化、送迎バスなどの共同運用、増便などが運営されている。

検体検査の地域集約化については、日本海

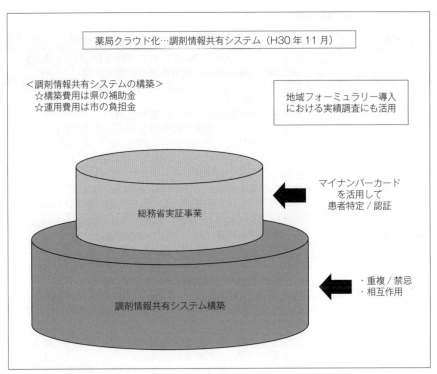

図5　調剤情報共有システム

総合病院の検体検査室がISO15189を2018年8月に取得し、ここをセンターにするよう準備を進めてきたが、今般、「病院又は診療所間において検体検査の業務を委託及び受託する場合の留意点」として、これまでの規制が改正されたことに伴い、検討を開始しているところである。

2) 調剤情報共有システム

調剤情報共有システムの運用を図5に示す。保険薬局の調剤情報をクラウドで共有するもので、重複、禁忌、相互作用薬剤をリアルタイムに検知し、ポリファーマシーの解消や地域フォーミュラリーの推進に活用する。保険薬局のレセコンなどを連携するNSIPS（エヌシップスと読む。NewStandard Interface of Pharmacy-system Specificationsの略。日本薬剤師会が運営する）というシステムを使って、地域の調剤情報等のデータをクラウド上に保存し、同意を得た患者の情報を保険薬局間で共有することで、患者の重複処方や相互作用、併用禁忌のチェック、かかりつけ薬剤師の業務支援を行い、地域住民に安全な医療を提供しようとする仕組みである。さらに、患者の同意を得た上で、地域ICT「ちょうかいネット」へ調剤情報を反映し、医療・介護連携においても活用していくことになっている。調剤情報を共有するための「名寄せ」には、マイナンバーカードを活用して患者の特定・認証を行い、自動的に「名寄せ」を行う。

3) 共同事業

現在病院機構の病床削減を計画しているが、日本海ヘルスケアネット間での病床調整

表8 業務別WG項目（実施・検討中）

項　目	検討中の業務内容、課題等
地域フォーミュラリー	・フォーミュラリーについての意見交換会【H30.7～実施】 　→医師会、薬剤師会、病院機構での意見交換 ・地域フォーミュラリー検討に向けた基礎データの収集、試算作成【H30.7～実施】 　→酒田地区薬品販売会社への協力依頼 ・フォーミュラリー講演会の実施【H30.8実施予定】 　→講師：元聖マリアンナ医科大病院薬剤部長　増原先生 ・地域フォーミュラリーの作成【H30.10実施予定】
検査機能の重点、集約化	・部門システムの連携等を含む運用方法の検討【H29.3～実施】 ・経費の削減を図るため日本海総合病院に検査部門をセンター化 　→日本海総合病院検査部ISO15189取得準備【H30.8取得予定】
診療機能の重点、集約化	・急性期機能の集約化（救急、手術部門等の調整）【H29.3～実施】 　→日本海総合病院に集約する方向性を確認 　→高額医療機器等の更新と連動した考え方が必要
電子カルテ等の共有	・電子カルテの共有化に向けた検討・協議【H29.3～実施】 　→当面は困難か（病院機構以外のコスト増） ・患者IDの共通化、会計システムとの連動などの諸課題のクリア ・他、各施設の部門システムとの連動（検査、透析機能の集約化、他） ・空床情報の共有化（退院調整、支援等でも活用）・協議【H30.5～検討】
高額医療機器（CT、MRI等）の共同利用	・高額医療機器一覧の作成、費用、収支等の把握【H30.5～実施】 ・二重投資回避による経費の削減 ・そのためには、機能分担の明確化（手術、検査等の機能集約化）

に一部活用することも検討されている。また、訪問看護ステーションの新法人への一元化等も検討事項に入っている（表8）。医療介護事業の地域連結決算については、現在手法の開発について野村ヘルスケア・サポート＆アドバイザリー株式会社と共同で事業計画の段階にあり、理事会で検討事業として承認された。病院機構と参加法人の貸借対照表、損益計算書、勘定科目明細、費用明細、会計方針、委託事業等々のデータを検証することで、地域の医療品質と費用管理、社会保障の見える化を目指して作業を進めていく。医薬品や診療材料の共同交渉購入などは我々のような地方でのスケールメリットは小さく、優先順位は低いと考えている。資金の貸付、出資、債務保証などは上位法でできないので、当面計画はない。

4. 日本海ヘルスケアネット共同事業と地域フォーミュラリー

1）事業提案

　地域フォーミュラリーは、個々の医薬品の有効性・安全性を踏まえて地域、医療機関で採用する医薬品の基準であり、医薬品使用の適正化に資するものである。当地域における地域フォーミュラリーは日本海ヘルスケアネットの共同事業立案計画の際に、地区薬剤師会からの提案により検討が開始された。

　地区薬剤師会は共同事業の提案にあたり、現在の株式会社形態の会営薬局を解散して、新たに公益的な薬局としての役割を果たす基幹薬局を設立し、そこにハブ機能を持たせて地域薬局の活性化を図ることや、防災拠点とすることなどが構想された。これに加え、服薬情報一元管理とエビデンスに基づく処

表9 地域フォーミュラリー運用までの経過（2018年）

月　日	会議名
5月29日	第1回地域フォーミュラリー検討委員会（薬剤師会） （12月現在まで8回開催）
6月22日	地域フォーミュラリ意見交換会
7月11日	地域フォーミュラリ作成ワーキング
8月10日	地域フォーミュラリ講演会 （講師：元聖マリアンナ医科大病院薬剤部長　増原先生）
10月4日	地域フォーミュラリー講演会（講師：浜松医科大学　川上先生）
10月9日	第1回地域フォーミュラリ作成運営委員会
10月12日	第2回地域フォーミュラリ作成運営委員会
10月29日	地域フォーミュラリ説明会（酒田地区医師会理事会）
11月29日	地域フォーミュラリ説明会（酒田地区医師会）
11月13日	地域フォーミュラリ説明会（日本海総合病院）
11月25日	地域フォーミュラリ講演会（庄内医師集談会 　　　　　　　講師：東京大学今井先生）

方提案、このことで期待されるポリファーマシーの解消と地域フォーミュラリー運用が提案された。

地域フォーミュラリー事業は、今後ますます厳しくなる国の医療財政に貢献できるとともに、地域医療連携推進法人の設立理念のコアとなる地域の連結費用管理に結び付く提案であると考え、連携推進法人理事会に提案し、その承認後に地区薬剤師会と病院機構薬剤部を中心に検討に入った。

2）地域フォーミュラリー運営準備作業と保険者との共同

地域フォーミュラリーは病院フォーミュラリーと違い、利害関係者が多く、地域の中核病院と地区医師会が一体となった取り組みを開始することが難しいと考えられている。

筆者は、新法人設立前から関連するセミナーや講演会などで折に触れて、新法人の共同事業として地域フォーミュラリーの作成が挙げられていることを話してきた。このことが東京大学地域医薬システム学講座教授の今井博久氏や日本調剤株式会社の増原慶壮氏らから講演等で協力いただけることに繋がった。2018年5月から地域フォーミュラリーの検討を開始し、地区医師会、薬剤師会、歯科医師会、病院機構を交えての意見交換会、作成ワーキングを経て8月に増原氏の講演会や浜松医科大学教授の川上純一氏の講演会などを開催した。今井氏には地域フォーミュラリー作成運営委員会の素案作りだけでなく、実際の委員までお引き受けいただいた。11月には庄内2次医療圏での講演会を通して医師会員への理解を得る活動を行った（表9）。

第1回の地域フォーミュラリー作成運営委員会は10月から開催された。地域フォーミュラリーの意思決定構成組織を今井氏から指導をいただきながら作成した（表10、図6）。

素案作成主体となる地区薬剤師会は、病院薬剤師と共同で地域フォーミュラリー検討委員会を組織し、2018年12月末までに9回検討委員会を開催し、選択薬剤と選別理由などを分析、協議、素案のたたき台を作成した。

表10 地域フォーミュラリーの意思決定のイメージ図：役割

```
┌─────────────────────────────────────────────┐
│            地域医療連携推進法人               │
└─────────────────────────────────────────────┘
              ▲
              │ 推進法人は協議会からの内容を承認する
┌─────────────────────────────────────────────┐
│           地域フォーミュラリー協議会           │
└─────────────────────────────────────────────┘
              ▲
              │ 協議会は地域F作成運営委員会から挙げられた内容を承認する
                医師会長、薬剤師会長、本間病院理事長、地区医師会消化器部会2名、
                酒田市健康福祉部長、同国保年金課、介護保険課、各課長、日本海総合病院長、副院長、
                消化器内科部長、薬局長
┌─────────────────────────────────────────────┐
│         地域フォーミュラリー作成運営委員会      │
└─────────────────────────────────────────────┘
作成運営委員会は実際に地域Fを作成し、運営、使用率や患者・医師・薬剤師のアウトカムに関して
評価を行う。
地区医師会長　薬剤師会長　日本海総合病院長　同薬局長　東京大学今井教授
                                                              ▲
┌─────────────────────────────────────────────┐
│        薬剤師会地域フォーミュラリー検討委員会    │
└─────────────────────────────────────────────┘
```

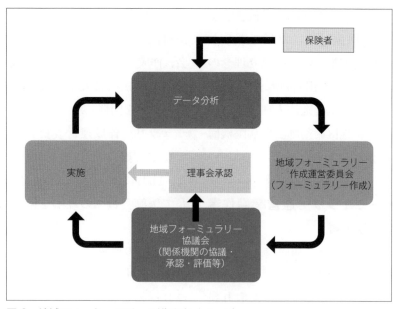

図6　地域フォーミュラリーの進め方イメージ

たたき台は、実際の地域フォーミュラリーを作成し運営、使用率や患者、医師、薬剤師のアウトカムに関して評価を行う地域フォーミュラリー作成運営委員会(地区医師会長、薬剤師会長、日本海総合病院長、同薬局長、今井教授で構成)に上げられ、ここでたたき台が最終決定され、地域フォーミュラリー協議会で承認された(表11、12)。

表11　地域フォーミュラリ協議会委員

No.	所属・役職名	摘要
1	酒田地区医師会十全堂・会長	
2	酒田地区薬剤師会・会長	
3	健友会・理事長	
4	ほんま内科胃腸科医院・院長	消化器内科専門医
5	今泉クリニック・院長	消化器内科専門医
6	酒田市健康福祉部・部長	
7	酒田市健康福祉部国保年金課・課長	
8	酒田市健康福祉部介護保険課・課長	
9	日本海総合病院・病院長	
10	日本海総合病院・副院長	糖尿病専門医
11	日本海総合病院・診療部長	消化器内科専門医
12	日本海総合病院・薬局長	

表12　地域フォーミュラリー作成委員会委員

No.	所属・役職名
1	酒田地区医師会十全堂・会長
2	酒田地区薬剤師会・会長
3	日本海総合病院・病院長
4	日本海総合病院・薬局長
5	東京大学大学院医学系研究科 地域医薬システム学講座 特任教授

さらに、そこで承認された地域フォーミュラリーは、地区医師会の専門部会と病院の診療科による確認が取られた後、地域医療連携推進法人理事会へ上げられ、そこで承認された後に正式に運用となる。フォーミュラリー作成運営委員には選考対象の薬種により随時専門医に入ってもらう。

以上の流れに従って、2018年11月から消化性潰瘍などに用いるプロトンポンプ阻害薬（PPI）と糖尿病などに用いるアルファグルコシダーゼ阻害薬（α-GI）について、地域フォーミュラリーの運用を開始した。2019年1月からは高血圧に用いるアンジオテンシンⅡ受容体拮抗薬（ARB）と高コレステロールに用いるスタチンについて運用され、順次薬種を増やしていくことになっている。

この事業の効果検証には保険者の協力が不可欠であるため、国保連、後期高齢者広域連合へ事業説明を行い、協力をいただく。協会けんぽの県支部ともからも前向きな返事を頂戴している。協会けんぽ県支部との交渉では、協力の意向は得たが、現在本部との調整を行っているところだという。保険者データは基本的に当該患者の居住する自治体に所属するとのことで、北庄内1市2町の首長には代表理事である筆者が直接説明と交渉に出向き了解を得ている。可能となれば覚書を締結するが、基本的には市町村と地域医療連携推進法人が覚書を締結したうえで市町村に依頼し、市町村がそれを受けて保険者に情報抽出を依頼する形になる（図7）。協会けんぽについては「けんぽ」様式があるのでそちらを優先したいとのことで、本部の了解が得られれば調整に入る。今後は地域フォーミュラリー作成運営委員会による生活習慣病薬を中心とした薬種の追加と、バイオシミラー

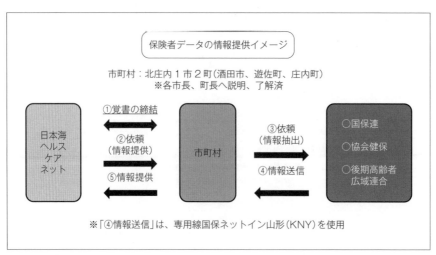

図7

の追加、地域フォーミュラリーの影響調査のためのデータ補足作業にかかることになっている。

3) 地域の処方状況

当地域の3病院、32薬局の処方内容から、地域フォーミュラリーを導入したときの影響について、東京大学の今井教授に分析を行っていただいた。

それによると、PPI、HMG-Co還元酵素阻害剤、ARB、α-GIの4薬効合計額は平成30年6月単月で2417万円、4種類の年間使用額は3～4億円と推計される。使用されている薬剤種はPPIで27種類、α-GIで16種類、HMG-CoA還元酵素阻害薬で52種、ARBでは61種類と特に多品種となっていた。このうちPPIが仮にジェネリック医薬品のランソプラゾールに置き換わった場合の年間削減額は6400万円と推計された。

地域フォーミュラリーではジェネリックのない先発品(類似薬効)の取り扱いで大きく経済効果が変わるとされるが、選考では多使用薬剤、低薬価薬剤、両者を勘案した薬剤などの観点から検討がなされ、これに供給、品質を加味して選定された。特に多品種となっている薬効で地域フォーミュラリーの導入メリットが大きく、費用対効果の向上が得られるとされる。多品種在庫が不要となり返品リスクが減少する効果も大きいとのことである。

今後は患者、医師、保険者を含む関係者への十分な説明と理解が必要であるが、とりわけ今回、地域医療連携推進法人の中に地区医師会が入って共同作業の当事者となっていた意義は極めて大きく、地域フォーミュラリーが全国に先駆けて実施されることで、地域の医療費効率化に大きな貢献を期待できると考えている。

4) 地域フォーミュラリー運営についての考察

厚生労働省のデータによると、2017(平成29)年の医療費総額は42.2兆円で、対前年比で2.3%の伸びとなった。総額に占める医科

の割合は74.3%（入院40.2%、入院外34.1%）、調剤は18.3%（7.7兆円）で、対前年比の伸び率は医科入院2.6%、入院外1.6%、調剤2.9%となっている。

　入院外医療費の4割が薬剤費とされるが、わが国ではとりわけ生活習慣病にかかる処方がOECD各国と比較すると多い。地域フォーミュラリーで期待されることは薬剤費用の効率化であるが、すでに欧米では80年代から先行している医療費効率化の仕組みがある。わが国では診療側に医薬品を評価するシステムがなく、地域フォーミュラリーが実際に運用されれば日本版評価システムの一つとして初めての仕組みとなる。日本版地域フォーミュラリー自体は2015年頃から財務省財政制度等審議会で議論されてきたらしいが、2016年の骨太の方針に入っているものの、その後の展開はこれからである。我々日本海ヘルスケアネットでは、地域連結決算の中で地域医療連携推進法人全体としての薬剤費用と地域フォーミュラリー運用の関係を分析し、新しい視点を地域にもたらすことを企図している。

　一方、国は70年代から医薬分業を進めてきたが、結果として門前薬局と小規模調剤薬局の林立を促すこととなり、これらの薬局では処方箋の半数以上を特定の病院の処方箋に頼り、少数の薬剤師が調剤して患者に薬を渡すだけの状況が目立っている。現在、薬局の数は5万8600軒を超え、過半は門前薬局といわれるが、「かかりつけ薬局」機能を果たしているとは言い難い。このため2016（平成28）年の診療報酬改定から門前薬局の調剤報酬引き下げが行われたが、これは2018（平成30）年改定でも踏襲された。かかりつけ薬局を手厚くする流れにはあるが、一方で調剤医療費は2017年度で約7兆7000億となり、当初の狙いとは大きく離れて医薬分業の非効率な側面の方が目立つようになっている。

　今回、当地区で地区薬剤師会が主導して地域フォーミュラリー事業を提案されたことは画期的なことであり、地域医療連携推進法人の共同事業としても、2019年の通常国会で審議されている医薬品医療機器法改正案への地域対応として正鵠を得たものと考えている。

4. 結語

　我が国の医療費における薬剤費総額を示す正確な統計はないが、薬剤費は医療費全体の2割程度というザックリした見積もりがある（2017年でいえば8兆5000億円弱）。これには入院包括払いの中の薬剤費がどれくらいなのか明確でないことも関係しており、薬剤費は8〜9兆円から1兆円ほど上振れするとも言われている。外来医療費の4割を占める薬剤費の効率化はとりわけ重要であり、地域フォーミュラリーの運用意義は大きい。

　高齢者の薬の飲み残しは年間500億円、湿布薬の残薬は2014年度で53億枚以上、金額ベースで1300億円との試算があり、一方で調剤医療費はこの10年間で6割も増えた。厚生労働省は今後、地域内報酬設定できる具体例などをまとめる方針で、病床過剰地域の報酬算定要件の厳格化などを進める意向といわれる。医療費の中の薬剤費は2000年当初から90%近い増加がみられ、10兆円に迫る。社会保障制度崩壊の予兆としての給付と

負担の歪み、医療・介護・年金、過度な公的扶助への依存などはいずれも改革が先送りされている。公的扶助を支える現在のゼロ金利は基本的に非常時対応というべき政策で、これを2020年代以降も取り続けることは極めて困難と思われる。

本稿で述べた生活習慣病薬のフォーミュラリー運用は、医療費効率化に重要な効果をもたらすことが期待されるもので、規模は小さくても粘り強く地域に根付かせ、適切なプラットフォームを作っていくことができれば、少しでも地域の今後の未来のために役立つことと確信している。

保険者による地域フォーミュラリー提案の取組み

全国健康保険協会（協会けんぽ）静岡支部企画総務グループ長　名波 直治（ななみ なおはる）

はじめに

地域フォーミュラリー導入の取組みに向けて

協会けんぽ静岡支部では、HMG-CoA還元酵素阻害薬、プロトンポンプ阻害薬など4薬効群について2017年1年間の使用状況を、電子レセプトを分析し、数量及び金額ベースによる後発医薬品比率などの分析データをとりまとめた。併せて、基幹病院ごとに詳細なシミュレーションを行い、後発医薬品への切り替え及びフォーミュラリー導入による削減想定額などの結果もとりまとめた。また、外来処方箋を調剤する薬局側については、シミュレーション対象の基幹病院と紐付く保険薬局での後発医薬品比率などを分析した。それらレセプト解析結果などのデータを基に、保険者として基幹病院や保険薬局を訪問し、後発医薬品の使用促進を含め地域フォーミュラリーへの理解を求めるとともに、その普及に向け積極的な事業展開を図りつつある。

協会けんぽ静岡支部の概況

全国健康保険協会、いわゆる「協会けんぽ」は各県ごとに支部が所在している。協会けんぽ静岡支部（以下「静岡支部」という）は、被保険者数61万5910人、扶養者数40万2524人で合わせて約101万8000人の加入者を擁し、事業所数は5万9176ヵ所、標準報酬総額は2兆3903億9500万円、保険給付費は1445億600万円である（平成30年3月31日時点）。協会けんぽ全体に占める加入者数及び事業所数の約3％にあたる。

1. フォーミュラリー事業に取り組んだ背景

政府は後発医薬品（以下「後発品」という）の使用比率の目標を80％としており、協会けんぽとしてもその使用促進に取り組んできた。

静岡支部では従来の個人向け軽減額通知に加え、2016度からはパイロット事業として全国で初めて、後発品使用について、医療提供側である保険薬局へ、そして17年度には基幹病院へ働きかけを行う事業を開始した。これは、レセプト解析から対象医療機関、薬局の状況を分析し、その内容をリーフレットにまとめて各機関に情報提供したものである。情報提供の内容は、後発品使用状況にお

ける当該機関の立ち位置と地域他機関との比較、対象機関別に後発品使用比率に影響する度合いの高い薬剤の明示などで、機関別の立ち位置と取組むべき課題がわかるようになっている。

さらに静岡支部では情報発信にとどまらず、これを機に実際に後発品使用比率等で課題があると思われる医療機関・保険薬局への訪問も開始した。

その後、静岡支部がレセプト解析から開発した上述の情報提供ツールは、全国の協会けんぽ各支部でも利用されるに至り、保険者が医療提供側へ働きかけるきっかけとなった。

しかし、後発品使用の政府目標は数量割合での目標値設定であり、金額ベースではない。医療費適正化対策として考えた場合、金額ベースでの視点も重要となる。数量割合の分母は、長期収載品(後発品のある先発品)＋後発品であり、先発医薬品(以下「先発品」という)は漏れているのである。そこで、先発品を含めた対策を検討するに至った。静岡支部では、2016年度の薬局向け、2017年度の基幹病院向け後発品促進事業と、段階を踏んで後発品の使用促進に取り組んできたが、先発品も含め一部の薬効群から整理を始めている訪問先で見られた医療機関の事例も参考にした。すなわちフォーミュラリーである。

こうした中、2017年11月には、中央社会保険医療協議会において厚生労働省からフォーミュラリー実施の提案がなされるに至った。院内フォーミュラリーの事例がいくつか紹介されてきたのもたしかこの時期である。このような環境の中、次第に基幹病院の院内だけでなく、地域で運用していく地域フォーミュラリーの必要性が地域包括ケアの観点から議論されるようになった。既に広く言われているように、地域包括ケアが進むなかで、受診医療機関が変わっても、同一の薬剤が服薬できることは患者ベネフィットにも繋がるためである。

このようこのようにして、地域フォーミュラリーが協会けんぽ内の地域フォーミュラリー事業(パイロットスタディ)として採用され実施されるに至ったわけである。

2. 地域フォーミュラリー事業の全体像

生活習慣病の4薬効群で分析

静岡支部では2017年の1年間の電子レセプトデータ(入院、DPC、外来、調剤)から、県全体のシミュレーションと医療機関別のシミュレーションを行った。分析対象レセプト枚数は95万8630枚、患者数では15万1171人で、対象とした薬剤は、高脂血症治療薬のうちHMG-CoA還元酵素阻害薬(スタチン)、消化性潰瘍治療薬のうちプロトンポンプ阻害薬(PPI)、降圧薬のうちレニンアンジオテンシン系薬(ACE阻害薬、ARB単剤)、骨粗鬆症治療薬のうちビスホスネート系薬の4薬効群である。これらの薬剤費は35億4270万円であった。

政府が作成する骨太の方針2016では、「生活習慣病治療薬等の処方の在り方等を検討」との文言が示され、先に院内で取り組んでいる医療機関においても、この4薬効群・領域が取り上げられており、我々の分析データとの比較が可能である。さらには同事業の全国展開という意味でも有用との判断から、この4薬効群を選定した。

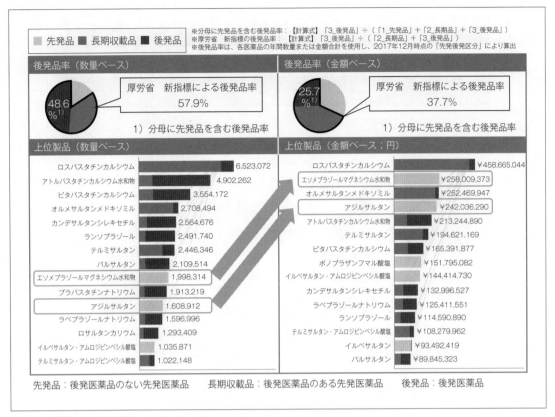

図1　4薬効群の後発品割合（数量・金額ベース）

　分析の結果では、後発品の使用割合は数量ベースで57.9％、金額ベースでは37.7％であった。この4薬効群のうち、製品別ではロバスタチンカルシウムが金額、数量ともに第1位になっている。数量ベースでは後発品のない先発品は上位には入っていないが、金額ベースでみると第2位にエソメプラゾールマグネシウムが、4位にはアジルサルタンが入っている（図1）。

後発品への切り替え効果（全体）

　全体の薬剤費削減効果額のシミュレーションを図2に示す。我々はフォーミュラリーの提案については、医療機関の状況にもよるが、2段階式を考えている。まずは長期収載品を後発品に置き換えていただくこと。この段階で約9億円の薬剤費削減効果が見込まれる。次に先発品しかない薬剤については、例えば軽症の患者については他の成分の後発品に切り替えていただくこと。重症の患者さんなど必要な患者さんのみに先発品しかない薬剤を使用するなどのフォーミュラリーを導入することで約4.5億円の削減効果が見込まれる（図2）。

薬効群ごとの後発品使用状況などの特徴（全体）

　次に薬効群別にみると、4薬効群のうちレニンアンジオテンシン系は患者数、レセプト枚数ともに最多となっている。一方、ビスホ

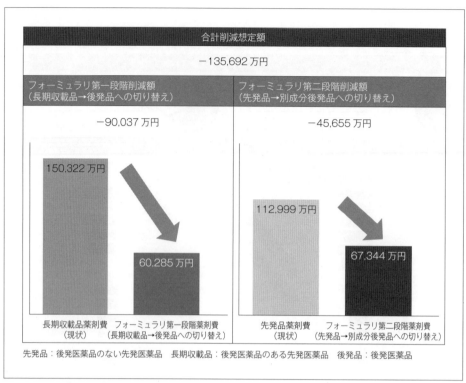

図2　生活習慣病4薬効群におけるフォーミュラリー効果

スネート系はレニンアンジオテンシン系の10分の1程度になっている。HMC-CoA還元酵素阻害薬は、2017年12月にロスバスタチンカルシウムの後発品が発売されたため、全薬剤に対応する後発品があることになる。今後、この薬効群においては後発品に切り替えることが重要な取組みといえる。

プロトンポンプ阻害薬（PPI）は後発品への切り替えが数量ベースで約80％、金額ベースでも約68％に達し、長期収載品の後発品への切り替えが他の薬効群と比べ進んでいることがわかる（表1）。ただ、エソメプラゾールマグネシウムとボノプラザンフマル酸塩は先発品のみしかなく、この2剤が薬剤費を押し上げている。そのため2剤の使用基準を定めたフォーミュラリーを導入し、別の後発品へ切り替えることで高い削減効果が見込まれる。

レニンアンジオテンシン系で後発品がないのはアジルサルタンのみとなっている。オルメサルタンメドキソミルも2017年12月には後発品が発売されたため、現在は切り替わっていると思われるが、後発品でなくアジルサルタンへの切り替えが進むと薬剤費を押し上げることになる。実際、一部の医療機関の時系列解析では、四半期ごとの短期間で、アジルサルタンの急激な伸長も確認されている。レニンアンジオテンシン系については、アジルサルタンの使用基準を含めたフォーミュラリーの運用が期待される。

なお、ビスホスホネート系については、患者数が少なかったが、診療科も少なく進めや

表1 4薬効群のデータ
（対象レセプト　期間：2017年1月〜12月　医療機関：静岡県内　種別：入院、DPC、外来、調剤）

	HMG-CoA還元酵素阻害薬	プロトンポンプ阻害薬	レニンアンジオテンシン系薬	ビスホスホネート系薬
①患者数	68,681人	53,734人	75,038人	5,602人
②レセプト数	477,168枚	216,306枚	538,269枚	32,509枚
③薬剤費	99,294万円	67,583万円	174,982万円	12,411万円
④後発品割合（数量）	54.4%	79.7%	55.9%	46.7%
⑤後発品割合（金額）	35.3%	67.9%	33.5%	31.5%
⑥後発品への変更による削減想定額	38,642万円	5,254万円	44,689万円	1,452万円
⑦フォーミュラリ導入による削減想定額	0円※	27,900万円	13,179万円	4,576万円
⑧合計削減想定額（⑥+⑦）	38,642万円	33,154万円	57,868万円	6,028万円
⑨削減額シミュレーションにおけるフォーミュラリ貢献比率（⑦÷⑧×100）	0%	84.2%	22.8%	75.9%

※全ての成分にGEがあるため

すい分野だと考えている。

薬効群ごとの後発品使用状況などの特徴（院外）

次に、2017年1〜12月のレセプトについて4薬効群のデータを入院（DPCレセプトには薬剤情報は含まれない）と院外別にみる。このうち院外合計の患者数は12万2217人、レセプト枚数75万4772人、薬剤費28億692万円で、後発品使用割合は数量ベースで約60%、金額ベースで約40%であった。後発品への変更による薬剤費の削減効果額は6億7539万円、さらにフォーミュラリー導入により3億6562万円の削減効果が見込まれ、合計で10億4101万円の削減が見込まれる。

ここでも、後発品への切り替えが削減想定額の割合として大きいのは、HMG-COA還元酵素阻害薬、レニンアンジオテンシン系であり、後発品割合が高く、フォーミュラリー導入効果が高いのがプロトンポンプ阻害薬（PPI）といえる。金額は小さいがフォーミュラリーの貢献率が高いという意味では、ビスホスホネートも当てはまる（表2）。

後発品への切り替えを強化すべき分野

以上の結果から、我々としてはHMG-CoA還元酵素阻害薬（スタチン）は、後発品への切り替えを強化すべき分野と考えている。今後、フォーミュラリーで検討すべき点としては、ストロングスタチン、スタンダードスタチンの使用基準などが考えられる。

またプロトンポンプ阻害薬（PPI）については、最もフォーミュラリーによる削減効果が見込まれる。エソメプラゾールマグネシウム、ボノプラザンフマル酸塩といった先発品については、エビデンスを基に有効性、安全性を比較した上で、例えば「既存の後発品から治療開始する」、「軽症の患者には既存の後発品を使用し、重症の患者のみこれら2剤を使用する」といったフォーミュラリーを作成し運用することで薬剤費抑制につながると考えられる。

表2　4薬効群のデータ（院外）

	HMG-CoA還元酵素阻害薬	プロトンポンプ阻害薬	レニンアンジオテンシン系薬	ビスホスホネート系薬
①患者数	55,512人	42,616人	60,404人	4,560人
②レセプト数	379,142枚	167,222枚	424,823枚	25,913枚
③薬剤費	77,855万円	53,576万円	139,291万円	9,969万円
④後発品割合（数量）	56.8%	81.6%	57.5%	54.1%
⑤後発品割合（金額）	37.5%	67.8%	35.3%	36.8%
⑥後発品への変更による削減想定額	29,222万円	3,679万円	33,644万円	995万円
⑦フォーミュラリ導入による削減想定額	0円※	22,650万円	10,181万円	3,730万円
⑧合計削減想定額（⑥+⑦）	29,222万円	26,329万円	43,825万円	4,725万円
⑨削減額シミュレーションにおけるフォーミュラリ貢献比率（⑦÷⑧×100）	0%	86.0%	23.2%	78.9%

　レニンアンジオテンシン系ではテルミサルタン、オルメサルタンメドキソミルに後発品が出ており、切り替えにより薬剤費抑制が期待できる。一方、2012年発売のアジルサルタンは後発品が発売されていない。静岡県内で見た場合、数量ベースでは5位だが使用金額では2位であった（図1）。降圧薬は数量も多く影響が大きいことから、フォーミュラリー導入の必要性がある。ビスホスホネートは患者が少ないが、ガイドラインが確立されており、比較的フォーミュラリーは導入しやすいといえる。

3. 基幹病院の後発品への切り替えシミュレーション

　4薬効群について、現在の薬剤費が多い10の基幹病院別に後発品に切り替えた場合の薬剤費削減額をシミュレーションした結果を表3に示す。ここで注目されるのは、左欄「4薬効群の合計薬剤費」と右欄「長期収載品から後発品への変更、先発品から別成分の後発品への変更に削減想定額」が同順位にはなっていないということである。具体的な分析結果については後述するが、現在4薬効群の合計薬剤費が2179万円のH病院などは、削減想定額が1300万円とかなり高くなっている。このような削減想定額が大きい医療機関は、現在の後発品の使用割合が低いという傾向が見られる。

I病院とI病院に紐付く薬局の分析

　次に表3で合計薬剤費第9位のI病院及びI病院の処方箋に紐付く保険薬局の分析結果を紹介する。

　I病院は地域の中核病院で、4薬効群の患者数は700人、レセプト枚数は2963枚、薬剤費は1773万円、後発品使用割合は数量ベースで64%、金額ベースで44%であった。後発品への切り替えにより414万円、フォーミュラリー導入により233万円の薬剤費の削減効果が見込まれる。このI病院は比較的後発品使用割合が高い病院といえる。プロトンポンプ阻害薬（PPI）は他の薬効群より後発品

表3 大規模病院別の薬剤費削減想定額(上位10位)

(対象レセプト　期間：2017年1月～12月　医療機関：静岡県内　種別：入院、DPC、外来、調剤)

医療機関	4薬効群の合計薬剤費 [()内は金額順位]	長期収載品→後発品への変更&先発品→ 別成分後発品への変更による削減想定額 [()内は削減想定額順位順位]
A病院	5,995万円　(1位)	3,180万円　(1位)
B病院	3,681万円　(2位)	1,388万円　(3位)
C病院	3,549万円　(3位)	1,585万円　(2位)
D病院	3,079万円　(4位)	1,329万円　(4位)
E病院	2,517万円　(5位)	1,016万円　(9位)
F病院	2,469万円　(6位)	989万円　(10位)
G病院	2,466万円　(7位)	1,226万円　(6位)
H病院	2,179万円　(8位)	1,300万円　(5位)
I病院	2,103万円　(9位)	812万円　(13位)
J病院	1,953万円　(10位)	873万円　(11位)

割合が高いため、フォーミュラリー導入による貢献比率が高くなっている点は他病院と同じ傾向である。

薬効群別にみると後発品割合が高いため、HMG-CoA還元酵素阻害薬のロスバスタチンカルシウムや、レニンアンジオテンシン系のオルメサルタンメドキソミルも、後発品への切り替えが順調に進むものと考えられる。特にレニンアンジオテンシン系では、エナラプリルマレイン酸塩が数量ベースで1位であり、さらに長期収載品から後発品へ切り替わっている点が評価できる。いわば、ほぼフォーミュラリーに近い形になっているといえる。ただ、プロトンポンプ阻害薬ではエソメプラゾールマグネシウム、レニンアンジオテンシン系ではアジルサルタンが金額ベースでは1位となっており、やはりこれら2剤を含めたフォーミュラリーを検討すべきと考えられる(図3)。

一方、I病院の処方箋と紐づく保険薬局の状況を見てみると、病院同様に状況は良いといえる。後発品使用の面で課題がある薬局も散見されるが、後発品割合80%以上を示す薬局が多い状況である(表4)。

J病院とJ病院に紐付く薬局の分析

もう一つの事例として、表3で合計薬剤費第10位のJ病院の分析結果を示す。

J病院はI病院とほぼ同規模で、患者数は728人、レセプト枚数は2866枚、薬剤費は1882万円、後発品使用割合は数量ベースで54%、金額ベースで35%となっている。後発品への切り替えにより472万円、フォーミュラリー導入により363万円の薬剤費削減効果が見込まれる。プロトンポンプ阻害薬の後発品割合が高いのは他の病院同様であるが、レニンアンジオテンシン系については、後発品の伸びしろとフォーミュラリーによる貢献度の双方の要素がある病院といえる。

薬効群別にみるとレニンアンジオテンシン系では、使用量の上位5位までが同程度使用されており、6位以降との差が大きくなっ

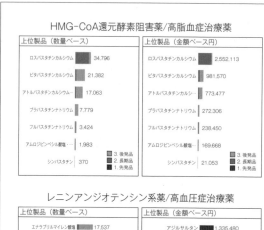
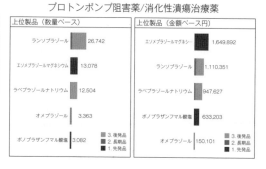
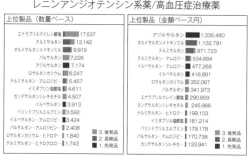
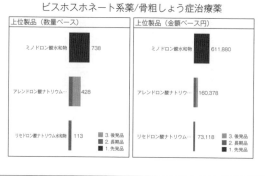

図3　4薬効群別のシミュレーション（I病院）

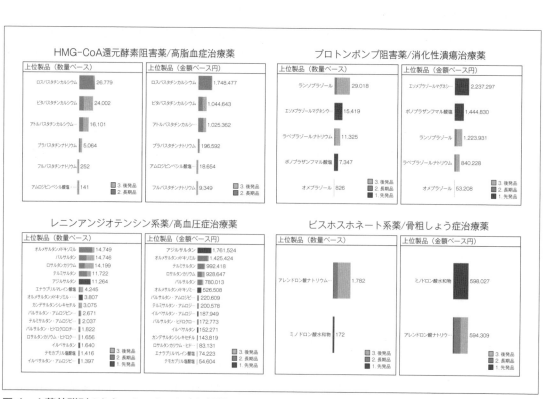

図4　4薬効群別のシミュレーション（J病院）

表4 I病院に紐付く薬局データ

	薬局名	薬剤費(万円)	レセプト数(枚)	患者数(人)	後発品割合(数量ベース)
1	XX薬局	377.5	669	163	84.9%
2	XX薬局	302.0	516	127	80.2%
3	XX薬局	162.5	291	77	91.8%
4	XX薬局	156.9	228	55	72.7%
5	XX薬局	96.3	164	38	68.5%
6	XX薬局	33.5	69	15	80.4%
7	XX薬局	28.0	43	10	100.0%
8	XX薬局	20.0	39	6	59.7%
9	XX薬局	23.3	34	7	67.3%
10	XX薬局	19.8	34	11	99.1%

(薬剤費(万円)は薬価を基に小数点第二位以下切り捨て)(4薬効群のみのデータ)

表5 J病院に紐付く薬局データ

	薬局名	薬剤費(万円)	レセプト数(枚)	患者数(人)	後発品割合(数量ベース)
1	XX薬局	582.7	972	261	81.6%
2	XX薬局	263.3	361	99	67.2%
3	XX薬局	185.9	341	89	76.3%
4	XX薬局	257.0	261	69	16.8%
5	XX薬局	187.1	250	74	43.2%
6	XX薬局	77.9	147	47	81.1%
7	XX薬局	83.1	103	37	72.3%
8	XX薬局	26.3	28	9	77.2%
9	XX薬局	12.2	25	5	91.9%
10	XX薬局	11.4	22	6	90.0%

(薬剤費(万円)は薬価を基に小数点第二位以下切り捨て)(4薬効群のみのデータ)

ている。上位4つの薬剤は後発品への切り替えが期待できる(図4)。

　J病院の処方箋に紐づく保険薬局の後発品割合の特徴は、薬局によりかなりばらつきがあること。未だに後発品割合50%以下の薬局が複数存在する。4薬効群の薬剤費第1位の薬局の後発品割合は81.6%であったが、第4位の薬局のそれは16.8%である(表5)。

4. シミュレーション医療機関を訪問

　シミュレーションデータを元に、フォーミュラリー策定の提案を行うため医療機関の薬剤部を中心に訪問しているが、その中で前述のI病院の薬剤部長からは、「ACEの使用について、循環器系医師の理解がある。また病院トップも理解がある」と伺った。同院では薬剤部長自らが市の薬剤師会とも連携しており、門前薬局以外の地域薬局とも積極的にコミュニケーションを図っているようで、地域薬局から採用品目の問い合わせも多く寄せられているとのことであった。やはり基幹病院の処方や採用品目は地域と連携するほど共有される傾向にあり、このことは地域フォーミュラリーを進める上で重要なことだといえる。

　J病院を訪問した際には、未だ後発品割合50%以下の門前薬局がある状況などを伝えたが、把握されていなかった。多くの薬局が地理的に病院前に所在しているのだが、門前薬局と顔を合わせての会議は年に1回あるかどうかという状況とのことで、I病院との違いは、連携不足にあるのではないかと思われる。

　いずれにしても、このような医療機関と紐付く保険薬局側のデータについては、処方箋を発行する医療機関側では把握できない。逆に言えば、保険者だからこそ得られるデータであるので、我々としてはこのようなシミュレーション結果や課題と考えられる薬剤、薬局での状況などを処方元である医療機関に情報提供し、提案するとともに、課題となっている保険薬局にも働きかけを行っていきたい。

　地域において、後発品への切り替えを進めるにも、フォーミュラリーの推進をするに

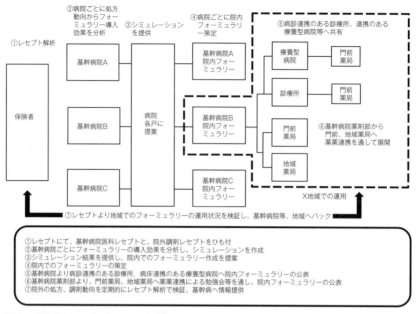

図5 地域フォーミュラリーの導入

も、地域の保険薬局の理解なしにはできないと考えている。このような保険者による取組みが、薬薬連携のきっかけになり、そういった場を作る接着剤的な働きかけにもつながるものと期待している。

5. 地域フォーミュラリー導入に向けた働きかけ

静岡支部では、フォーミュラリーは基幹病院を中心に地域の実情に沿って広めていくという考え方に基づき、関係方面に働きかけを行っている。

地域包括ケアシステムにおいては、急性期病院から転院先の後方連携病院でも使えるフォーミュラリーが、患者の症状安定化や状態改変への対応などの観点から有用である。そして、そのような患者対応のためには、基幹病院と後方連携病院との薬剤情報の共有と連携が不可欠であろう。

さらに、院外処方箋を応需する地域薬局の理解を進めることでフォーミュラリーの地域への広がりを図る。

こうして、きっかけを作ったあとは、レセプトデータを用いて地域の薬剤使用動向を解析することができる。処方元と、院外処方箋を受ける保険薬局のレセプトを紐付けできることが、保険者の持つ"生レセプト"の大きな利点だと言える。したがって、我々が考える「地域フォーミュラリー」の「地域」とは、基幹病院と、基幹病院と連携のある後方連携病院、病診連携のある診療所、そしてこれら医療機関の院外処方箋を応需する保険薬局からなるまとまりである。それを一つの地域単位と考えている。地域包括ケアシステムで考えられている地域と同様の解釈といえる。

以上の地域の考え方を示したのが図5であ

る。②では、保険者にて、病院ごとの処方動向、導入効果を分析する。このときに院外調剤レセプトも紐付けて解析を行う。その後、③では、シミュレーションに基づき基幹病院個別にフォーミュラリー策定の提案を行う。このとき、院内から緩やかに始めていく病院もあれば、初めから地域を意識して実施する基幹病院もある。

この後は、病院同士の連携、基幹病院と地域薬局、薬剤師会との勉強会等を通して、地域への展開となっていく。

これらの状況を、レセプトを用いて解析を行うことで、院外処方の動向、調剤状況を検証していく。

6. フォーミュラリーの意義

フォーミュラリーについては、経済的効果が論じられることが多いが、ここではフォーミュラリーが医療や薬剤の使い方等に多面的に影響し、医療の質に貢献する点について述べたい。

医師の観点から

医師は元々、自身の手持ちの医薬品を持っていると言われている。その数は10種類超にもなると言われており、これらの薬については、医師は用量、副作用、使用上の注意点などを熟知している。いわば、自身の手持ちの薬を用いることで、薬物治療を標準化しているのである。フォーミュラリーというのは、この医師単位の標準化を病院単位、さらに地域へと発展させたものだと考えればわかりやすい。

フォーミュラリーは処方制限をするものとよく言われるが、そうではない。医師は限られた時間に多くの患者を診察する。フォーミュラリーは効率的な薬剤選択を助ける役割を果たすものでもあり、これによって医師は処方の際の医薬品選択の手間を減らすことができる。そしてその分、診療により多くの時間を割くことができるようになり、質の高い医療の提供につながる。

また、フォーミュラリーによって医師が医薬品情報に習熟していくことは、リスクマネジメント実施の上でも、フォーミュラリーから外れた患者への薬剤検討を行う上でも利点がある。

薬剤師の観点から

フォーミュラリーによって採用薬が最小限に抑えられるため、個々の医薬品情報を深く掘り下げられる。そして、医薬品情報が充実していていくことで、適切な疑義照会にもつながる。

また、採用薬と新薬や同種同効薬との比較がしやすくなる。さらに採用薬がスリム化することによって在庫医薬品管理の効率化や省スペース化等が可能になり、本来薬剤師が行うべき服薬指導や薬物治療の時間が確保できる。

経営的観点から

医師の効率的な薬剤選択を助けるため診察時間の確保が可能になること、また、採用薬を絞るため薬剤管理が効率化できることなどから、医師をはじめとする医療者の働き方改革につながる。

生活習慣病薬は種類が多く、実際、医師も

薬剤選択に難渋することもあるようであるが、フォーミュラリーにより薬剤選択が効率的になるとともに、看護師などにおいても薬剤の取り違えなどのリスクが軽減できる。

近年は分子標的薬やバイオ医薬品など画期的な医薬品が発売されており、それらは高価である。このような医薬品を必要とする症例には、このような医薬品を適切に使い、そうでない生活習慣病などにはフォーミュラリー医薬品で対応していくなど経営資源の適切な配分ができる。

地域医療の観点では

基幹病院がフォーミュラリーを公表することで、それが地域へ緩やかに広まっていくと考えられる。

地域連携が進んでいる今、患者は、状態の変化によって地域の中で複数の医療機関や施設を移っていく。急性期であれば医師も濃厚に介入できるが、急性期を過ぎて転院あるいは在宅となると、治療薬が変わったときに患者がどのような反応をするかわからない。また、そこで患者が急変、悪化して再入院となれば、当初の急性期医療の意味がなくなりかねない。

そこで、後方連携病院でもフォーミュラリーが共有されていれば、地域の医師も安心して治療に取り組むことができ、地域包括ケアにつながる。

さらに保険薬局においても、処方意図を汲み取りやすくなり、適切な服薬指導、疑義照会にもつながる。

7. 結びにかえて

フォーミュラリーを地域で実施するとはどういうことかと考えたとき、病院で行われているチーム医療を地域でやっていくようなイメージを思い描くとわかりやすいのではないだろうか。フォーミュラリーリストだけが、地域で一人歩きするのではなく、よりよい医療を目指して地域のチームとして行う実践の一つ。そうでなくては地域医療になじまないと考えられる。

本稿では紹介しきれなかったが、インフルエンザ領域で院内フォーミュラリーに取り組む基幹病院で、フォーミュラリーによって医師の理解が進み、バロキサビルマルボキシルの使用が適正化され、それが院外にも広がり、結果的に地域で耐性ウイルスの抑制に取り組むこととなった事例も存在する。

また、薬剤耐性(AMR)対策の分野では国の薬剤耐性アクションプランを受け、フォーミュラリーによって経口抗菌薬を整理し、広域スペクトラムの抗菌薬の使用量を抑制する取組みも始まっている。

このように、医薬品の適正使用のために採用薬を整理し、処方ルールを決める取組みが、フォーミュラリーという名前でなくても、様々な領域で実践されている。

このほか、フォーミュラリーによる採用薬の整理、スリム化は、医薬品情報の一層の充実をもたらし、それは地域で在宅患者の状態急変に対応できる環境を整備することにつながるし、ポリファーマシー対策にもつながる。薬剤分野の取組みで鍵となるのは、薬薬連携の強化であろう。また、これら効率的な

医薬品選択は医療者の働き方改革につながる側面も持つ。

　このように、多面的、複合的に様々な施策とともに、フォーミュラリーは地域医療の中で機能していくのではないか。保険者としては、レセプトによる地域分析を活かし、フォーミュラリーが地域で十分機能していくよう関係者と共に進めていきたい。

保険薬局と地域フォーミュラリー

日本調剤株式会社常務取締役　深井　克彦（ふかい　かつひこ）

1. 後発医薬品使用割合80％の政府目標と課題

政府は2017年6月9日、「経済財政運営と改革の方針2017（骨太の方針2017）」を閣議決定。この中で「2020年9月までに後発医薬品の使用割合を80％とし、できる限り早期に達成できるよう、更なる使用促進策を検討する」という方針が示された（図1）。

これを受けて2018年度の調剤報酬改定では、2段階の評価であった後発医薬品調剤体制加算の評価を3段階とし、評価点数として26点を設定するという後発医薬品の促進策が取られた。また、診療報酬においても、処方箋交付時に一般名処方が行われた場合の加算を倍にするという促進策が取られ、後発医薬品の使用促進に一層の弾みが付いた。

一方で、後発医薬品の数量シェアは2019年9月時点で72.6％まで上がってきているが、その計算式は分母に長期収載医薬品（後

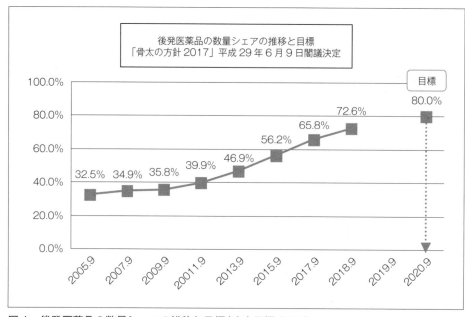

図1　後発医薬品の数量シェアの推移と目標（政府目標80％）

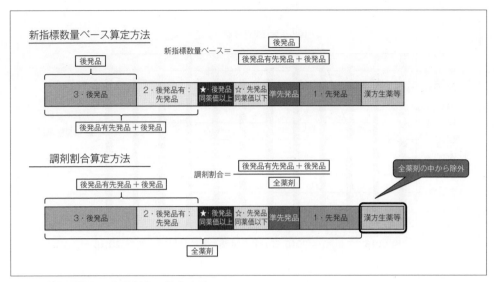

図2 後発医薬品の使用割合の算定方法

表1 後発医薬品調剤体制加算の推移

項目	2014年度	2016年度	2018年度
加算1	55%	65%	75%
	18点	18点	18点
加算2	65%	75%	80%
	22点	22点	22点
加算3			85%
			26点

発医薬品有り先発医薬品）＋後発医薬品を、分子に後発医薬品使用数を持ってきていることから、長期収載医薬品が多くなると後発医薬品への置換えがなかなか進まないことになる。そこでどこの保険薬局でもチャレンジする方法が後発医薬品の使用数量を上げる方法であり、皮膚科、整形外科、小児科への後発医薬品使用の声掛けである。しかし、従来から後発医薬品を使用したがらない患者はいるし、「変更不可」の処方箋も一定数あり、また使用感が変わることを極端に嫌う小児科患者と医師が多い外用薬の分野などもあって、数量シェアが70%超えたあたりからは保険薬局の努力で後発医薬品数量シェアを上げることは容易ではなくなってきている。

2020年9月に数量シェア80%が達成された後、国の目標はどのような方向に向かうであろうか。数量シェアで80%を達成したとしても金額シェアは30%を切り、国が進める国民皆保険制度の維持や国民負担の軽減などに貢献するのは難しいといわざるを得ない。

図3は、日本、アメリカ、イギリス、ドイツ各国の後発医薬品と長期収載医薬品の数量シェアの3年間の推移を示したものである。アメリカ、イギリス、ドイツは、長期収載医薬品の割合が日本より少ない。各国社会保障の制度の違いはあるが、日本を除く各国に共通して行われている政策がフォーミュラリーである。

フォーミュラリーは、日本では病院における単なる採用薬リストに過ぎなかった。これはフォーミュラリーの日本語訳が「院内医薬品集」であったからでもある。諸外国では「疾患の治療等において医療従事者による臨床

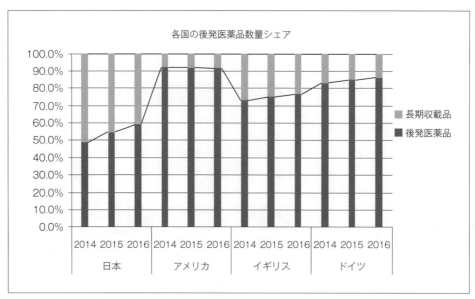

図3 各国の後発医薬品の数量シェア

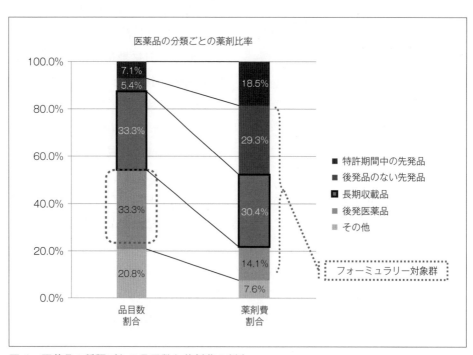

図4 医薬品の種類ごとの品目数と薬剤費の割合

的な判断のための日々更新される医薬品のリスト」であり、これに経済効率の評価が加わって、医薬品の適正使用目的に積極的に使用されている。

2020年9月に後発医薬品の数量シェア80％目標が達成されたとしても、医薬品の種類ごとの品目数と薬剤費においては、金額シェアでは約33％の効果でしかなく薬剤費の削減

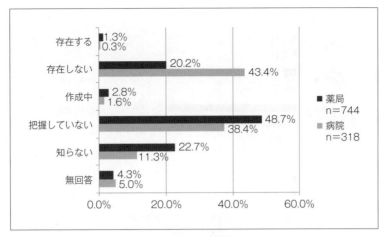

図5　地域フォーミュラリーアンケート結果

にはなっていない。破線で囲まれた「後発医薬品」の薬剤費割合は低く、薬剤費削減のためには「長期収載品」の使用がキーとなってくる。

欧米などの先進国の処方箋は、昔は医師が経済性より臨床面の価値を優先して処方を決定して出していたが、ここ40年ぐらいでかなり変化している。薬の処方箋はエビデンスに基づいて決められる傾向にあり、米国では保険者が薬を主体的に決めてしまう流れになっている。

日本では依然として処方箋の大部分が医師の裁量で発行されており、医療経済性を第一優先にして処方箋が発行されることは稀である。しかし、昨今では大学病院やDPC病院で、院内フォーミュラリーを作成して、電子カルテを利用して処方箋入力する際に、疾患別間の第一推奨後発医薬品リストから一般名医薬品を選択できるようにしている医療機関も増えつつある。

院内フォーミュラリーと地域フォーミュラリーの実施割合を、中央社会保険医療協議会診療報酬改定結果検証部会が平成30年10月〜12月に実施した「平成30年度診療報酬改定の結果検証に係る特別調査(平成30年度調査)」から見ることができる。

2．地域フォーミュラリーの実施割合

「平成30年度診療報酬改定の結果検証に係る特別調査(平成30年度調査)」の結果で図5のようなアンケート結果が出ている。

このアンケートは厚生労働省のまとめで分かったものであるが、自らの地域でフォーミュラリーが「存在する」と回答した病院と薬局はそれぞれ0.3％と1.3％で、「存在しない」や「把握していない」と回答した病院と薬局はそれぞれ80.8％と68.9％であり、地域フォーミュラリーが浸透していない状況が把握できる。

3．院内フォーミュラリーから地域フォーミュラリー

では、地域フォーミュラリーではなくて院

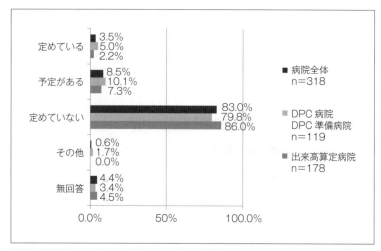

図6 院内フォーミュラリーアンケート結果

内におけるフォーミュラリーの浸透状況はどうであるか。

DPC病院・DPC準備病院と出来高払い病院のいずれも院内フォーミュラリーを作成している病院はわずかで、多くの病院（約8割）は院内フォーミュラリーを作成していない。

病院の経営を考えると、DPC病院では院内フォーミュラリーを作成すべきであって、病院薬剤師が院内フォーミュラリー作成に関わることは病院収益に寄与できるチャンスである。しかし、病院薬剤師数の不足又は不十分な薬剤師スキル及び病棟服薬指導などの問題でフォーミュラリーの作成に至っていない。

また、後述するが、病棟薬剤業務実施加算は全病棟での実施が条件であり、その業務に占める「持参薬チェック業務」にも薬剤師が必要となることから、今後の病院薬剤師業務の見直しと業務効率化が必要となってくる。

「院内フォーミュラリー」⇒「地域フォーミュラリー」の流れが一般的であると考えられているが、今の日本では両者が同時に進行することが必要になる。

一気に地域フォーミュラリーを実現するには「選択と集中」が必要であり、全医療機関で院内フォーミュラリーを作成する動きよりは、フォーミュラリー事業を推進するプロフェショナル集団を形成してフォーミュラリー作成を効率よく進めていくことが肝要ではないかと思われる。

4．各ステークホルダーにとってのメリット・デメリット

地域フォーミュラリーを推進するにあたっての最大の課題は、各ステークホルダー（利害関係者）間の調整である。図7に各ステークホルダー（団体を除く）のそれぞれの主なメリット・デメリットを示した。

オーソドックスな地域フォーミュラリーの作成手順としては、まず医師会、薬剤師会、保険者等を必須メンバーとした「地域フォーミュラリー薬事小委員会（仮称）」を立ち上げ

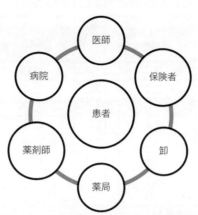

ステークホルダー	メリット	デメリット
患者	情報の一元化・重複防止・残薬解消 アドヒヤランス・アウトカムの向上	
医師	標準治療の向上・治療効率化	使用薬剤の制限と感じられる
病院	DPC病院では収益の向上 購入費・在庫の削減	薬価差益の減少
薬剤師	医薬品の適正使用・知識向上 医療連携の強化	
薬局	後発医薬品の在庫・スペース削減	薬価差益の減少
卸	後発医薬品倉庫スペースの整理	製薬企業からのリベート等の減少
保険者	被保険者への支払い給付額の減少	

図7　各ステークホルダーにとっての地域フォーミュラリーのメリットとデメリット

る。そして薬事小委員会は、地域フォーミュラリーが地域医療における薬物治療の安全性・有用性の確保と医療費の適正化につながり、患者アウトカムの向上にも貢献できるものとしなければならない。

　2015年3月の政府の規制改革会議で、現在の医薬分業に対して、院内処方よりも院外処方の方がコストが高い半面、コストに見合ったメリットが感じられないという批判があった。保険薬局の薬剤師は、地域フォーミュラリーとの関わりの機会を、院外処方による患者負担増に見合う以上のメリットを感じてもらえる医薬分業へと転換する、最後にして最大のチャンスと捉える必要がある。

　ここで諸外国のこれまでのフォーミュラリーの取組みを参考にしてみる。

　米国では、薬価差益は基本的に保険者が取る構造になっている。製薬企業と保険者とのディスカウントやリベートの基本的な折衝は、日本における卸と医療機関、卸と薬局と同様で、利益構造のポイントとなっている。この価格決定に介入してくるのがPBM（Pharmacy Benefit Manager、薬剤給付管理）会社で、価格交渉の中心となるのがフォーミュラリーであり、それはリベート額に大きく影響することになっている。このフォーミュラリーリストは臨床的エビデンスに基づいて作成されるものであり、このような信

表2 病棟薬剤業務時間分類(1病棟)による業務負担率(1週間当たり)

No	診療報酬で規定されている病棟薬剤業務の7つの業務分類	平成23年度(時間)	業務負担率(%)	平成25年度(時間)	業務負担率(%)	平成26年度(時間)	業務負担率(%)
1	投薬・注射状況の確認	2.0	11.8	8.9	36.1	7.0	29.8
2	スタッフからの相談	2.3	13.6	2.4	9.9	1.2	5.1
3	持参薬の確認作業	3.6	21.3	5.8	23.6	6.3	26.8
4	投与前、相互素養確認	2.1	12.4	2.4	9.6	1.9	8.1
5	ハイリスク薬の説明	2.2	13.0	1.9	7.8	1.4	6.0
6	TDM	2.6	15.4	1.7	7.0	3.1	13.2
7	その他(カンファレンス等)	2.1	12.4	1.5	6.0	2.6	11.1
計		16.9		24.7		23.5	

平成23年度…中医協資料から業務分担を組み換え
平成25年度…大阪府立病院薬剤師会アンケートより
平成26年度…診療報酬改定の結果検証に係る特別調査より

頼できる情報作成に薬剤師の職能が生かされていることが、米国で薬剤師が患者から信頼される職種として上位にランキングされる理由になっている。

英国は日本と同じ公的医療保険制度ではあるが、かなり前から保険償還制度の透明化が図られ、2000年以降はNICE(National Institute for Health and Care Excellence、英国国立医療技術評価機構)で医薬品の安全性・有用性・経済性等の技術評価を行い、保険償還における「価値に基づく価格」を実践している。この技術評価において薬剤師の職能が発揮されている。

これを日本に当てはめてみてどのような相違点があるのか洗い出してみると

(1) 処方箋を発行する場合の使用薬剤の選択権
　　欧米……保険者
　　日本……医師
(2) 医薬品選択時の経済性の評価
　　欧米……PBM、CCG(Clinical Commissioning Group、家庭医を総括する「地域医療診療委託グループ」)
　　日本……薬事委員会(医師・病院薬剤師 等)

このように、医薬品の処方箋に関連するステークホルダーが日本においては複雑化しており、院外処方箋となると地域における薬局薬剤師の役割が重要になってくる。

かかりつけ薬剤師・薬局のあり方については、2016年に厚生労働省から発表された「患者のための薬局ビジョン」の中で示されている。ここで、かかりつけ薬剤師・薬局の要件の一つに「患者の服薬情報の一元的・継続的把握」が挙げられているが、外来で服薬中の患者がDPC病院に入院する際に、薬剤師が持参薬の確認をする必要があり、その業務は病棟薬剤業務実施加算を算定する際に必要となる。この業務量は表2に示すように、診療報酬で規定されている7つの業務分類の時間の約25%と大きな割合を占めている。

また、病棟薬剤業務実施加算は1病棟1週間につき20時間相当以上の薬剤師の業務量が必要となるが、持参薬の確認はこのうち6時間の業務量を占めている。地域フォーミュ

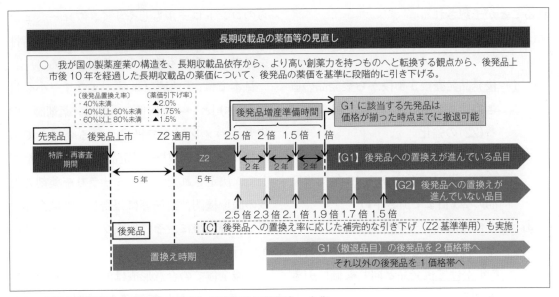

図8　長期収載医薬品の薬価等の見直しで段階的に薬価を一本化
厚生労働省「薬価制度の抜本的改革」資料より

ラリーを作成し運用することで、1ヶ月では1病棟で約24時間(6時間×4週)分の業務が改善できる計算となる。

地域フォーミュラリーの効果は、入院の業務改善だけではなく、薬局の業務効率、医療費の軽減、患者負担の軽減、プレアボイド(副作用、相互作用、治療効果不十分など患者の不利益回避事例)、薬害防止などもあると考えられ、このようなフォーミュラリーが関わる場はまさしく地域医療の中で薬局薬剤師が職能を発揮する場でもある。

5．薬価制度の抜本的改革

フォーミュラリーは、後発医薬品への切り替え効果に加えて、後発医薬品が存在しない先発医薬品の使用抑制が期待できるが、長期収載医薬品の後発医薬品への切り替えを考える場合には、現状の日本の薬価制度を見ていく必要がある。

2018年度から施行されている薬価制度の抜本的改革は次のようなものである。

(1) 効能追加等による市場拡大への速やかな対応
(2) 毎年薬価調査、毎年薬価改定
(3) イノベーションの適切な評価
(4) 長期収載医薬品及び後発品の薬価の見直し等
(5) 外国平均薬価調整の見直し
(6) その他

この「長期収載医薬品及び後発品の薬価の見直し等」は、「骨太の方針2017」で削除された「参照価格制度の導入」に代わる制度とも考えられる。

詳細な説明はしないが、この改革の内容は、簡単には長期収載医薬品を、次のようなルールで後発医薬品の薬価に収斂させていくもので、これまでの薬価差益依存体質の医療機関は後発医薬品への切り替えが促進さ

れることが予想される。
① これまでの引き下げルールの要件強化
　イ）後発品発売後5年後から後発品の置き換え率に応じて薬価を引き下げる(Z2)の強化
② 引き下げ期間
　イ）後発医薬品の発売から10年で後発品の2.5倍まで引き下げ
③ 置き換え期間
　イ）その後、置換えが80％以上の場合は6年かけて後発品と同じ薬価に引き下げる(G1)
　ロ）その後、置き換えが80％未満の場合は10年かけて後発品の薬価の1.5倍まで引き下げる(G2)

　フォーミュラリーの作成と実践が、長期収載医薬品から後発医薬品に置き換えて薬物治療を実施する際の置き換え医薬品の指針だとすると、その早期の取組みが望まれる。

　今後の薬価制度改革の方向性が、特許医薬品と非特許医薬品の2つのカテゴリーに収斂していこうとするものであるのならば、欧米の制度に近づくものと考えられる。

6. 地域フォーミュラリーにおける薬局薬剤師の役割

　地域フォーミュラリーの作成については、日本では薬の処方をめぐる利害関係が複雑化しているため、何か大きなトレンドがないと動けないと感じているステークホルダーは多い。

　諸外国では国や保険者によって、処方薬の使用が制限・誘導できるので、経済的な面からのコントロールもしやすく、フォーミュラリーの作成に際しては処方医以外の経済性を考慮した意見も取り入れられている。

　日本では、「地域フォーミュラリー小委員会(仮称)」といった医師、看護師、薬剤師、保険者等のメンバーで構成される委員会で地域フォーミュラリー選定品の議論を重ねた上で、決定されたフォーミュラリー薬剤を地域の医療機関、薬局等に報告し、地域全体の同意を得た後に、その地域フォーミュラリーが実行される。

　地域全体での合意形成は簡単ではないが、オブザーバーとして行政や地域住民を巻き込み、地域フォーミュラリー作成の進捗状況を「見える化」することで合意形成が進んでいくと考えられる。

　また、確実に進めるにあたっては「モデル地域」を選定して検証する、スモールスタートも効果的であると考えられる。

　地域のかかりつけ薬局・薬剤師の役割としては、ガイドライン標準治療に必要なフォーミュラリー薬剤の選定はもとより、服用中の状況確認と副作用報告、地域フォーミュラリー勉強会の開催等が求められる。

　地域フォーミュラリーの作成・運用にあたっては、すでに院内フォーミュラリーを作成している病院も併せて、調査が必要である。地域フォーミュラリーの「地域」は、できるだけ県単位で選定し、そのエリアごとの調整、長期収載医薬品・後発医薬品の置き換え状況の調査、標準治療ガイドラインを逸脱しない範囲での疾患ごとのフォーミュラリー作成が必要である。特に医療費の軽減を考えるならば、処方箋薬の中でも後発医薬品がない先発医薬品と同等の治療効果を期待でき

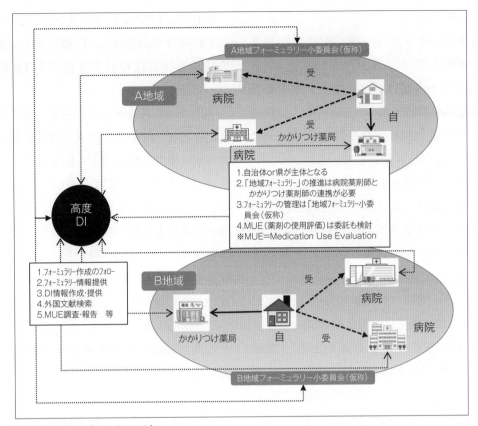

図9　高度DI室のイメージ

る後発医薬品への置き換えのためのフォーミュラリー推奨品の選定が必要となる。薬剤師はそのような推奨品の選定に際して薬学的知識に基づくエビデンスを示すことで貢献することが肝要である。

しかし、このような調査やエビデンスの提示などは、地域かかりつけ薬局・薬剤師が単独で学び実施することは困難である。したがって、専門の学術組織である高度DI室（大学病院並みDI室）機能を持った外部組織（薬剤師会のDI室等）に業務委託することが必要と考えられる。

7．地域フォーミュラリー実施にあたって

地域フォーミュラリーの普及にはいくつかの条件が必要であるが、大きな条件には次のようなものがある。

① 地域フォーミュラリー小委員会の設置
② 処方箋を発行する医療機関の態勢
③ <u>処方箋を応需する薬局側の態勢</u>
④ 自治体の協力
⑤ 保険者の協力
⑥ 三師会の協力
⑦ 地域卸の協力　等

ここでは、処方箋を応需する薬局側の態勢

に絞って考えていく。

　地域フォーミュラリー推奨医薬品の基準は、後発医薬品（ジェネリック医薬品）である。2005年から国はジェネリック医薬品の使用推進策を取っており、2019年には数量シェア72.6％、2020年9月には数量シェア80％となることを目標としている。

　2020年9月に国の目標であるジェネリック医薬品の数量シェア80％を達成した後の地域のジェネリック医薬品の普及は、地域フォーミュラリーの推進しかないと考えている。

　すでにジェネリック医薬品80％を達成した地域薬局においては、引き続きジェネリック医薬品を普及させる必要があり、地域フォーミュラリー推奨品（ジェネリック医薬品）を普及すれば、数量シェアを80％から米国並みの90％まで持って行くことができる。ただし、この10％アップのためには、長期収載医薬品の後発医薬品への置換えが必須となる。この問題については、前述した2018年に決定した「薬価の抜本的改革」によって2020年から始まる長期収載医薬品の薬価一本化が後押しすることになる。

　これまでのジェネリック医薬品の使用促進という政策から、これからの地域フォーミュラリー推奨品としての促進では、単純にジェネリック医薬品に切り替えるという話ではないので、疾患別の地域フォーミュラリーの推進の意義とメリットを患者に説明する必要がある。さらに、疾患別の地域フォーミュラリー推奨品による経済的メリットだけでなく、安全性の向上も理解していただくことで、かかりつけ薬局・薬剤師の使命を果たすことができる。

　現在わが国では処方箋受取率が70％を超えて医薬分業が進展し、医療保険では調剤医療費における技術料が年間で約1.8兆円となっている

　一方で、薬局は調剤を中心とした業務を行うにとどまっており、本来の機能を果たせておらず、患者や他職種から医薬分業の意義やメリットが実感されていないとの意見がある。また、医薬分業が進む中で、薬局・薬剤師との連携も含め、病院薬剤師がより大きな役割を果たすことが期待されているという意見もある。しかし、現在、厚生労働省は「患者のための薬局ビジョン」を踏まえ、かかりつけ薬剤師・薬局の推進を図り、患者・住民から真に評価される医薬分業の速やかな実現を目指して施策を進めているところであり、患者が医薬分業のメリットを感じられるように、患者本位の医薬分業へ見直すことがまず必要である。

　これまでは、ジェネリック医薬品の推奨については具体的な大きな経済的なインセンティブがあることにより、ジェネリック医薬品の調剤割合（数量シェア）は上がった。当然インセンティブがなければ薬局の経営は厳しくなる。インセンティブによって上がった調剤割合ではあるが、調剤割合86％時代においても金額割合（金額シェア）では26％しかないとのデータが厚生労働省から出ている。医療費の削減のためには「数量シェアから金額シェア！」へのシフトを避けて通れない。薬局薬剤師は地域フォーミュラリーの促進をすることでこれを実証する必要がある。

　これまでの医薬分業は医療の安全性と有用性に立脚した医薬品の適正使用に重点を置くあまり、医療経済の側面が見落とされて

きた。地域フォーミュラリーへの参画は薬局薬剤師の面目躍如となる転機であると確信する。

8．地域フォーミュラリー推進策について

地域フォーミュラリー推奨品が決定した後の推進策について、どのようなものがあるのか考えてみる。

2018年11月から、地域医療連携推進法人「日本海ヘルスケアネット」（山形県酒田市）で地域フォーミュラリーの運用を始めた。

その地域フォーミュラリーの推進に当たって必要とされているのが、地域フォーミュラリーを実践するためのPDCAサイクルである。

「日本海ヘルスケアネット」の地域医療連携推進法人では、二次医療圏の医療機関が中心となって地域フォーミュラリーが実践されている。病院が中心となって地域の保険薬局と連携して地域フォーミュラリーが推進されており、ある意味では理想的な推進方法であると言える。

しかし、地域は様々である。ここでは多くの地域医療構想の中で推進されるであろう地域フォーミュラリーのあり方とその実践について、PDCAサイクルで考えてみる。

P（Plan）

「地域フォーミュラリー小委員会（仮称）」において、地域フォーミュラリー推奨医薬品（F1〜F2＝Formulary Drug）を決定する。
　決定方法…委員会において、疾患別地域フォーミュラリーを決定

① 処方箋は一般名処方箋とする
② 薬効群別フォーミュラリーについて作成
③ 長期収載医薬品については一般名後発医薬品に変更する
④ 標準治療ガイドラインに準拠した治療における先発医薬品から後発医薬品への切替えフォーミュラリー医薬品を選定する

フォーミュラリー推奨品の④番においては、高度DI室が必要となり、EBM（Evidence-Based Medicine）と医療経済からのアプローチが必要である。

↓

D（Do）

「地域フォーミュラリー小委員会（仮称）」の定期開催と、各ステークホルダーへの説明会開催。

後発医薬品のさらなる推進
　…数量シェア（後発医薬品調剤体制加算の基準）
① 85％以上
② 75％〜85％未満
③ 75％以下

現在、調剤報酬上、施設基準が3段階に分類されているが（2019年現在）、地域フォーミュラリーを実践する場合は、後発医薬品の数量シェア85％以上は当然のこととして達成している必要がある。

また、地域フォーミュラリー処方箋では、何らかの方法で患者の病名を開示することが必要となる。薬剤師は、病名により先発医

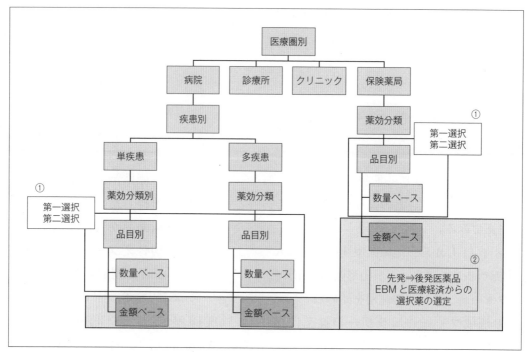

図10 地域フォーミュラリー作成手順例

薬品から地域フォーミュラリー推奨品への切替え判断を行い、患者同意の後に変更した結果を処方医に報告する。
↓

C（Check）

フォーミュラリーの推進に欠かせないのが、日々の医薬品情報である。医薬品情報を管理する「高度DI室」が必要となる。ここで行う高度DI業務は、地域薬剤師会か専門業者と契約して行う必要がある。

　高度DI業務…① 新規医薬品・医療情報の提供、採用中止の報告、適応外事例の情報
　　　　　　② 地域フォーミュラリー推奨品のチェック
　　　　　　③ 新規適応症・剤形変更の有用性チェック
　　　　　　④ 医療機関・地域薬局の使用調査（MUE）と報告
↓

A（Action）

ホームページ上で、次のような情報を公開する。

① 地域の医療機関、薬局、健保組合の「フォーミュラリー推進」を数字とビジュアルで発表する。（情報公開）
② 医薬品医療費の軽減効果の進んでいない地域においては、保険者を通して地域フォーミュラリー推進事業推進と被保険者への通知を実施する。
③ 「地域フォーミュラリー小委員会（仮称）」への進捗状況の報告
④ 地域フォーミュラリー会議資料作成（地域フォーミュラリー小委員会（仮称）開催のため）

↓

(現状) (将来)

医科

項目	要件		点数
	カットオフ	置換え率	
後発医薬品使用体制加算1	50%以上	85%以上	45点
後発医薬品使用体制加算2	50%以上	80〜85%	40点
後発医薬品使用体制加算3	50%以上	70〜80%	35点
後発医薬品使用体制加算4	50%以上	60〜70%	22点

⇒

項目	要件		点数
	カットオフ	置換え率	
後発医薬品使用体制加算1	50%以上	85%以上	45点
削除			

処方料

	カットオフ	置換え率	点数
外来後発医薬品使用体制加算1	50%以上	85%以上	5点
外来後発医薬品使用体制加算2	50%以上	75〜85%	4点
外来後発医薬品使用体制加算3	50%以上	75%未満	2点

⇒

項目	要件		点数
	カットオフ	置換え率	
外来後発使用体制加算1	50%以上	85%以上	○点
削除			

一般名使用加算

項目	点数
一般名処方加算1	6点
一般名処方加算2	4点

⇒

項目	点数
一般名処方加算1	○点
地域フォーミュラリー処方加算	○点

調剤

後発医薬品体制加算

項目	要件	点数
後発医薬品調剤体制加算1	75%以上	18点
後発医薬品調剤体制加算2	80%以上	22点
後発医薬品調剤体制加算3	85%以上	26点

⇒

地域フォーミュラリー体制加算

項目	要件	点数
削除		
後発医薬品調剤体制加算3	85%以上	
【施設基準】 1. 地域フォーミュラリー会議に参加 2. 地域ネットワークシステムへの参加 3. 地域フォーミュラリー推奨品の調剤率※○% 4. かかりつけ薬局　等		○点

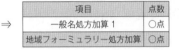

図11　後発医薬品使用体制加算から地域フォーミュラリー体制加算へ

P(Plan)に戻る

9．今後の地域フォーミュラリーのあり方と方向性

ここでは診療報酬・調剤報酬で地域フォーミュラリーを評価することについて、私の提案あるいは私見を述べてみる。

まず医科診療報酬。地域フォーミュラリーに参加している病院での評価方法は「後発医薬品使用体制加算」、処方料における「外来後発医薬品使用体制加算」、「一般名処方加算」がある。

後発医薬品の数量シェアはすでに80%を達成しているはずなので、後発医薬品使用の基準は85%とし、評価点数を割り当てることで、さらなる後発医薬品の使用促進がされることになるだろう。

そこに、「地域フォーミュラリー処方加算」を新設して推奨品（F1〜F2等）の後発医薬品の使用を促進する。

地域フォーミュラリーは疾病ごとの推奨薬リストであるので、処方箋応需等に際しては患者ごとの病名開示が必要となる。これに

は情報通信技術ICTを使った地域連携システムネットワークを活用する。そうしたシステムが構築されていない場合には電子版お薬手帳の活用が効果的である。つまり、病院は患者に対して処方箋だけでなく、電子お薬手帳に患者の病名を登録するとかQRコードを表示すとかで薬局と連携するのである。なお、セキュリティの強化が必要となる。

地域フォーミュラリー処方箋を応需した薬局では、処方箋にその旨の記載がある場合に、病名を確認して地域フォーミュラリー推奨薬を調剤する。例えば、胃潰瘍でプロトンポンプ阻害薬PPIの先発ネキシウムが出ている処方箋では、「地域フォーミュラリー小委員会（仮称）」で決定された変更に従ってフォーミュラリー推奨後発医薬品を調剤する。

地域フォーミュラリーに参加していない医療機関から地域フォーミュラリー処方箋が発行された場合には、薬局薬剤師は処方医へ疑義照会をする。さらに、地域フォーミュラリーの意義を説明し、地域薬事委員会及び地域フォーミュラリーへの参加を呼びかける必要がある。

調剤報酬に「地域フォーミュラリー体制加算（仮称）」を新設する。現在、後発医薬品調剤体制加算については、「85％以上」が全薬局の14％程度であるので、約8000軒（2018年9月届出）の薬局が新設の「地域フォーミュラリー体制加算」可能な薬局となる。この加算の算定要件は、「85％」の数量シェアと地域フォーミュラリーの施設基準などとする。要件については今後の検討事項ではあるが、次のものが考えられる。

① 数量ベースの目標（85％以上）をクリアしていること
② 地域フォーミュラリーの施設基準に適合していること
③ かかりつけ薬局であること
④ 在宅調剤をしていること
⑤ フォーミュラリー処方の調剤率
⑥ 地域医療連携体制に参加していること　等

調剤率は、フォーミュラリー処方箋において先発医薬品のフォーミュラリー推奨品への置換えをチェックするものである。

10. 終わりに

医薬分業における薬剤師の役割を考える際には、医療全体の歩みを参考にすると分かりやすい（図12）。

医薬分業のメリットは、本来薬剤師が服用薬の安全性・有用性を考慮しつつ適正使用に貢献することにあったはずだ。しかし、病院にとって薬価差益は大事な収入源であったので、なかなか処方箋が院外に出なかった。その頃の薬価差益は70数パーセントもあり、薬価制度は90％バルクライン方式といった、製薬会社が翌年の薬価を恣意的にコントロールできる仕組みであった。そこで厚生省は1988年に「建値制」を導入して、医療機関と製薬会社との薬価交渉を禁止した。

この時点での医薬分業率は約10％であったが、建値制移行を機に1974年に処方箋料が500円になったことと相まって院外処方にする病院が急速に増えた。

ここまでは、よく教科書に記載されている「医薬分業の歴史」であるが、医薬分業を取り巻く病院と薬局の歴史を考えてみる。

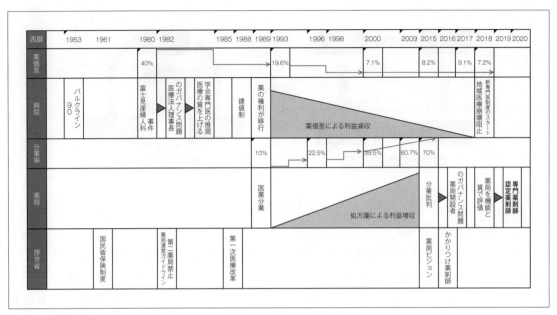

図12 医薬分業の歩み

　1980年の富士見産婦人科病院事件以降、1985（昭和60）年からスタートした医療法改正（大きな改正）は2018（平成30）年で第9次改正に至った。この33年間の改正内容は、医療計画の導入（第一次）、医療施設をその機能に応じて体系化（第二次）、介護体制の整備（第三次）、高齢化の進展等に伴う疾病構造等の変化などを踏まえた良質かつ適正な医療を提供するための入院医療を提供する体制の整備、医師の臨床研修の必修化（第四次）、医療安全を確保するための体制整備（第五次）、病院・病床機能の分化・連携、チーム医療の推進（第六次）、地域医療連携推進法人制度の創設（第七次）、特定機能病院におけるガバナンス体制の強化、ウェブ広告等広告規制の見直し（第八次）、医師少数区域等における医療の提供に関する知見を有するために必要な経験を有する医師の認定、都道府県における医師確保対策の実施体制の整備、地域の外来医療機能の偏在・不足等への対応、地域医療構想に係る都道府県知事の権限の追加（第九次）などである。

　薬価の建値制以来、院外処方箋に変更する病院が増えて医薬分業率は上がったが、2014年頃から薬局関連の不祥事が連続して起こっており、2015年3月の規制改革会議公開ディスカッションでは医薬分業に対して「患者のメリットが感じられない」との批判を受けた。

　この後も薬局・薬剤師に対する批判が続き、薬局は40年前に病院が置かれた状況と似たような状況に置かれている。このような流れの中で、2019年3月、患者への薬局の見える化を目的として、「地域連携薬局」と「専門医療機関連携薬局」という2つのカテゴリーを法的に位置づける薬機法改正案が国会に提出された。

　これからの薬局・薬剤師は、研修を受講し、認定・専門の資格を取得するなどして自らの質を担保しなければならない。また、資格等

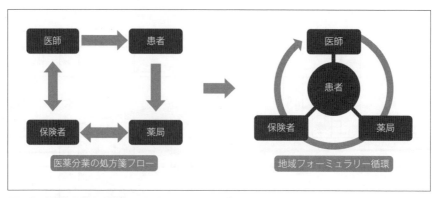

図13 医薬分業と地域フォーミュラリーの流れ

を生かした在宅・抗がん剤の服薬指導を実施することなども地域の薬局として生き残るためには必要となる。薬剤師にとって、職能を生かして地域フォーミュラリーを推進することは、患者にメリットある医薬分業を示す最大のチャンスであると断言できる。

これまでの医薬分業は、医師の処方箋発行から始まり、患者が薬局を選んで処方箋を持ち込み、薬剤師の調剤服薬指導を経て、レセプトで保険者に請求するという業務フロー(流れ)で成り立っている。この業務フロー(流れ)は一方通行が多く、このことが医薬分業のヒエラルキーを生み出している。

しかし、これからの地域医療のあり方は、医師や薬剤師が患者を中心とした地域フォーミュラリーを駆使し、患者にとってより経済的で質の高い医療となるよう責任をもってそれぞれの役割を果たしていくことである。

患者にとって最適な薬物治療を行っていく、これからの薬剤師の真の役割は、お薬のすべてのことについて責任を持つことである。これまで、医師の処方箋に従って患者病態や検査値を確認しながら投薬することは一部の薬剤師でのみ行われていた。しかし、2017年に「患者のための薬局ビジョン」が厚生労働省から公表されたことで、その中に示された「かかりつけ薬剤師・薬局」に注目が集まっている。筆者は、呼び名はどうであれ、自分たちが大学で学んだことの意味を自問自答している心ある薬剤師はどこにでも存在すると思っている。

今までの薬剤師を大きく改変できる一端が、患者を中心とした地域医療構想の中のファーマシューティカルケアの実践としての地域フォーミュラリーであり、この成功の可否が今後の薬剤師の生残りのカギとなることは間違いないことである。

第2章

フォーミュラリーマネジメント

運用・管理編

フォーミュラリーのメンテナンスと モニタリング

日本調剤株式会社フォーミュラリー事業推進部部長／
元聖マリアンナ医科大学病院薬剤部　上田　彩（うえだ　あや）

1. フォーミュラリーを作成するにあたって

　聖マリアンナ医科大学病院（以下「当院」）では、2014年に薬事委員会施行細則（表1）を改訂し、薬剤師による新薬評価と経済性を考慮した同種同効薬の使用基準、"フォーミュラリー"の作成について追記した。当院での採用申請と評価プロセスについて図1に示す。

　2014年の細則改訂前までは、6か月間の仮採用期間の使用実績に基づいて採用が検討されてきたが、改訂後は仮採用期間を1年間に延長し、薬剤師による新薬評価を行うこととなった。また同種同効薬が2剤以上院内に採用されている場合には、仮採用1年後に、同種同効薬の使用基準としてフォーミュラリーを作成することとなった。フォーミュラリーは薬事委員会の小委員会で、検討する薬効群を多く処方する診療科とその担当薬剤師で討論される。当院では、現在10の薬効群のフォーミュラリー（表2）を運用している。

表1　聖マリアンナ医科大学病院薬事委員会施行細則と細則規程の抜粋

薬事委員会施行細則
第3条　委員会は次の事項を審議する。
　　　標準薬物治療を推進するためのフォーミュラリーの作成に関する事項。
第4条　運営及び採決
　　　委員会は、フォーミュラリー小委員会を置くことができる。

薬事委員会細則規程（同効薬等の新規採用基準）
第6条　既存の同種同効薬の採用がある場合は、原則、後発医薬品等の廉価な薬剤を優先し、有効性や安全性に明らかな差がない場合は採用を認めない。
　　　同種同効薬は、原則として2剤までとし、経済性を考慮した「フォーミュラリー」を作成し、院内の使用推奨基準を設ける。
第7条　本院の医薬品を使用する場合の申請・届は、次に挙げる書式によって行う。
　　　ただし、院外処方薬のみに限る場合は、院外処方薬希望項目にチェックする。
　　（1）仮採用医薬品
　　　　医薬品仮採用申請書（様式　薬事―1）
　　（2）本採用医薬品
　　　　医薬品新規採用申請書（様式　薬事―2-1）
　　　　医薬品新規採用評価書（様式　薬事―2-2）

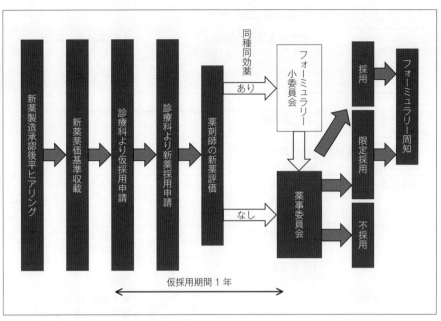

図1　医薬品の採用申請と評価プロセス

表2　フォーミュラリーを作成した薬効群

フォーミュラリーの運用例（作成年順）

薬効群	第1選択	第2選択	備考
PPI注射薬	オメプラゾール注	タケプロン®注	
H2遮断薬	ファモチジン　ラニチジン		プロテカジン®院外
αグルコシダーゼ阻害薬	ボグリボース　ミグリトール		アカルボース院外
グリニド系	ミチグリニド　シュアポスト®		ナテグリニド院外
スタチン系	アトルバスタチン ロスバスタチン	プラバスタチン　ピタバスタチン	シンバスタチン院外
ACEI/ARB	ACE阻害剤・ロサルタン・カンデサルタン・オルメサルタン・テルミサルタン	アジルバ® 40 mg（40 mg以上必要な患者限定・分割不可）	ディオバン®削除
ビスフォスホネート剤	アレンドロン酸塩錠35 mg リセドロン酸Na錠17.5 mg	アレンドロン酸点滴静注用900 μg 立位・座位を保てない患者 リクラスト®点滴静注	
PPI経口薬	オメプラゾール ランソプラゾール ラベプラゾール	パリエット® 5 mg 第3選択タケキャブ®（科限定） ネキシウム®顆粒（小児限定）	ネキシウム®カプセル院外
G-CSF製剤	フィルグラスチムBS	ノイトロジン®注	
口腔咽頭および食道カンジダ症	フルコナゾールカプセル イトラコナゾール錠	イトラコナゾール内用液 ボリコナゾール錠	軽症例限定： ハリゾン®シロップ フロリード®経口ゲル

表3 聖マリアンナ医科大学病院の薬事委員会年間予定

年間予定 ○：薬事委員会開催月 ◎：合同薬事委員会開催月		①後発医薬品へ切替え フォーミュラリー作成例	②新薬採用に伴う フォーミュラリー作成例
4月○			新薬A 薬剤師による評価作成開始
5月○			
6月○	6月後発医薬品収載採用選定	薬効群検討	
7月○◎	合同・薬事委員会後発医薬品切替申請	作成開始	
8月	6月後発医薬品採用	薬剤部内検討	新薬A 評価提出
9月○		薬事委員会でフォーミュラリー小委員会開催通知	新薬A フォーミュラリー作成
10月○		小委員会開催	新薬A 審議 フォーミュラリー小委員会開催通知
11月○		薬事委員会承認 フォーミュラリー運用開始	新薬A フォーミュラリー小委員会開催
12月	12月後発医薬品収載採用選定	薬効群検討	薬事委員会承認 新薬A フォーミュラリー運用開始
1月○◎	合同・薬事委員会後発医薬品切替申請	作成開始	
2月○	12月後発医薬品採用	薬剤部内検討	
3月○		薬事委員会でフォーミュラリー小委員会開催通知	
翌年度 4月○		小委員会開催	
5月○		フォーミュラリー運用開始	

2. フォーミュラリーメンテナンス

フォーミュラリー作成後も、採用薬の変更等に伴って、フォーミュラリーのメンテナンスが必要となる。当院では薬事委員会が年10回開催され、新規医薬品の採用や後発医薬品の採用が承認される。また関連病院との合同薬事委員会は年2回開催され、共同購入の後発医薬品採用の検討を行っている。表3に年間予定を示した。①後発医薬品が発売し、切り替えた場合、②新薬が発売し、同種同効薬が2剤以上採用となった場合にフォーミュラリーの新規作成またはメンテナンスが必要となる。フォーミュラリーメンテナンスを行った薬効群の事例を表4に、またその具体的内容を以下に示す。

2.1 αグルコシダーゼ阻害薬

2018年3月にセイブル®を後発品へ切り替えた後、既存のフォーミュラリーを改訂した。後発医薬品のボグリボースの優先使用をやめて、ボグリボースとミグリトールを第一選択とした(改訂案資料参照)。代謝内科の承諾を得て、薬事委員会で改訂が承認された。

表4　フォーミュラリーメンテナンスを行った薬効群の事例

薬効群	第1選択	第2選択
αグルコシダーゼ阻害薬	ボグリボース　セイブル® ミグリトール	
スタチン系	アトルバスタチン ロスバスタチン	プラバスタチン　クレストール® ピタバスタチン
ACEI/ARB	ACE阻害剤 ロサルタン・カンデサルタン・オルメサルタン・テルミサルタン	ミカルディス® オルメテック® アジルバ®(40 mg以上のみ)
ビスホスホネート製剤	アレンドロン酸塩錠 35 mg リセドロン酸Na錠 17.5 mg	ボナロン点滴静注用 900 μg 立位・座位を保てない患者 リクラスト®点滴静注
PPI経口薬	オメプラゾール ランソプラゾール ラベプラゾール	パリエット 5 mg 第3選択タケキャブ®(科限定) ネキシウム®懸濁用顆粒(小児限定)

商品名(®)記載は先発医薬品。訂正線は採用削除または後発品へ切り替えとなった医薬品。改訂内容は二重下線で示す。

＜2018年3月薬事委員会小委員会αグルコシダーゼ阻害薬フォーミュラリー改訂案資料＞

2018年3月作成

αグルコシダーゼ阻害薬　フォーミュラリー案

現在のフォーミュラリー
第1選択薬：ボグリボース錠、セイブル錠
※経済性を考慮してボグリボースを優先使用
↓
改訂案

院内採用薬	第1選択薬			
商品名 (先発名)	ボグリボースOD錠「ケミファ」 (ベイスン)		ミグリトールOD錠「サワイ」 (セイブル)	
一般名	ボグリボース		ミグリトール	
薬価(円)	0.2 mg 12.30	0.3 mg 17.00	25 mg 9.80	50 mg 17.50
効能・効果	①糖尿病の食後過血糖の改善 (ただし、食事療法・運動療法を行っている患者で十分な効果が得られない場合、又は食事療法・運動療法に加えて経口血糖降下剤若しくはインスリン製剤を使用している患者で十分な効果が得られない場合に限る) ②＜先発0.2 mg錠のみ＞耐糖能異常における2型糖尿病の発症抑制 (ただし、食事療法・運動療法を十分に行っても改善されない場合に限る)		糖尿病の食後過血糖の改善 (ただし、食事療法・運動療法を行っている患者で十分な効果が得られない場合、又は食事療法・運動療法に加えてスルホニルウレア剤、ビグアナイド系薬剤若しくはインスリン製剤を使用している患者で十分な効果が得られない場合に限る)	
用法・用量	①1回0.2 mg　1日3回毎食直前。 なお、効果不十分な場合には、1回0.3 mgまで増量可。 ②1回0.2 mg　1日3回毎食直前。		1回50 mg　1日3回毎食直前 効果不十分な場合には、1回75 mgまで増量可。	

※院外採用薬のアカルボース錠(先発：グルコバイ)から入院患者への切り替えは上記添付文書の開始投与量を参考にし、効果を見て増量して下さい。
参考文献：各医薬品添付文書

2.2 スタチン系

スタチン系薬剤のフォーミュラリーは、2014年から運用していたが、先発薬のクレストール®の使用実績が多かった。2018年のクレストール®の後発医薬品切り替えに伴い、フォーミュラリーを改訂した(改定案資料参照)。

提案にはLDL低下作用と使用実績を考慮して第一選択にロスバスタチンを追加した。また、ロスバスタチンは使用錠数が多かったのは2.5 mg規格のみの採用であったためで、5 mg規格の追加を提案した。さらに、ストロングスタチンの中で、ピタバスタチンの院内使用実績がロスバスタチンとアトルバスタチンの5分の1であったため、ピタバスタチンは院外採用とするよう提案した。入院下ではフォーミュラリーに従った切替えが安全に行えるようLDL低下作用の換算表も提示

<2018年3月薬事委員会小委員会　スタチン系フォーミュラリー改訂案資料>

2018年3月作成

脂質異常症治療薬　HMG-CoA還元酵素阻害薬　案
現在のフォーミュラリー
第1選択薬：アトルバスタチン・ピタバスタチン
第2選択薬：プラバスタチン・クレストール錠
↓
改訂案

院内採用薬	第1選択薬		第1選択薬		第2選択薬	院外採用	
一般名	アトルバスタチンCa		ロスバスタチンCa		プラバスタチンNa	ピタバスタチンCa	
採用薬(先発名)	アトルバスタチン錠「EE」(リピトール)		ロスバスタチン錠「ニプロ」(クレストール)		プラバスタチンナトリウム錠「ファイザー」(メバロチン)	ピタバスタチンCa・OD錠「トーワ」(リバロ)	
規格	5 mg	10 mg	2.5 mg	5 mg 追加	10 mg	1 mg	2 mg
薬価(円)	19.10	37.20	21.70	41.40	28.80	19.10	35.90
適応症 高脂血症	×		×		10-20 mg/分 1-2	×	
適応症 高コレステロール血症	10-20 mg/分 1		2.5-10 mg/分 1		×	1-4 mg/分 1-2	
適応症 家族性高コレステロール血症	10-40 mg/分 1		2.5-20 mg/分 1		10-20 mg/分 1-2	1-4 mg/分 1-2	

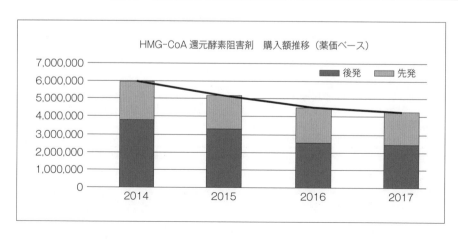

HMG-CoA還元酵素阻害剤　購入額推移（薬価ベース）

院外採用薬のシンバスタチン錠（先発名：リポバス）やフルバスタチン錠（先発名：ローコール）等からの切替えは以下の換算表を参考にすること。

薬品名 （適応容量 mg/日） 採用規格（★院外採用）	LDL-C 低下作用比較（1日量） 切り替えの時には、適応症、相互作用、腎機能、アレルギーを確認 換算量はあくまで目安であり、個人により反応性は異なる 切り替え前後には、肝機能をモニターすること				
アトルバスタチン （10-20　10-40）　5 mg/10 mg	―	―	10 mg	20 mg	40 mg
ピタバスタチン Ca （1-4）　1 mg/2 mg	―	1 mg	2 mg	4 mg	―
プラバスタチン Na （10-20）　★5 mg/10 mg	10 mg	20 mg	40-80 mg	80 mg	―
ロスバスタチン （2.5-10　2.5-20）　2.5 mg/★5 mg	―	―	2.5 mg	5 mg	10-20 mg
★シンバスタチン　（5-20）　★5 mg	5 mg	5-10 mg	20 mg	40 mg	80 mg
★フルバスタチン （20-60）　★20 mg	20 mg	40 mg	80 mg	―	―

■ 本邦承認用量超過

参考文献：Pharmacist's Letter/Prescriber's Letter August 2009 Vol 25 No. 250801 Full update 2013 から翻訳
Circulation Joumal 2011；75：1493-505　Prog. Med 2008；28：1513-19

<相互作用等の比較>

	一般名	アトルバ スタチン	ロスバ スタチン	プラバ スタチン	ピタバ スタチン	シンバ スタチン
原則 禁忌	重篤な肝障害			慎重	禁忌	禁忌
	急性肝炎、慢性肝炎の急性増悪、肝硬変、肝癌、黄疸	禁忌	禁忌			
	胆道閉塞				禁忌	
	肝障害	慎重	慎重		慎重	慎重
	糖尿病	慎重				
	フィブラート系薬剤（腎機能異常患者） （※ 2018年10月禁忌解除、併用注意に改訂）	○	○	○	○	○
	シクロスポリン	○慎重	禁忌	○慎重	禁忌	○
	イトラコナゾール、ミコナゾール	○慎重	○慎重			禁忌
	アタザナビル、サキナビルメシル酸塩					禁忌
	テラプレビル	禁忌				禁忌
	ニコチン酸製剤（ニセリトロール等）	○慎重	○慎重	○慎重	○慎重	○
	フィブラート系薬剤（ベザフィブラート等）	○慎重	○慎重	○慎重	○慎重	○
	陰イオン交換樹脂（コレスチラミン等）	○				○
	クマリン系抗凝血薬（ワルファリン）		○			
	マクロライド系抗生物質（エリスロマイシン等）	○慎重	○慎重		○	
	リファンピシン	○			○	
	ジゴキシン	○				
併用 注意	アミオダロン、アムロジピン、ジルチアゼム、ベラパミル					○
	経口避妊薬（ノルエチンドロン-エチニルエストラジオール）	○				
	HIV プロテアーゼ阻害剤（リトナビル等）	○				○
	ロピナビル・リトナビル、アタザナビル/リトナビル、ダルナビル/リトナビル		○			
	エファビレンツ	○				○
	制酸剤（水酸化マグネシウム、水酸化アルミニウム）		○			
	エルトロンボパグ		○			
	ダナゾール					○
	グレカプレビル・ピブレンタスビル	禁忌				
	グラゾプレビル	○				○
	シメプレビル		○			
	ベキサロテン	○				
	レゴラフェニブ		○			
	ダクラタスビル、アスナプレビル、		○			
	ダクラタスビル・アスナプレビル・ベクラブビル	○				
	コビシスタット					禁忌

参考文献：1）各医薬品添付文書　2）Pharmacist's Letter/Prescriber's Letter August 2009 Vol 25 No. 250801 Full update 2013　3）Circulation Journal 2011；75：1493-505　4）Prog. Med 2008；28：1513-19

した。

フォーミュラリー小委員会では、循環器内科、腎臓高血圧内科、代謝内科、神経内科の診療科薬事委員および診療科病棟担当薬剤師が出席し、改訂を検討した。ピタバスタチンについては、診療科から、筋骨格系の副作用が少なく、第2選択として採用継続希望があったため、第2選択となった。内科診療科から、プラバスタチンを院外採用に変更してはどうかとの意見があったが、他のスタチンと比較して代謝が異なり、免疫抑制剤などとの併用可能な選択肢（相互作用表参照）として院内採用を継続するよう薬剤師から要望した。

審議の結果、第1選択はアトルバスタチン、ロスバスタチン、第2選択はピタバスタチン、プラバスタチンとなった。

院外採用薬のシンバスタチン錠（先発名：リポバス）やフルバスタチン錠（先発名：ローコール）等からの切替えは換算表を参考にすること。

2.3 ACEI/ARB

スタチン系のフォーミュラリーと同時期にACE阻害薬（ACEI）とアンジオテンシンⅡ受容体拮抗薬（ARB）についても改訂が検討された。

フォーミュラリー改訂では、アジルバ®の位置づけが焦点となった。2017年度の院内の使用症例数（％）は、オルメテック®（29％）、ロサルタン（21％）、アジルバ®（20％）、カンデサルタン（16％）、ミカルディス®（14％）であった。フォーミュラリーの推奨でロサルタンの処方が多いと解析された。アジルバ®錠は、20 mg規格は院内院外共通採用、40 mg規格は院外のみの採用であった。院内でアジルバ®錠を最大量の40 mgまで使用していた患者はアジルバ®錠使用患者の約35％で、その多くは他の降圧薬との併用事例で、循環器内科、腎臓高血圧内科、代謝内科での処方が多かった。他の機序の降圧薬の選択肢がある前提で、アルジバ®錠の院外採用を提案した（アジルバ錠以外で血圧コントロールが不可能な患者には臨時採用とする）。

フォーミュラリー小委員会では、循環器内科、腎臓高血圧内科、代謝内科、神経内科の診療科薬事委員および診療科病棟担当薬剤師が出席し、改訂を検討した。診療科の意見は、アジルバ®錠を必要とする患者がいるため、院内採用の継続を希望するというものであった。薬剤部からは、降圧効果を考慮するとアジルバ®錠40 mg以上を必要とする場合には他のARBでは代替できないため、40 mg錠のみを採用とし、20 mg以下でよい場合には他のARBに代替するとの提案を行った。

審議の結果、アジルバ®錠は、40 mg錠を院内院外共通採用とし、20 mg錠は院外採用となった。また、40 mg錠を分割して投与することは不可とし、20 mg以下の患者はオルメサルタン40 mgやテルミサルタン80 mgへ変更することが決まった。また、第1選択はロサルタン、カンデサルタン、オルメサルタン、テルミサルタン、ACEIに、第2選択はアジルバ®錠40 mg（40 mg以上が必要な患者のみ、分割投与不可）となった。

2.4 ビスホスホネート製剤

年1回製剤のリクラスト®点滴静注液が1年間仮採用後、2018年1月新規採用となった際に既存のフォーミュラリーに追加された。本剤については、年1回の治療であるため、

<2018年3月薬事委員会小委員会　ACEI/ARB フォーミュラリー改訂案資料>

2018年3月

アンジオテンシンⅡ受容体拮抗薬(ARB)　案

現在のフォーミュラリー
第1選択：ロサルタン錠、ACE阻害剤も考慮する（イミダプリル錠、エナラプリル錠、リシノプリル錠）
第2選択：カンデサルタン錠、アジルバ錠、オルメテック錠、ミカルディス錠

↓
改訂案

院内採用薬	第1選択：ACE阻害剤も考慮する （イミダプリル錠、エナラプリル錠、リシノプリル錠）								院外採用へ	
一般名	ロサルタン カリウム		カンデサルタン シレキセチル		オルメサルタン メドキソミル		テルミサルタン		アジルサルタン	
採用薬 (先発名)	ロサルタンK錠 「トーワ」 （ニューロタン）		カンデサルタン OD錠「EE」 （ブロプレス）		オルメサルタン OD錠「トーワ」 （オルメテック）		テルミサルタン錠 「ニプロ」 （ミカルディス錠）		アジルバ錠 40mg以上が必要 な患者は臨時採用	
規格	25 mg	50 mg	4 mg	8 mg	10 mg	20 mg	20 mg	40 mg	20 mg	40 mg
薬価 1錠/円	20.80	41.20	13.80	26.80	20.40	39.00	12.50	23.60	138.00	206.80
効能効果	①高血圧症 ②高血圧・蛋白尿 を伴う2型糖尿 病における糖尿 病性腎症		①高血圧症 ②腎実質性高血圧症 ③ACE阻害剤投与 が適切でない慢性 心不全（軽症〜中 等症）		高血圧症		高血圧症		高血圧症	
用量	①25〜50 mg ②50 mg		①4〜8 mg ②2〜8 mg ③4〜8 mg		10〜20 mg		40 mg		20 mg	
用法	1日1回経口投与		1日1回経口投与		1日1回経口投与		1日1回経口投与		1日1回経口投与	
1日最大 投与量	100 mg		①12 mg ②・③8 mg		40 mg		80 mg		40 mg	

聖マリアンナ医科大学病院　薬事委員会

2018年3月

アンジオテンシンⅡ受容体拮抗薬(ARB)　案

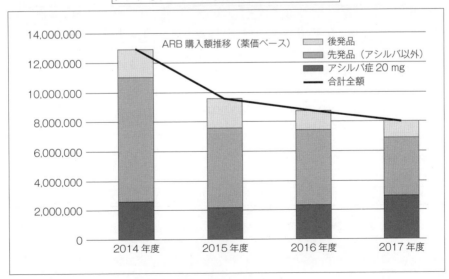

（※2017年度は4月から12月の9カ月）

聖マリアンナ医科大学病院　薬事委員会

2018年3月

アンジオテンシンⅡ受容体拮抗薬(ARB) 案

院外採用薬のイルベサルタン錠等からの切り替えは次の換算表を参考にして下さい。

薬品名 (適応用量 mg/日) 採用規格(★院外採用)	ARB 降圧換算量(1日量) 切り替えの時には、適応症、肝・腎機能、既往歴、アレルギーを確認 換算量はあくまで目安であり、個人により反応性は異なる 切り替え後には、血圧、血清K値、腎機能をモニターすること				
ロサルタン (25-100) 25 mg/50 mg/★ 100 mg	25 mg	50 mg	100 mg	—	
カンデサルタン (4-12) 4 mg/8 mg/★ 12 mg	4 mg	8 mg	16 mg	16-32 mg	—
アジルサルタン (20-40) ★ 10 mg/20 mg/★ 40 mg		10 mg	20 mg	20 mg	40 mg
オルメサルタン (10-40) 10 mg/20 mg/★ 40 mg	10 mg	20 mg	20-40 mg	40 mg	—
テルミサルタン (40-80) 40 mg/★ 80 mg	20 mg	40 mg	40-80 mg	80 mg	—
イルベサルタン (50-200) ★ 100 mg	75 mg	150 mg	300 mg	300 mg	—
バルサルタン (40-160) 採用なし	40 mg	80 mg	160 mg	320 mg	

　　　　　　　　　　　　　　　　　　　　　　　　　　　　　　　　　　　　　　　■ 本邦承認用量超過

参考文献: Pharmacist's Letter/Prescriber's Letter August 2009 Vol 25 No. 250801 Full update 2012から翻訳
アジルバ錠インタビューフォーム 2017年12月改訂 臨床試験成績(第Ⅱ相 用量設定試験) 聖マリアンナ医科大学病院 薬事委員会

<2018年1月薬事委員会ビスホスホネート製剤フォーミュラリー改訂案資料>

2019年1月

骨粗鬆症治療薬 ビスホスホネート製剤

現在のフォーミュラリー
第一選択: アレンドロン酸錠35 mg、リセドロン酸Na錠17.5 mg
第二選択: ボナロン点滴静注バッグ900μg(立位あるいは座位を保てない患者)
↓

院内採用薬		第1選択		第2選択	
一般名		アレンドロン酸Na	リセドロン酸Na	アレンドロン酸Na	ゾレドロン酸
採用薬(先発名)		アレンドロン酸錠35 mg (ボナロン)	リセドロン酸Na錠17.5 mg (アクトネル)	アレンドロン酸点滴静注バッグ900μg (ボナロン)	リクラスト® 点滴静注液5 mg
薬価		255.60円/錠 1,022.40円/月	263.30円/錠 1,053.20円/月	2,131.00円/月	39,485.00円/本 3,290.42円/月
用法用量	1週間に1回	○	○		
	4週間に1回			○	
	1年に1回				○
骨ページェットの適応		×	17.5 mg/日※	×	×

※先発のみ適応

院外採用薬の1日1回製剤、週1回製剤、月1回製剤から入院患者への切り替えは、次回内服予定日より上記薬剤へ切り替えてください。

> 第1選択：アレンドロン酸錠 35 mg、リセドロン酸 Na 錠 17.5 mg
> 第2選択：アレンドロン酸点滴静注バッグ 900 μg
> ・立位あるいは座位を保てない患者
> リクラスト® 点滴静注液 5 mg
> ・年1回投与であるため、問診・検査を行うなど患者の状態を十分に確認した上で、必要とされる患者を対象とすること
> ・投与開始前は口腔内の管理状態を確認し、必要に応じて、患者に対し適切な歯科検査を受け、侵襲的な歯科処置をできる限り済ませておくこと
> 院外採用薬：1日1回製剤…アレンドロン酸錠 5 mg
> 週1回製剤…ボナロン経口ゼリー 35 mg
> 月1回製剤…アクトネル錠 75 mg、ボノテオ錠 50 mg

参考文献：
各医薬品添付文書

必要とする患者への選択肢として第2選択として薬事委員会で承認された。

2.5 PPI 経口薬

本薬効群は、2015 年にフォーミュラリーを作成してから2回目の改訂となる。2016 年の改訂ではタケキャブ® 錠を、2018 年の改訂ではネキシウム® 懸濁用顆粒を第3選択に追加した。ネキシウム® 懸濁用顆粒は、2018 年4月の発売に伴い、小児科、小児外科から仮採用申請があった際に、新規採用をまたず、「小児患者限定」として第3選択に追加されたもの。

> 第1選択：オメプラゾール錠、ランソプラゾール錠、ラベプラゾール Na 錠
> 第2選択：パリエット錠 5 mg（低用量アスピリン併用時）
> 第3選択：タケキャブ® 錠（科限定）、ネキシウム® 懸濁用顆粒（小児患者限定）

3. フォーミュラリーモニタリング―使用実態調査（Medication Use Evaluation：MUE）―

フォーミュラリー作成の有無にかかわらず、医薬品の使用プロセスを改善するためには、使用実態調査（Medication Use Evaluation：MUE）が有用である。MUE は、「患者にとって最適な結果をもたらすために、医薬品使用のプロセスを評価し、改善することを焦点においた行動改善の手法」と定義されている[1]。米国では、多くの病院薬剤部で実施されているサービスであり、フォーミュラリーマネジメントの重要な要素である[2]。医療機関の第三者評価機関である Joint Commission（www.jointcommission.org）をはじめ、Centers for Medicare and Medicaid Services（CMS）（www.cms.gov）, National committee for Quality Assurance（www.ncpa.org）, Institute for Safe Medication Practice（www.ismp.gov）は、医薬品使用のプロセスを改善し、患者ケアの質の向上を図ることを推奨している。

当院では 2011 年から、医薬品の使用実態を把握し、適正使用を促すことを目的として、新薬の仮採用期間に MUE を実施している（表4）。調査内容については、可能な限り病棟薬剤師等を通じて診療科と連携しながら考える。調査結果については、薬事委員会および病棟薬剤師を通じて当該診療科へ提供する。

表4 当院のMUE実施医薬品一覧

MUE実施	対象薬剤
2011年	サムスカ・フォルテオ・クラビット・プラザキサ
2012年	メマリー・トラムセット・キュビシン・ランマーク
2013年	イグザレルト・サムスカ・エリキュース
2014年	ブラリア・ARB・イーフェン
2015年	プラザキサ・イグザレルト・エリキュース・リクシアナ
2016年	タケキャブ
2017年	タケキャブ
2018年	ジーラスタ

＜MUE対象薬＞（以下の条件にあてはまる採用薬）

- 院内院外共通採用薬
- 既に同種同効薬が複数ある薬剤
- 新規作用機序薬等で、使用上注意すべきことが多い新薬

＜当院のMUEで評価する医薬品使用プロセスのスタンダード＞

・処方(prescribing)
　-必要かつ最適な薬剤の選択
　-患者にあわせた投与方法
　-期待する治療効果を明確にする
・調剤(dispensing)
　-適応にあった正しい投与量であることを確認する
　-時間内に調剤し、提供する
・投与(administration)
　-正しい患者に正しい投与を行う
　-必要な時に投与が行われる
　-患者に医薬品について説明する
・モニタリング(monitoring)
　-治療の効果をモニターし記録する
　-副作用を識別し報告する
　-薬の選択、投与方法、投与頻度、投与期間などを再評価する
・システムとマネジメント(Systems/Management Control)
　-患者や家族などと協同し、コミュニケーションをはかる
　-患者のすべての薬物治療を確認し、管理する

＜米国病院薬剤師会(ASHP)が推奨するMUE運営(1)＞

MUEを行うステップ

・MUEを行う組織を立ち上げ、担当を決める
・MUEの目的や期待できる効果を他の医療者へ周知する
・MUEを行う医薬品を選択する
・治療プロトコール・評価の指標を決める
・医療従事者へMUEの目的・プロトコール・評価の指標について知らせる
・データを収集し、分析する
・MUEの結果に基づき改善案を立て、実行に移す
・MUEの効果を評価し、記録を作成/文書化する
・継続した改善に向けて、計画立案・評価・実行を繰り返す

MUEに適した医薬品

・副作用の頻度が高いまたは他剤併用により副作用の発生リスクが大きくなる薬剤
・副作用の発生リスクが高い患者に使用される薬剤
・処方頻度の高い薬剤
・ある疾患に対して薬物治療が非常に重要となる薬剤
・毒性の強い薬剤
・ある使用方法により最も効果的となる薬剤

・高価な薬剤

3.1 タケキャブMUE

2016年5月17日からタケキャブ®錠がPPI経口薬フォーミュラリーに追加された（表2）。そのモニタリング事例を報告する。本剤は既存のPPIよりも塩基性が高く胃壁細胞の分泌細管に高濃度に集積、長時間残存してカリウムイオンと競合的な様式で可逆的に酵素活性を阻害し、強力かつ持続的な酸分泌抑制作用を示すため[3]、フォーミュラリーでは消化器内科限定の使用を推奨している。また、漫然とした使用を避けるようオーダー時に注意喚起文（以下）を表示している。

> 院内のフォーミュラリーでは第三選択の薬剤です。使用期限をご確認下さい。
> タケキャブには既存のPPIと比較して強力な胃酸分泌抑制作用があります。院外処方での漫然とした投与は避けて下さい。

フォーミュラリー導入後の当院におけるタケキャブ（ボノプラザン）錠使用状況を明らかにするためMUEを行った。

①方法

＜調査期間および対象患者＞

対象患者：聖マリアンナ医科大学病院にて、2016年5月17日～12月31日にボノプラザンの処方があった患者（n=397）

対象患者の過去のボノプラザンの使用歴や使用継続の有無を確認するために、当院におけるボノプラザンの使用開始日である2015年4月14日から2017年3月31日にかけての使用状況を患者の診療録から調査した。また2016年8月16日から使用開始となったボノプラザンを含んだヘリコバクター・ピロリ菌除菌のパック製剤の使用があった患者数も調査した（2016年8月16日から2017年3月31日まで）。

＜調査項目および調査方法＞

電子カルテより対象患者を抽出し、後ろ向きに調査した。調査項目は生年月日、身長、体重、診療科、導入理由、使用目的、投与量・投与期間、調査期間以前にもボノプラザンの処方がある場合はその処方歴、前治療薬・変更薬（ボノプラザンの投与前後3ヶ月間）とした。

＜倫理的配慮＞

本調査は、院内の業務だけでなく、学外での発表が予定されていたため、聖マリアンナ医科大学倫理審査委員会の承認を得てから実施した。

②結果

調査期間に本剤は397例に処方された。院内院外処方に分けて解析した（表5）。院内では、フォーミュラリーにより消化器内科のみの処方が推奨されており、98%が消化器内科の症例で、他の診療科で他のPPIでは無効な2例に処方された（表6）。院外では計17の診

表5 タケキャブ錠処方患者背景

	入院(n=116)	
n(%)	性別(男性)	67(57.8)
平均	年齢(歳)	71.5±11.4
	身長(cm)	161.5±8.3
	体重(kg)	56.7±12.0
	使用日数(日)	23.2±23.3

	外来(n=281)	
n(%)	性別(男性)	154(54.8)
平均	年齢(歳)	64.7±13.8
	身長(cm)	160.0±8.9
	体重(kg)	57.5±13.1
	使用日数(日)	70.2±82.2

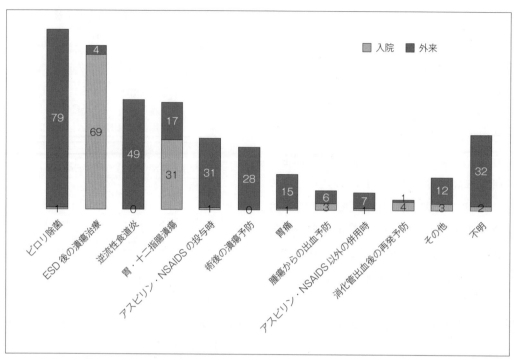

図1 タケキャブ錠の入院と外来の使用目的

表6 タケキャブ院内の処方診療科と使用目的と処方日数

全116例		
消化器内科 114例 (98.3%)	ESD後の潰瘍治療	69例
	胃・十二指腸潰瘍	31例
	消化管出血後の再発予防	4例
	腫瘍からの出血予防	3例
	不明	2例
	その他	5例
消化器外科1例(0.86%)	胃痛	1例
血液内科1例(0.86%)	心窩部痛	1例
処方日数		
主な使用目的	平均使用日数	患者数
ESD後の潰瘍治療	20.9±24.9日	69例(59%)
胃・十二指腸潰瘍	32.9±21.6日	31例(27%)

療科で処方されていることがわかった(表7、図2)。

③考察

院内フォーミュラリー導入後半年のMUEで、院内での使用は98％が消化器内科であっ

た。使用目的については、ESD(endoscopic submucosal dissection)後の胃潰瘍治療が多く、ボノプラザン(20mg1日1回)はエソメプラゾールと比較して潰瘍の治癒が早いとの報告(4週間後、8週後の比較)、また既存の

表7 院外の使用目的と処方日数

主な使用目的	平均処方日数	患者数
ピロリ除菌	7.0±0.3日	79例(28%)
逆流性食道炎	111.0±87.4日	49例(17%)
アスピリン・NSAIDs投与時の潰瘍再発予防	93.5±91.1日	31例(11%)
術後の潰瘍予防	141.9±97.9日	28例(10%)

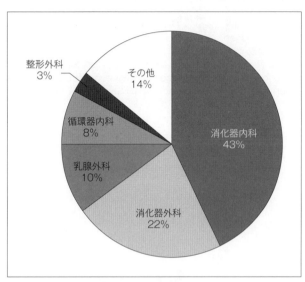

図2 タケキャブ院外の処方診療科

PPI(8週間)治療群と比較してボノプラザン投与5週間後の潰瘍出血率が低いとの報告がある[4)～6)]ため、当院でも多く使用されていたと考えられる。フォーミュラリー作成により、ボノプラザンは、重症事例に使用されたと言える。

4. おわりに

同種同効薬の使用基準としてのフォーミュラリーは、採用薬の変更などにあわせて随時更新が必要である。新規薬効群のフォーミュラリーの作成についても随時検討が必要であり、フォーミュラリーは先発医薬品のみの薬効群やバイオシミラーの有効活用などにも適用することができる。また、医薬品使用実態調査(MUE)を実施し、医薬品の使用の過程を評価することで、薬物治療の質の向上につながる。さらに基幹病院がフォーミュラリーを作成することは、外来治療にも影響を与えることから、地域フォーミュラリーの推進となるであろう。

【参考文献】

1) Phillips MS, Gayman JE, Todd MW. ASHP guidelines on medication-use evaluation. American Society of Health-system Pharmacists. American Journal of Health-System Pharmacy. 1996 Aug 15；53(16)：1953-5.
2) Pedersen CA, Schneider PJ, Scheckelhoff DJ. ASHP national survey of pharmacy practice in hospital settings：prescribing and transcribing-2016. American Journal of Health-System Pharmacy. 2017 Sep 1；74(17)：1336-52.
3) タケキャブ錠．医薬品インタビューフォーム 2019 年 3 月改訂第 9 版
4) Maruoka D, Arai M, Kasamatsu S, Ishigami H, Taida T, Okimoto K, Saito K, Matsumura T, Nakagawa T, Katsuno T, Yokosuka O. Vonoprazan is superior to proton pump inhibitors in healing artificial ulcers of the stomach post-endoscopic submucosal dissection：A propensity score-matching analysis. Digestive Endoscopy. 2017 Jan；29(1)：57-64.
5) Tsuchiya I, Kato Y, Tanida E, Masui Y, Kato S, Nakajima A, Izumi M. Effect of vonoprazan on the treatment of artificial gastric ulcers after endoscopic submucosal dissection：prospective randomized controlled trial. Digestive Endoscopy. 2017 Jul；29(5)：576-83.
6) Kagawa T, Iwamuro M, Ishikawa S, Ishida M, Kuraoka S, Sasaki K, Sakakihara I, Izumikawa K, Yamamoto K, Takahashi S, Tanaka S. Vonoprazan prevents bleeding from endoscopic submucosal dissection-induced gastric ulcers. Alimentary pharmacology & therapeutics. 2016 Sep；44(6)：583-91.

米国における病院での
フォーミュラリーマネジメント

北里大学薬学部臨床薬学研究・教育センター臨床薬学(医薬品情報学) 岩澤 真紀子(いわさわ まきこ)

　フォーミュラリーを導入することにより、医療機関内で使用できる医薬品を限定すると聞くと、「薬剤費は削減できても患者ケアの質を下げるのではないか」、「医師の権限が制限されるのではないか」と思う人もいるかもしれない。しかし、フォーミュラリーの医薬品がエビデンスに基づく有効性・安全性・経済性の評価によって選択されたものであれば、フォーミュラリー医薬品を使用するほうがむしろ安心ではないだろうか。

　米国におけるフォーミュラリーの歴史は70年以上にもなるが、Pharmacy and therapeutics committees(以下「P & T委員会」。日本の薬事委員会に近い)によるフォーミュラリーの策定は、医薬品の適正使用のための重要な方略であり続けている。

フォーミュラリーとフォーミュラリーシステム

　フォーミュラリーは、「医療機関における患者に対して最も有効で経済的な医薬品使用における指針」であると米国医療薬剤師会(以下「ASHP」)は定義しており[1]、医療機関において医薬品適正使用を推進するためのダイナミックなツールの一つである。医療機関は、新薬承認、薬価変更、市販後調査後の有効性・安全性に関する情報などに基づき、フォーミュラリーを随時アップデートするプロセスを備えている必要があり、このプロセスのことを「フォーミュラリーシステム」という[1]。フォーミュラリーシステムの目標は、医療機関内で扱う病態の治療に必要な医薬品の選択を導く「意思決定プロセス」を提供することである。

米国におけるフォーミュラリーの分類と特徴

　フォーミュラリーは、病院、長期療養施設、外来クリニック、公的医療保険(メディケア・メディケイド)、政府関連施設(例：国防省)、民間保険会社など、様々な機関で策定されており、それぞれ特徴が異なっている。ここでは、病院でよくみられるフォーミュラリーを中心に解説する。

　フォーミュラリーは、「オープンフォーミュラリー」と「クローズドフォーミュラリー」に分類され、後者はさらに「ポジティブフォーミュラリー」と「ネガティブフォーミュ

表1　フォーミュラリーの分類[2,3]

分類	特徴
オープンフォーミュラリー	・上市されている全ての医薬品を含む。 ・在庫管理が非効率。 ・電子カルテシステムの維持が困難。 ・リテール薬局などに適している。
クローズドフォーミュラリー	・有効性・安全性・経済性の評価に基づき選択された医薬品のみを含む。 ・在庫管理が効率的であり、薬剤費抑制に役立つ。 ・電子カルテシステムの構築・維持が効率的。 ①ポジティブフォーミュラリー：リスト作成をゼロから開始し、医師から申請があった医薬品を徐々に加えていく。はじめに全ての医薬品を評価するため、フォーミュラリー導入が初めての医療機関には負荷がかかる。 ②ネガティブフォーミュラリー：もともと在庫にある医薬品から評価を開始し、薬効分類の中で重複している医薬品を評価に基づき削除していく。ポジティブフォーミュラリーより簡単だが、フォーミュラリー医薬品数が多くなるという欠点がある。

ラリー」に分類される（表1）[2]。米国の多くの医療機関は「ネガティブフォーミュラリー」を用いているが、フォーミュラリー医薬品では治療効果が不十分だったときのために、フォーミュラリーに採用されていない医薬品（Non-formulary agents、以下「フォーミュラリー外医薬品」）が使用できるように「例外的なプロセス」を用意しておかなくてはならない。このことは、米国の第三者医療評価機関であるジョイントコミッション（JC、www.jointcommission.org）の病院認定基準においても、「フォーミュラリー外医薬品について、選択、承認、購入のプロセスを導入していること」と定められている。医療機関がJC認定を取得できるかどうかは保険償還に影響することもあり、この病院認定基準が医療機関のフォーミュラリーマネージメントに与えている影響は非常に大きい。

2010年に行われた米国の大学病院（The University HealthSystem Consortium：UHC*）を対象とした全国調査では、多くの医療機関が入院では「クローズドフォーミュラリー」を、外来では「オープンフォーミュラリー」を用いていた[3]。複数の系列病院をもつ医療機関では共通のフォーミュラリーを用いているところもあった。中には、混合型（特定の薬効群のみ制限、フォーミュラリー外医薬品の請求方法に従えば入手可など）の医療機関もあった。2016年のASHPによる全国調査では、医療機関の63％がクローズドフォーミュラリーを、37％がオープンフォーミュラリーを導入していた[4]。

*UHC：107の大学病院と233の関連病院からなる組織。米国の非営利大学病院の約9割が属する。

フォーミュラリーシステムにおけるレビュープロセス

フォーミュラリーシステムにおける一般的なレビュープロセスを図1に示す。以下、それぞれのプロセスについて詳細を解説する。

1. フォーミュラリー医薬品の追加・変更申請

米国の医療機関では、フォーミュラリーに医薬品を追加（採用）する際の申請方法や評価

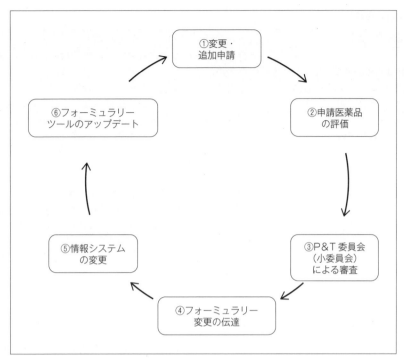

図1 フォーミュラリーシステムにおけるレビュープロセス[5]

基準、あるいはフォーミュラリー医薬品の変更基準や削除基準が定められている。追加・変更等の審査についてはP＆T委員会で行う医療機関が多いが、フォーミュラリーを審査する特別な小委員会（Formulary Council、Approval Committee、Medication System Review Committee など）を設けて行っているところもある。追加・変更申請の方法は様々であり、医師が直接P＆T委員会に申請書を提出する方法が一般的である。このほか治療領域の小委員会による承認後にP＆T委員会に提出する方法、新薬評価を担当する小委員会に申請書を提出する方法、薬剤部に申請書を提出する方法などが報告されている[4]。

2. 申請医薬品の評価

フォーミュラリー医薬品の決定は、科学的エビデンスに基づく臨床的評価、経済学的考察に加え、医療安全も考慮して評価される。評価の際は、臨床的評価よりも薬剤費を優先することは避けなければならない。加えて、経済性を考慮する際は、薬価のみではなく、投薬時に必要なミニバッグ・チューブなどの必要性、臨床検査値を測定する頻度と費用、看護ケアの負荷、治療期間、再入院率なども含めて考える必要がある。例えば、安価な抗菌薬を1日4回、高価な抗菌薬を1日1回、副作用と効果は同程度、という場合、薬剤費だけ考えれば前者が安いが、看護師が4回輸液を交換する時間、それに伴うメディケーションエラーなどを考えると、必ずしも前者が良いという判断にはならない。

医薬品評価の種類は主に4つある（表2）[1]。ここでは「新薬評価」と「薬効群別レビュー」を中心に解説する。

表2 医薬品評価の種類[1]

評価の種類	特徴
新薬評価 (New drug monographs)	一番理想的であり汎用されている形式。作成に労力と時間がかかることが欠点。
過去の審査結果を再評価するために、元の新薬評価に情報を付加した評価	過去に審査した医薬品に安全性・有効性に関する新しい情報が追加された時や、新しい医薬品や規格が上市された時の再評価。
薬効群別レビュー (Therapeutic class reviews)	フォーミュラリー医薬品の薬効群別レビューを定期的に行い、安全性・有効性・経済性を比較する。その際、新しい文献情報やフォーミュラリー外医薬品も含めて検討し、必要に応じてフォーミュラリー医薬品を入れ替える。
迅速レビュー (Expedited reviews)	新しいタイプの医薬品で代替薬がない場合(例：抗HIV薬、抗がん剤など)、過去に審査した医薬品を再評価する場合などに行う。新しい安全性・有効性情報が得られた時、剤形・規格の追加承認によりフォーミュラリー医薬品と比較して安全性・有効性・経済性に変化が生じた時、FDAによる新しい動きがあった時(Boxed warningなど)、再評価を行う。迅速レビューの基準が必要。

FOA：Food and Drug Administration(米国食品医薬品局)、Boxed warning(警告)

2.1 新薬評価(New drug monographs)

新薬評価は一番理想的な方法だが、労力と時間を要することから、米国の教育病院の中には学生インターンやレジデントを活用し、課題として提供しているところも多い。医療機関の規模によっては、薬剤部内にフォーミュラリー管理専門の部署、ファイナンス専門の部署があるほか、フォーミュラリー専門薬剤師、医薬品情報専門薬剤師、IT専門薬剤師、医療安全専門薬剤師がいる医療機関もある。

筆者がレジデント研修を行ったカリフォルニア州立大学デイビス校附属医療センター(以下「UCDHS」)では、レジデントの課題として新薬評価を最低1つ作成することになっていた。当時、レジデントは7名だったが、現在20名に増員している。レジデントはフォーミュラリー専門薬剤師から指導を受けて新薬評価を作成し、薬剤経済評価に必要な情報はファイナンス部門の薬剤師から得て、P＆T委員会で新薬評価のポイントを説明することになっていた。

ここでは、新薬評価に含むべき項目と評価の際の注意点について解説する(表3)。

米国の医療機関では、他に代替薬がある場合、新薬が必ずしも直ぐフォーミュラリー医薬品に採用されることはない。その理由の一つに、新薬は科学的根拠に基づき判断できるだけの情報が少ないことが挙げられる。フォーミュラリーの決定は客観的なエビデンスに基づくべきであり、医師の好奇心や経験、MR(医薬情報担当者)の経験によるべきではない。新薬の場合、製薬会社がスポンサーした臨床試験による情報しかないことは多い。このように客観的データが乏しいとき、P＆T委員会は、「十分な患者データあるいは臨床試験のデータが出てくるまで、審査を延期する」という決定を下すことができる。その治療が既存治療と比較して重大な違いをもたらすものでない限りは、上市されてから1年間採用を遅らせる場合もあり得る。

UCDHSで筆者が担当した新薬評価は、十分な臨床試験データがないという理由で過

表3 新薬評価に含むべき項目(例)

基本的事項	一般名および商品名、製薬会社、薬効分類、用法・用量
効果	・適応のある効能効果、適応外使用の効能・効果 ・薬理・作用機序、薬物動態 ・臨床試験の解析および評価、エビデンスレベル
安全性	・副作用、医薬品・食品・ハーブとの相互作用 ・警告、禁忌および注意 ・スペシャルポピュレーションに対する注意事項：妊娠・授乳など ・メディケーションエラーの可能性
供給方法とコスト	・剤形の種類 ・保管方法と安定性 ・特別な使用方法(例：フィルターの必要性など) ・フォーミュラリー内の類似薬・同効薬の有無。ある場合はそれらの比較。 ・薬価および保険償還を含めた経済的評価
結論	・まとめ ・治療における位置づけ(エビデンスレベル、臨床ガイドラインなど) ・推奨

去に審査が延期された医薬品についてのものであった。当時、その新薬の代替薬として適応外使用で用いられていた医薬品があったため、新薬に関するランダム化比較試験だけでなく、適応外使用で用いていた医薬品の臨床試験概要(新薬と同じ適応症に対して)も資料に含めることが求められた。新薬が上市される以前に実臨床で用いていた医薬品がある場合は、その医薬品との比較を求められることもある。さらに、「十分なデータではない」と判断されたときのための資料として、進行中の臨床試験についても調査を求められた。

では、フォーミュラリーに医薬品を追加する際、最低どの程度のエビデンスが求められているのだろうか。2010年のUHCによる調査結果では、「アウトカムとして統計的有意差が示された、研究デザインが優れているランダム化比較試験」あるいは「観察試験・症例シリーズ報告・非劣勢試験」という回答した施設が40%と最も多く、次いで25%の施設が「アウトカムとして統計的有意差が示された、研究デザインが優れているランダム化比較試験のみを採用する」と回答している[3]。

新薬評価に汎用される情報源としては、臨床試験(特に臨床比較試験(医薬品間比較のランダム化比較試験))、薬剤経済学的試験、アウトカムリサーチデータを含む査読のある臨床文献/医学雑誌の評価、エビデンスに基づく診療ガイドライン、FDAが認可している処方情報、安全性情報を含むFDA情報などが挙げられる。フォーミュラリー内に類似薬がある場合は、効果、副作用頻度、可能性のある相互作用、アドヒアランスへの影響などを類似薬との間で比較する。

経済学的考察については、ほとんどの医療機関が新薬評価に薬剤経済学的評価を含んでいるものの、厳格な薬剤経済的評価(費用効果分析、費用効用分析、費用便益分析)を行っている医療機関は、ASHPによる調査結果でも38.5%と少ない。UCDHSにおいても厳格な薬剤経済的評価は行っていなかった。この理由としては、厳格な薬剤経済的評価は労力がかかりすぎること、仮定の価値という

ものが入り複雑になるため必ずしもフォーミュラリーを考慮する際に必要なものではないことなどが挙げられる。そのため、薬価に関する基本的な情報(Wholesale acquisition cost、Group purchasing agreements、Manufacturer-specific contracts、340B＊＊ outpatient pricing など)や、他の医薬品との治療コース当たりの費用の比較、研究デザインの良い臨床試験において他の医薬品と比べて費用対効果が統計的に有意であったかどうか、外来で使用した場合に第三者組織(民間保険会社など)からの保険償還があるかどうかなどの情報を含めることが多い。

＊＊340B 薬剤価格設定プログラム：低所得入院患者の割合が規定を超える医療機関が、外来患者用医薬品を低価格で購入できる制度。

　薬剤経済的評価を誰が行うかは施設により異なる。例えば、UCDHS は薬剤師のみで行っていた。UHC の調査結果では、薬剤師のみで評価している施設が60％、薬剤師とファイナンス部門が協力している施設が10％、薬剤師・医師・ファイナンス部門が協力している施設が4％と報告されている[3]。

　近年、米国では電子カルテシステムをはじめとする IT システムの導入が進んでいる。2016 年の ASHP による全国調査結果では、99.1％の医療機関が部分的あるいは全体に電子カルテを導入しており、臨床決定サポート(Clinical Decision Support System：CDSS)機能付きのオーダリングシステムを使用している医療機関は 95.6％、投薬管理にバーコードシステムを導入している医療機関は92.6％と報告されている[4]。テクノロジーの進化に伴い、最近では新薬評価に「IT システム上で考慮すべき注意点」についても記載されるようになってきている。

2.2　薬効群別レビュー(Therapeutic class reviews)

　米国の医療機関では、定期的にフォーミュラリーのレビューを行っている。これは、JC の病院認定基準において、「院内で調剤あるいは投薬する医薬品に関しては、新たな有効性・安全性情報に基づき、最低 1 年に 1 回レビューを行うこと」という項目があることの影響も大きい。ASHP は、1 年に 1 回「薬効群別レビュー」を行うことを推奨している。薬効群別レビューは、時期を決めて定期的に行っているところもあれば、継続的に行っているところもある。新薬評価の際にフォーミュラリー内の類似薬・同効薬との比較を含めることが多いことから、フォーミュラリーに追加する医薬品を全て新薬評価していれば、継続的に薬効群別レビューを行っているという解釈もできる。レビューにかかる労力と時間はかなりのものだが、日本と比べて米国の医療機関は、フォーミュラリー医薬品数が相当絞られていることを念頭に置いていただきたい。

　実例として、ネブラスカ医療センターの例を挙げる[6]。ネブラスカ医療センターでは、フォーミュラリー医薬品のレビューを、「薬効群別レビュー」と「安全性レビュー」に分けて実施している。薬効群別レビューでは、約 20 の薬効群について、学生インターン(パートタイム4人。FTE として1人)とフォーミュラリー担当部署の薬剤師(FTE として 5.5 人)に振り分けて、毎年 1 回行っている。安全性レビューについては、FDA、ASHP、Medscape 等の様々な医薬品情報源から安全性情報を

表4 薬効群別レビューのチェック項目(例)[6]

分類	項目
フォーミュラリー医薬品	□使用頻度の低い医薬品はないか→削除可能か？ □対象患者数に変化はないか？(院内における医療サービスや医師の変更等はないか？) □特に汎用されている医薬品や想定外の使用量が認められる医薬品はあるか？→適正使用に問題はないか？→医薬品使用調査(MUE)
フォーミュラリー外医薬品	□半年に30回(注：施設により基準は異なる)以上使用されたフォーミュラリー外医薬品はないか？→フォーミュラリーに追加すべきか？ □汎用されているフォーミュラリー外医薬品の中に、詳細なレビューを必要とするものはあるか？
Therapeutic Interchange (TI)	□TIの医薬品に変更は必要か？(新薬、販売中止薬はあるか？) □新たな有効性・安全性情報はあるか？(フォーミュラリー外医薬品についても評価する) □現在のTI医薬品は、当院で最も費用効率のよいものか？→変更する必要性があるか？　先発医薬品の場合、後発品はないか？

文献6のTable 1を筆者が日本語訳＋改変

毎日収集・評価し、フォーミュラリー担当部署の薬剤師が毎月レビューしている。内容によっては、スタッフ教育、医師への情報提供、使用基準やモニタリング基準の作成、P＆T委員会での審議を要するものがある。さらに、FDAアラート等の緊急情報に迅速に対応できるような体制を整えている。

具体的な薬効群別レビューの例については割愛するが、退役軍人病院のサイトで新薬評価と薬効群別レビューの具体例をみることができる。

https://www.pbm.va.gov/PBM/clinicalguidance/drugclassreviews.asp

https://www.pbm.va.gov/PBM/clinicalguidance/drugmonographs.asp

表4に、薬効群別レビューのチェック項目を挙げる。なお、Therapeutic Interchangeについては、日本で今後「処方ルール」を導入する際に参考になる重要な部分であるため、後述する。

3．P＆T委員会、小委員会での審査

フォーミュラリーをどこまで制限するかは医療機関各々の方針によるため、フォーミュラリーの歴史が長い米国においてもその範囲は様々である。原則としては、同効薬の複数採用は最低限にすべきである。では、同効薬の中からいくつフォーミュラリーに採用するのが適切なのか。これは、治療領域により治療の性質が異なるため、一律にするのは必ずしも適切ではない。HIVや癌領域など、複数の選択肢があったほうが良い薬効群もある。

同効薬は1剤で良いのでは、という意見もあるが、患者が特定の1剤による治療で効果を示さなかった場合、あるいはその1剤にアレルギーや副作用などを示し忍容性がなかった場合も考慮し、少なくとも第二選択まであるのが理想的である。同効薬が2種類以上あって有効性と安全性に大きな差がない場合には、薬剤費、投薬・服薬の容易さ、製品特有の性質、医薬品供給者(卸)のサービス等を比較して決定する。繰り返しになるが、

有効性・安全性を含む臨床的評価を行ってから経済性を考察し、医療安全の観点からの評価も含めて決定することが重要である。

申請医薬品の不採用理由としては、治療効果が重複する医薬品が既にフォーミュラリーにある場合、既存薬に比べて安全性または有効性に優れていることを示すデータがない場合、メディケーションエラーを引き起こす許容しがたいリスクがある場合などがある。メディケーションエラーの原因は様々だが、ハイリスク薬、有害医薬品、投与量計算が難しい医薬品、ポンプ設定なども含め投薬が複雑な医薬品、警告のある医薬品、既存のフォーミュラリー医薬品と外観や名称が類似している医薬品、モニタリングの必要性のある医薬品、通常と異なる保管方法の医薬品、REMS（リスク軽減戦略）を要求されている医薬品などに注意する必要がある。

4. フォーミュラリー変更の伝達

フォーミュラリーへの医薬品の追加・変更および削除については、情報が医療スタッフ、患者、支払者に円滑に伝達される仕組みを確立する必要がある。この伝達がうまくいかないと、フォーミュラリーの利点が得られないばかりか、医師と薬剤師の関係を悪化させる。

よく用いられる手段としては、ニュースレター、電子メール、フォーミュラリー専用ウェブサイトの更新、院内での医療スタッフ教育がある。

さらに、P＆T委員会はフォーミュラリーに医薬品を加えるだけでなく、医薬品の使用ガイド、手引き・手順書の作成・提供、製薬会社による患者教育用資料の有無や適切性を確認する必要がある。

5. 情報システムの変更

フォーミュラリーでは、医療機関内で扱う病態の治療に必要な医薬品の選択を導く「意思決定プロセス」を提供することが重要である。そのため、医師が処方する際に医薬品の選択を手助けする臨床決定サポートシステム（CDSS）が、電子カルテシステム、オーダリングシステム（米国ではComputerized physician order entry：CPOEと呼ぶ）に導入されている。フォーミュラリーに関連する情報システムの活用例は以下のとおりである。

- 処方薬を選択する際に、フォーミュラリー医薬品のみ選択できるようにする。
- フォーミュラリー外医薬品を入力した際に、アラートで代替薬を推奨する。アラートに従わず処方する場合は、その理由を処方医は記入する。
- フォーミュラリー医薬品以外を入力した際に、フォーミュラリーにある同効薬の代替薬を投与量も含めてポップアップする。
- 投与量の標準化。例えば、抗菌薬を選択する際に、あらかじめマスターにセットで組まれている輸液が一緒に選択され、濃度が標準化されている。
- 処方画面にあるリンクから、電子医薬品情報データベース（例：Lexicomp®、Micromedex®）を参照することができる。

採用段階のストラテジー	運用段階のストラテジー	監査システム
・後発医薬品 ・フォーミュラリー・フォーミュラリー外医薬品に関する規定および在庫管理区分 ・在庫管理の一元化	・自動変更・中止 ・ステップ治療 ・使用制限 ・プロトコール・ガイドライン	・管理者レビュー ・副作用調査 ・インシデント・アクシデント報告 ・医薬品使用調査(MUE)

図2 代表的なフォーミュラリーマネージメントのストラテジー

6. フォーミュラリーツールのアップデート

フォーミュラリー医薬品の追加に関連する院内ガイドライン、プロトコール、オーダーセット(クリニカルパス)、オーダー用紙などをアップデートする。

フォーミュラリーマネージメントにおける様々なストラテジー

米国の病院では、フォーミュラリー医薬品採用時の規定策定に加えて、運用方法、監査など、様々なストラテジーを組み合わせてフォーミュラリーマネージメントを行っている(図2)。日本の病院で採用されているストラテジーもあるが、より体系的に行われていることが特徴である。JCによる病院認定基準の影響も大きい。ここでは、代表的なフォーミュラリーマネージメント上のストラテジーについて解説する。

1. 採用段階のストラテジー
1.1 後発医薬品使用の推進

先発医薬品から後発医薬品への入れ替えは、薬剤費削減のための重要なストラテジーである。フォーミュラリーに既にある先発医薬品を後発医薬品に入れ替える場合、P&T委員会の審議にかける必要があるかどうかは医療機関ごとに規定が異なっている。原則、FDAがオレンジブック上で生物学的同等性を認めているABランク以上の後発医薬品については、新薬評価やP&T委員会での審議を必要としない場合が多いが、メディケーションエラーの危険性(例：外観や名称の類似性など)は評価すべきである。

ただし、ジギタリス製剤、抗てんかん薬、抗不整脈薬など、「Narrow Therapeutic Index (NTI)医薬品」と呼ばれる治療域と毒性域の間が狭い医薬品については、法律で後発品への代替を認めていない州もいくつかある。しかし、これに対して1997年にFDAは、「NTI医薬品に関して特別に法律を定める必要はない」との見解を示している。

薬剤師が医薬品を管理する上で、先発医薬品の特許がいつ切れるのか、いつ後発医薬品が販売されるのか、何社の後発医薬品が上市を予定しているのかを把握しておくことは重要である。新薬評価時に、対象医薬品の販売時期によっては特許期間も調べておく必要がある(特許終了時期については、FDAのウェブサイト https://www.accessdata.fda.gov/scripts/cder/ob/index.cfm に公開されている)。

複数の後発医薬品が販売される前には、一つの後発医薬品メーカーが市場を独占することもあり、後発医薬品への変更による費用

表5 フォーミュラリー分類(例)[8]

フォーミュラリー	在庫あり
フォーミュラリー	在庫なし
フォーミュラリー	使用制限あり
フォーミュラリー	使用前に給付金・補償(benefits and coverage)を確認
フォーミュラリー	外来使用のみ
フォーミュラリー外	在庫あり
フォーミュラリー外	在庫なし

削減効果が小さくなる可能性を考慮する必要がある。また、供給の安定性の問題もある。近年、米国では医薬品不足(Drug Shortage)が問題となっており、複数の後発医薬品が市場に存在しない場合は、ハリケーンのような災害等で製造工場がダメージを受けたときや製造過程で品質の問題が発生したときなどに供給不足が生じる恐れがある。

後発医薬品に切り替える際には、複数の後発医薬品が市場に出回るのを待ってから、医療安全上のリスクや供給の安定性などを考慮し、製品を比較して価格交渉をする。短期間に後発医薬品を何回も入れ替えるような改訂は院内が混乱するので避けるべきである。

1.2 フォーミュラリー医薬品およびフォーミュラリー外医薬品に関する規定および在庫管理区分

医療機関は、エビデンスに基づく有効性・安全性・経済性の評価による「フォーミュラリー医薬品の追加あるいは削除の指針」、「フォーミュラリー外医薬品の使用条件とモニタリングに対する指針」を策定しなければならない。このことは、JCの病院認定基準にも含まれている。このほか、認定基準には含まれていないものの、後発医薬品、配合薬、徐放性製剤などの取り扱いについても、指針を策定しているところもある。筆者の勤務していたカリフォルニア州の病院には、「当院ではクローズドフォーミュラリーを策定し、先発医薬品の処方に関しては、後発品への代替を許可するものとする」というフォーミュラリーに関する規定があった。カリフォルニア州には、上述したNTI薬の後発医薬品への代替に関して法律上の縛りはない。

従来、フォーミュラリー医薬品とフォーミュラリー外医薬品に関する区分は、「フォーミュラリー医薬品」、「フォーミュラリー医薬品 制限あり」、「フォーミュラリー外医薬品」であったが、最近では「フォーミュラリー医薬品 在庫なし」という分類がよく見られるようになってきている(表5)。この理由の一つが、高騰する薬価である。

米国における医療費の20%を処方医薬品が占めており、このうち「Specialty Drugs」と呼ばれる、抗がん剤、抗リウマチ薬、多発性硬化症のような複雑な慢性疾患の治療薬が44%を占めている(2017年)[7]。さらに、2015年に承認された新薬の47%がオーファンドラッグであり、2022年までに薬価が2倍以上、処方医薬品売り上げの20%以上を占めると予想されている[7]。このため、伝統的なフォーミュラリーマネージメント(フォーミュラリー医薬品を日常的に在庫として置

く)をすることが難しくなってきている。米国では、高額医薬品の紛失、破損、有効期限切れによる支出が問題となっており、たとえフォーミュラリー医薬品であっても、高額で汎用しない医薬品を在庫に置くことは推奨されていない。

「フォーミュラリー医薬品　在庫なし」という区分の利点は、フォーミュラリーに加えることにより、フォーミュラリー医薬品としてITシステムに安全に統合できること、より良い購入価格が得られること、在庫リスクを負わなくてもよいことが挙げられる。在庫として置かない医薬品の候補としては、緊急には必要ない医薬品、稀な疾患に用いる医薬品、入院中には必要でない医薬品が挙げられる。さらに、解毒薬、血液製剤のように高額だが緊急に必要な医薬品については、代替在庫システム（委託契約）や地域での貸し借りで対応する方法もある。

「フォーミュラリー外医薬品」は、従来と比べて扱いが難しくなってきている。使用頻度に一貫性がない医薬品の使用は、メディケーションエラーの原因となる。フォーミュラリー外医薬品としてフリーテキストでオーダー入力すると、医薬品とのアレルギーや相互作用などのアラートがシステム上機能しなくなることもある。フォーミュラリー外医薬品についてはメディケーションエラーが28％であったとの報告もあり[9]、安全性や規制に関連するリスクによっては、「フォーミュラリー医薬品薬　在庫なし」の候補になりうる。「フォーミュラリー外医薬品」についても、医薬品情報、使用方法に関する規定、治療ガイドライン、臨床決定サポートツールなどを備えておくことが重要である。

1.3　在庫の一元化（Centralization）

医療機関が複数ある組織や、医療機関が複数の薬局と連携している場合には、一つの医療機関にのみ緊急事態用の在庫を置くことで、稀に使用する高価な医薬品（例：解毒薬、抗毒素など）の在庫を減らすことができる。

2.　運用段階におけるストラテジー
2.1　自動変更・中止（Automatic Conversions/Discontinuations）

米国の医療機関では、フォーミュラリー外医薬品の使用を防ぎフォーミュラリー医薬品へ代替する手段、高価な医薬品やハイリスク薬の使用を抑制する手段として、様々なストラテジーが導入されている。

（1）　自動オーダー停止機能

電子カルテの医薬品マスターに情報を組み入れることにより、自動的にオーダーを中止する。これは、添付文書上に「Black Box Warning（警告）」が出されている医薬品などが対象となる。例えば、ケトロラック（NSAID）の添付文書には、「この医薬品の使用は短期間とし、5日間を超えて使用しないこと」との記載がある。この警告の対策として、病院によっては48時間使用している時点で再評価する、あらかじめオーダーする際最高5日までしか入力できないようにマスター設定で制限する、などの対策が取られている。

（2）　経口剤への切り替え

注射剤から経口剤への切り替えである。この場合はプロトコールが必要となる。これは

表6 IV/PO switch protocolの対象となる医薬品(例)[10]

分類	医薬品
抗菌薬	アジスロマイシン、シプロフロキサシン、レボフロキサシン、リネゾリド、メトロニダゾール、モキシフロキサシン
抗真菌薬	フルコナゾール
消化器官用薬	ファモチジン、シメチジン、ラニチジン、ランソプラゾール

IV/PO switch protocol、IV to PO conversion protocolと呼ばれる。

一般的に、注射剤は経口剤より高価で、投薬方法も手間がかかる。注射剤から経口剤に切り替えることにより、静脈注射に伴う血管炎などの副作用や静脈カテーテル感染リスクの低下、患者のQOL向上に加え、薬剤費や注射に伴う医療器具の使用削減が可能になる。バイオアベイラビリティーが良好な医薬品(80％以上が理想)や、経口投与でも十分な効果が得られる医薬品が対象となる(表6)。

院内で承認されたプロトコールに基づき、薬剤師はオーダーを変更することができる。プロトコールには、対象基準、除外基準などを設けることが重要である。例えば、筆者が勤務していた病院では、対象基準は、投薬後24時間経過していること、流動食あるいは経腸栄養に耐えうること、定時の医薬品が経口投与されていることが条件になっていた[10]。除外基準としては、絶飲食、24時間以内の悪心・嘔吐、胃腸閉塞、短腸症候群など吸収に問題がある場合、胃腸出血の場合である[10]。

(3) 同効薬への代替：Therapeutic Interchange(TI)[11]

① Therapeutic Interchange(TI)とは

TIとは、「異なる化学物質だが同等な治療効果が得られる医薬品への代替調剤」のことである。例えば、TIにおけるACE阻害薬の第一選択薬がリシノプリルだとすると、医師がリシノプリル以外のACE阻害薬をオーダーにした際、薬剤師がTIプロトコールにより自動代替して、リシノプリルへの処方変更および調剤をすることができる。

2016年のASHPによる調査では、89.2％の病院でTIが行われていた[4]。このTIは、異なる化学物質の変更という点で、後発品の代替や注射剤から経口剤への切り替えとは性質が全く異なる。

TIの利点は、同効薬の数を絞ることによる処方決定の簡便化、薬剤費削減、在庫減少、メディケーションエラーの減少などが挙げられる。患者アウトカムが向上するというエビデンスは少ないが、患者アウトカムに影響することなく薬剤費を削減することが可能である。一方、欠点は、患者の病態によっては安定している薬物療法の変更が望ましくない場合もあること、患者の好みによってアドヒアランスに影響を及ぼすことなどが挙げられる。さらに、変更による患者への影響を近くでモニタリングできる環境が必要であることから、病院ではTIを導入しやすいが、外来では多くの処方医からの同意が必要なこともあり導入が難しいという性質がある。

このTIによる同効薬への代替については州法で定められており、「医療機関内のフォーミュラリーシステムにおいて、承認さ

表7 TI対象医薬品の例[11]

抗炎症薬	COX2阻害薬、NSAIDs、オピオイド
抗菌薬	アミノグリコシド系薬、抗真菌薬、カルバペネム系薬、第1世代セフェム系薬、第2世代セフェム系薬、第3世代セフェム系薬、フルオロキノロン系薬、マクロライド系薬、ペニシリン系薬
循環器用薬	ACE阻害薬、ARB、β遮断薬、カルシウム拮抗薬、DTI、HMG-CoA阻害薬、硝酸薬、サイアザイド系利尿薬、血栓溶解剤
CNS薬	ベンゾジアゼピン系、筋弛緩薬、SSRI、トリプタン
眼科、耳鼻科、咽頭科薬	鎮咳薬、去痰薬、充血除去薬、抗ヒスタミン薬、鼻用ステロイド剤、眼科用β遮断薬、呼吸器系ステロイド剤
消化器製剤	制酸剤、セロトニンHT3受容体拮抗薬、緩下剤、H₂阻害薬、PPI
呼吸器系作用薬	吸入薬(チオトロピウム等)
ホルモン剤	インスリン製剤、経口避妊薬、甲状腺薬、黄体形成ホルモン
代謝作用薬	アミノ酸製剤、IV脂肪乳剤
皮膚科用剤	抗真菌薬クリーム・軟膏、外用ステロイド剤、創傷用剤
その他	IV免疫グロブリン、鉄剤、カリウム製剤、ビタミン剤

COX2：シクロオキシゲナーゼ2　　NSAIDs：非ステロイド性抗炎症薬
ACE：アンジオテンシン変換酵素　　ARB：アンジオテンシン受容体拮抗薬　　DTI：直接トロンビン阻害薬
SSRI：選択的セロトニン再取り込み阻害薬　　PPI：プロトンポンプ阻害薬

れたガイドラインあるいはプロトコールに基づく場合のみ」とすることが多い。多職種チームでガイドライン・プロトコールを作成し、協力して包括的な治療アセスメントをすることにより、効果的で安全なTIの導入が可能になる。TI導入の障害となる要素としては、医師の同意、州法違反(州によって法律が異なる)、民事責任の恐れなどがある。

医療機関によっては、「医療スタッフは、全ての院内規定に同意しているとみなす」こととして、薬剤師がTIにより処方変更する際に、処方医に疑義照会することなしに行える施設と、毎回変更を医師に伝えて同意を得なければいけない施設がある。いずれの方法にしても、変更した処方内容は必ず処方医に伝達しなければならない。TIにより変更された代替医薬品の使用は入院中のみの変更であり、患者が退院する際には患者の元の処方に戻す必要がある。この退院時のプロセスにおいて、元の処方に戻し忘れるというメディケーションエラーが起こる可能性があることから、Medication Reconciliation(薬剤師による処方確認)と呼ばれるプロセスが重要となってくる。

近年、米国では、医薬品不足(Drug Shortage)が問題となっている。医療機関によっては、不足している医薬品がその医薬品を必要な患者に限定されるように、TIを一時的に使用する場合もある。また、バイオシミラーについても、法的整備が進んでいる州においてはTIを導入する医療機関が出てきている。これについては後述する。

② **TI対象医薬品**(表7)

TIの導入については、TIの歴史が長い米国においても導入できる医薬品は限られているのが現状である。法的整備が必要なため、日本にTIをそのまま導入することは難しいが、米国におけるTIの成功事例は、日本で「処方ルール」を導入する際の参考にな

る。この理由としては、TI対象医薬品は、米国では医師の同意を得た実績があることに加え、一般的にハイリスク医薬品、高頻度医薬品、高額医薬品がターゲットになっているためである。

大きな薬剤費抑制効果があると同時に医師の同意を得られた成功事例が最も多い薬効分類としては、H₂阻害薬、プロトンポンプ阻害薬（PPI）、フルオロキノロン系薬、HMG-CoA阻害薬、顆粒球コロニー形成刺激因子（G-CSF）製剤が挙げられる。導入による経済的インパクトが大きい薬剤としては、G-CSF製剤、抗菌薬、循環器用薬、ICUで使用される医薬品などが挙げられる。一方、導入時に医師から同意が得やすい医薬品は、制酸剤、ビタミン、非ステロイド性抗炎症薬（NSAIDs）、外用薬、感冒・鎮咳薬などOTC薬にもある医薬品である。TI導入成功事例が多いと報告されている対象医薬品と、筆者が勤務していた医療機関での導入有無を下線で示す。なお、表にある医薬品でTIプロトコールが行われていないものについても、フォーミュラリーに医薬品を追加する段階で数を絞ってしまっているものもあることを付け加えておく。

米国の医療機関で導入されているTIの中には、低分子ヘパリンのように後になってTIには相応しくないという報告が出てきたものもある[12]。日本でTI対象医薬品に関して「処方ルール」を作成する際は、最新の文献でTIの評価を確認することを推奨する。

③ TIのモニタリング

TIの導入には、TIによる代替薬使用の効果・副作用をモニタリングする環境、適正に運用するためのプロトコール・ガイドラインが必要である。処方時にTI選択薬への投与量換算を手助けする投与量換算表なども準備する。さらに、TIが適正に運用されているかを監査することも重要である。医療機関でよく作成されている処方ガイドラインの対象としては、アルブミン製剤、抗菌薬（手術部位感染予防）、アンチバイオグラムと抗菌薬、抗真菌薬（IV）、カルバペネム系薬、化学療法に伴う悪心・嘔吐（CINV）、G-CSF製剤、ヘパリン起因性汎血球減少症、免疫グロブリン製剤、レバルブテロール、ネシリタイド、オクテオライド、血栓溶解薬がある。この他、ICU鎮静プロトコール、肺炎プロトコールなどがある。

TIによる自動代替薬が退院時に元の処方に戻されたかどうかについて、Glaholtらの報告がある[13]。85％の代替処方が退院時に元の処方に戻されたが15％は戻らず、その内訳は、代替薬のまま退院、中止、他の薬剤への変更などであった。筆者もマネージメント研修の課題の一つとしてTIの退院処方への影響を調査したことがあるが、約20％が元の処方に戻っていなかった。TIに選択した医薬品は、前述した薬効群別レビューによって常に見直す必要がある。筆者が過去に行った薬効群別レビューを一つ紹介する。

レビュー対象：ACE阻害薬TIの実態調査結果（TIにおける第一選択薬：リシノプリル）

当時、ACE阻害薬TIの第一選択薬は、リシノプリルであった。しかし、ベナゼプリルの薬価が安くなったことにより、実際に患者が高頻度で服用していた医薬品はベナゼプリルであった。TIによりリシノプリルに変更する薬剤師の手間（代替処方を書き、医師へ

調査期間：1か月

患者の元の処方	患者数	元の処方による年間薬剤費	リシノプリル変更による年間薬剤費	年間削減額
ベナゼプリル	40	$589	$922	－$333
エナラプリル	6	$65	$105	－$40
フォシノプリル	3	$185	$53	$131
キナプリル	13	$2054	$374	$1680
ラミプリル	9	$4653	$114	$4540
カプトプリル	2	$25	$61	－$36
合計	73	$7571	$1629	$5942

伝達)が発生していること、経済的にも変更することにより$333のマイナスになっていること、さらに、上述した患者退院時における元処方への変更忘れのリスクを考慮し、TIの選択薬にベナゼプリルをリシノプリルに加えることを提案し、承認された。これにより、年間の削減額は$5942から$6275となった。

2.2 ステップ治療(Step-therapy measure)[5]

治療計画を段階的アプローチで行う方法である。例えば、ARBを使用する場合はACE阻害薬での治療が不成功(アレルギー、副作用等)の場合を前提とする、胃食道逆流症(GERD)の治療には、H_2阻害薬で治療が不成功の場合にPPIを使用する等のルールを導入する方法である。前段階を経て高価な治療に移行することで、薬剤費を抑制する。

2.3 使用制限：医薬品使用を導くストラテジー(Guided Use Strategies)[1]

医薬品をフォーミュラリーに追加する際に、その医薬品の適正使用を促し、副作用を防ぎ、費用を削減することを導くためのプロセスを導入する。

① 使用基準の作成(Established Use Criteria)：対象となる患者が定められた使用基準を満たしていなければならない。この場合、患者が使用基準を満たしていないが、それでもなお医薬品が必要な場合のプロセスも考えておかなければならない。この方法は、高額医薬品を使用する際、医薬品不足の際などに用いることができる。

② 科限定：医薬品を使用できる診療科を限定し、特定の医師にのみ使用を許可する。

③ 患者限定：特定の患者のみ医薬品を使用できるようにする。

④ 場所限定：特定の場所(ER、ICU等)のみ使用を許可する。特別な医療機器を必要とする場合、あるいは医療安全上、特別なスキルを要するスタッフを必要とする場合。例)筋弛緩薬の使用を手術室と救急領域に限る。

⑤ 特別なトレーニングを受けた個人に使用を限定：医薬品の危険性が高く、特別なトレーニングを受けた個人によってのみ用いるべきであるもの。例)抗癌剤の処方を癌専門医に限定する。

⑥ 専門医による使用許可制：不適正使用や過剰使用防止に用いる。例）特定の広域抗菌薬について、オーダー前にID専門医から使用許可を得る。

⑦ 上司（Medical Director等）の許可：高額な医薬品や、その医薬品がフォーミュラリー医薬品としては必要ないが、特定の医師がフォーミュラリー外医薬品として用いたい場合などに用いる。

2.4 臨床診療ガイドラインによる医薬品の使用管理（Utilization management）とリスクマネージメント

フォーミュラリー医薬品の適正使用および医療費削減のために、独自に処方ガイドライン、治療ガイドライン、臨床診療ガイドライン、プロトコールなどを作成している医療機関は多い。

添付文書にBlack Box Warningと呼ばれる警告のある医薬品については、患者の安全を保障するために特にガイドライン、プロトコール、ポリシー・手順、システムなどを作成・導入する必要がある。そのため薬剤師は、Black Box Warningのある医薬品のリストを常時アップデートし、対策を立てていなければならない。対策の方法としては、チェックリストの作成、投与量制限、オーダー用紙の使用、特別な包装やラベルの使用、ダブルチェック、使用ガイドラインの作成などがある。

Black Box Warningのある医薬品はオーダープロセスに負荷がかかるため、使用を避ける医師もいる。他に同効薬・類似薬で選択肢があるのであれば、Black Box Warningを理由にフォーミュラリー医薬品に追加することを躊躇するP＆T委員もいるかもしれない。例を挙げると、米国の添付文書では、フェンタニルパッチを使用する際は、モルヒネ換算1日60 mgのオピオイドを1週間服用しており、かつ忍容性があることを確認した後でなければならないと記載されている。薬剤師は処方をプロセスする際に、患者の麻薬ヒストリーを追跡し、忍容性を確認してから承認している。筆者も何回もこのプロセスを経験したが、入院期間が短い米国の病院においては、追跡に時間を要するので大変である。このプロセスで何かを見逃して問題が生じた際は、薬剤師が責任を問われることになる。

3. フォーミュラリーマネージメントにおける監査システム[5]

3.1 管理者レビュー（Administrative review、Second level review）

高額医薬品について、医薬品の適正使用を確認し、問題があれば処方医に注意を促す。この際、薬剤費だけでなく、償還の予想についても考慮する。場合によっては、処方者による症例報告や、他の小委員会での更なる情報やフォローアップを求める。このほか、フォーミュラリー外医薬品の月集計データの評価や、フォーミュラリーコンプライアンスの評価など、定期的にレビューを行っている。

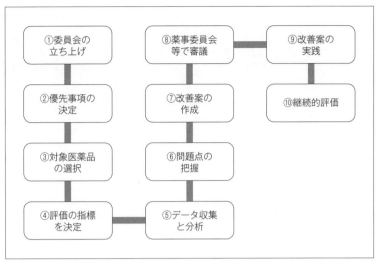

図3　MUEの一般的なプロセス

3.2 副作用調査(ADR Surveillance)とインシデント・アクシデント報告の活用

各医療機関は、副作用が生じた際の報告システムやインシデント・アクシデント報告システムを導入している。報告を解析することで、その医療機関における医薬品使用の問題点を見つけることが可能になる。医療安全、患者のアウトカムの観点から、問題のあるフォーミュラリー医薬品については再検討する。

3.3 医薬品使用調査(Medication Use Evaluation：MUE)[14]

MUEとは、「患者に最適な薬物治療を提供するために、医薬品使用の過程を評価し、改善することに焦点をおいた、行動改善の手法」と定義され[15]、処方からモニタリングに至るまでの医薬品使用プロセスを検証するための品質管理評価方法の一つである。例）新規採用医薬品の適正使用調査

MUEを行う主な目的は、最適な薬物治療の推進、医薬品に関連した問題の防止、薬物治療のアウトカム評価、患者安全の向上、医薬品使用に関連するプロセスの改善、医療スタッフ教育が必要な分野の把握、医療費削減である[15]。採用薬全てについて適正使用調査を実施することは難しいため、病院あるいは薬剤部における優先順序、MUEに割けるマンパワーやタイムフレーム等も考慮し、計画的に行われることが理想である。前述した管理者レビュー、副作用調査は、MUEの手法を適応あるいは応用できるため、MUEの一般的プロセスについて述べる(図3)。

MUEの対象は医薬品使用のプロセス全般に及ぶため、MUEを組織的に行うためには、多職種から成る委員会を立ち上げる必要がある(図3の①)。次に、MUEの目的や期待できる効果を考慮した上で優先事項を決定する(②)。一般に、病院のパフォーマンスと患者アウトカム向上に役立つ事項、高頻度でハイリスク、あるいは全てのプロセスの中で問題を引き起こしやすい事項が優先される。このほか、MUEを実施するための人的資源

表8 監査の対象例

対象	対象薬剤/疾患	内容
特定の薬剤	ダプトマイシン	適応症、禁忌、投与量、スペシャルポピュレーションの投与量調節、投与日数、クレアチニンキナーゼ（CK）等の臨床検査値のモニタリング等
疾病	急性心筋梗塞	アスピリンが24時間以内に投与されたか
コンディション	低血糖	院内プロトコールに従い対応したか
医薬品使用過程	処方	危険な略語を用いていないか
医薬品使用過程	転記	オーダー入力の正確性
	調剤	処方されてから調剤されるまでの時間
	投薬	投薬時間の30分以内に投薬したか
	モニタリング	鎮痛薬使用患者のペインスコアを入力したか 鎮静剤使用患者を鎮静スケールで評価したか

が確保できるかも考慮する。

次に、対象医薬品を選択する（③）。対象医薬品は、副作用を起こすリスクが高いもの、併用によるリスクが大きいもの、処方頻度が高いもの、高価なもの、副作用リスクが高い患者に使用されるもの、ある疾患に関して薬物治療が非常に重要となるもの、毒性の強いもの、ある使用方法によって最も効果的であることが知られているもの等が挙げられる[15]。さらに、評価の指標を決定する（④）。評価基準として、標準医療、ガイドライン、プロトコールなどを用いる。有効性の評価としては、次のことを考慮する。まず、患者のアウトカムに影響を与えるか？　現在の標準医療やガイドラインにおいて適切か？　病院内で調査可能か？　インシデント報告や副作用報告のレポートが活用できるか？　適切なデータを得るのに十分な標本サイズか？　データ収集は容易か？　収集の方法は統一されているか？　などである。

次に、データ収集と解析を行う（⑤）。データ収集を行う時は、収集する人が解釈を加えないように明確な基準を設ける。例えば、「日常的に腎機能をアセスメントする」ではなく「治療中、血清クレアチニン値を3日毎に評価する」など、基準を明確にすることが重要である。①〜⑤のプロセスから問題点を把握し（⑥）、改善案を作成して薬事委員会等の委員会でMUEの結果を審議し（⑦⑧）、改善案の実施（⑨）、必要に応じて継続的な評価を行う（⑩）。①〜⑩まで全てのプロセスを行う必要はなく、問題の性質に応じて臨機応変に対応すればよい。

4. コスト管理における薬剤師の役割[16]

医療機関における薬剤師の役割は、医薬品の安全な管理および適正使用の推進である。フォーミュラリーマネージメントのツールの一つとして、薬剤師の臨床活動がある。薬剤費は医薬品使用の有効性・安全性を超えて優先されるべきではないものの、近年の薬剤費高騰に伴い、コスト管理における薬剤師の役割は益々大きくなっている（図4）。

4.1 政策運営

これまで述べてきたフォーミュラリーマネージメントに加えて、フォーミュラリー医薬品の適正使用および薬剤費削減を推進す

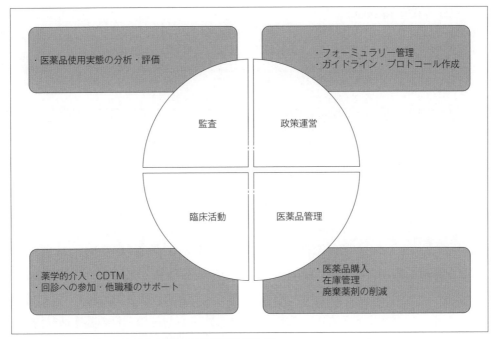

図4 コスト管理における主な要素と薬剤師の関わり

るためには、ガイドライン・プロトコール作成に薬剤師が積極的に関わっていくことが重要である。米国の医療機関には数多くのガイドラインやプロトコールがあり、プロトコールについては、JCが次のような解釈を示している。日本においては医療監査にここまでの基準はないと思われるが、今後ガイドライン・プロトコールを導入する際の医療安全上の考え方の参考になると思う。

「プロトコールは、薬剤師によるプロトコールである必要はないが、その医療機関内の全ての医療スタッフが承認して遵守しなければならない。医師ごとに異なるプロトコールは承認しない。例えば、循環器医、整形外科医等、専門の違いはあっても、適応ごとにプロトコールが異なるのは良いが、医師ごとに異なるのは認めない。もし、承認されたプロトコールに従わない医師がいる場合は、医療スタッフの責任者に報告することとし、薬剤師が警察の役割をする必要はない。プロトコールは、それぞれの医薬品(例：ワルファリン、ヘパリン、LMWH)について、病態に合ったものが必要である(例：不整脈とDVTでは別のプロトコールが必要)」[17]。

4.2 廃棄薬剤の削減

高価な注射薬の無駄を減らすことは、コスト管理上の重要な課題である。米国では注射薬の無駄を削減するため、様々な工夫を行っている。例えば、前述した注射剤から経口剤への剤形変更をプロトコールにより行うほか、定期的に注射薬の廃棄量を確認する、点滴薬の使用状況をモニタリングする、使用していない注射薬をすぐに返却する、製品化されたプレミックス製剤を使用して調整作業をなくす(経済的にメリットがある場合)、注射剤によって投与量・溶解液(Base solution)・標準濃度を統一するなどである。

表9　モニタリング対象医薬品(例)

ハイリスク薬・Black Box Warning・高額医薬品	フェンタニルパッチ(忍容性確認)、エポエチンアルファ(ヘモグロビン値のモニタリング)、フィルグラスチム(好中球のモニタリング)
CDTM	バンコマイシン、アミノグリコシド系抗菌薬、ワルファリン、腎機能低下時に調節が必要な医薬品全て、ヘパリン、低分子ヘパリン、TPNレジメン
抗菌薬モニタリング	全て(感受性に関するレポート、使用制限等)
高カリウム血症・低カリウム血症モニタリング	カリウム値が正常範囲を外れている患者すべてを抽出し、カリウムを含む医薬品が投薬されているかを確認
TDM対象薬	抗てんかん薬、ジゴキシン等の血中濃度測定結果の解析
拮抗薬・解毒薬	ナロキソン、ビタミンK、プロタミン等が使用された際、使用状況を確認。
高額医薬品	G-CSF製剤(好中球数のモニタリング)

TPN：中心静脈栄養

米国では「テクニシャン」が調剤を行うので日本とは状況が異なるが、小児用に用いるエポエチンアルファの廃棄量を減らすためにシリンジへの小分け調剤をするなど、複数回使用が認められている医薬品で高額なものについては、使用バイアル数をなるべく少なくする方向で管理されている。

4.3　薬剤師の臨床活動におけるコスト管理

米国の薬剤師臨床業務は、医薬品管理上の優先業務が明確であり、薬剤師が責任を持つことが決められた範囲においては網羅的なモニタリングを行う。医療機関によってモニタリング対象医薬品は異なっているものの、対象となる医薬品の多くは、薬剤師が共同薬物治療管理(CDTM)を行う医薬品、ハイリスク薬、高額医薬品、Black Box Warning がある医薬品、Guided-use strategies のある医薬品が中心となる。

2016年のASHPの調査結果では、米国の多くの医療機関で薬剤師によるCDTMが行われている医薬品は、バンコマイシン(94%)、腎機能低下時の抗菌薬変更(83.9%)、アミノグリコシド系抗菌薬(83.8%)、抗凝固薬(71.1%)、栄養(46.9%)、抗菌薬の選択(19.6%)、疼痛・緩和ケア用薬(6.2%)であった[4]。表9に、筆者が勤務していた病院における臨床薬剤師の1日の臨床活動内容を示す(抗癌剤は専門薬剤師管理だったため除く)。このほかにも、回診時に注射剤から経口剤への変更を提案するなど、患者の薬物療法の有効性と安全性を確保しつつ、コスト管理に貢献している。なお、抗菌薬スチュワードシップに関しては、ジョイントコミッションの認定基準に近年加わったこともあり、電子カルテへのCDSS導入による網羅的なモニタリングを行う流れが加速化している。

フォーミュラリーマネージメントにおける最近の話題

近年、薬価の高騰や保険償還の制限、医薬品不足など、米国の病院におけるフォーミュラリーマネージメントは数々の課題を抱えている。ここでは、最近、日本でも話題となっている適応外使用とバイオシミラーを中心に紹介する。

1．適応外使用：FDA Off-label use

米国においても、適応外使用については様々な議論がある。JCの認定基準が医療機関に与える影響の大きさについてはこれまでも述べてきたが、JCは医療機関における適応外使用や、効能効果等の追加についても解釈を示している。

JCによれば、フォーミュラリー医薬品に効能・効果等が追加された場合、もしP&T委員会が病院の方針として、包括的な声明（フォーミュラリー医薬品についてはFDA承認の全ての効能・効果について承認する）を出している場合は何もする必要はない[17]。もし、フォーミュラリー医薬品に採用する際に適応症を限定して承認した場合は、追加する効能・効果のみP&T委員会で再審議する方法もある。医師が適応外の目的で医薬品をオーダーした場合、たとえフォーミュラリー医薬品であってもフォーミュラリー外医薬品として取り扱う。病院が承認した適応症のみがフォーミュラリー医薬品である。仮に、医師が医学雑誌や学会等で紹介された臨床研究結果に基づき薬物治療を行いたいと思った場合、研究に基づく新たな治療方法についてはフォーミュラリー外として取り扱い、適応外使用による有効性・安全性の資料も提供されるべきである。薬剤部は適応外使用している医薬品のリストを所持していなければならない。

UHCの調査によれば、「JCの条件を満たすためにどのような対策をしているか（病院が特定の適応症について使用を承認する際の基準を定めているか）」という問いに対し、40%の施設が「医薬品をフォーミュラリーに加える際は、全てのFDA承認適応について認める（包括的声明（Blanket statement））」と回答していた[3]。「これから基準を決定する」と回答した施設（35%）、「適応外使用に対する医薬品使用の基準あるいは手順を設けている」と回答した施設（31%）もあった[3]。オーダーされた医薬品が適応外使用かどうかを薬剤師側が確認する方法については、電子カルテの患者情報で確認している施設（27%）、オーダーに適応外使用のチェックボックスがあり、そこにチェックがある時に薬剤師が処方者にコンタクトする方法をとっている施設があった[3]。適応外使用の際に活用する情報源として、文献引用、AHFS®、Micromedex®が挙げられていた[3]。小児用医薬品については、「適切な情報源（例：Harriet Lane Pediatric Handbook）からの提出があれば適応外使用を承認する」と回答した施設もあった[3]。

2．フォーミュラリーにおけるバイオシミラーの評価

FDAは、先発バイオ医薬品が発売されてから4年間はバイオシミラーの申請を認めない。加えて、先発バイオ医薬品の発売後12年間はバイオシミラーを承認しない。また、FDAが代替可（Interchangeable）と認可したバイオシミラーの発売後1年経たなければ、FDAは同じ分子の他のバイオシミラーを承認できない。

先発医薬品から後発医薬品への変更が80%までのコスト削減を生み出すのに対し、バイオシミラーの場合は開発コストがかかることから15〜35%までの削減にしかならないとの報告がある[18]。バイオシミラーの市場拡大に伴い、バイオシミラーの薬価が将来

下がることが予想されるものの、米国の現状としては、PBM***の契約交渉における先発医薬品の値引きの影響が大きく、バイオシミラーの使用が進んでいるとは言えない状況である[19]。米国には公的保険（メディケア、メディケイド）があるものの、民間保険の影響がより大きい。

***PBM：Pharmacy Benefit managers の略。薬剤給付管理を行う第三者機関であり、保険者等からの委託を受けて製薬メーカーとの価格交渉等を行う。

バイオシミラーを評価する際は、適応症、臨床データ、免疫原性などの臨床パラメーターの評価、製品の特徴（命名、供給プロセス、包装・ラベル）、医療機関内での取り扱い（代替、薬価・保険償還、患者教育、医療スタッフ教育、医薬品安全対策、情報システム関連）を考慮する。バイオシミラーへの変更による安全上の懸念は、免疫系の障害、感染症、輸注反応、アナフィラキシー、製品効果の減弱である。免疫原性に影響を与える原因には、製品の純度（近年は品質向上により減少傾向）、剤形変化（アルブミンの除去）、投薬経路、投与量が挙げられる。このほか、患者に起因する要素として、投薬期間、投薬経路、免疫状態、遺伝的背景などがある。より治療期間が長い患者に免疫原性が高頻度に観察されている。

バイオシミラーは、先発医薬品と同じ効能・効果があるわけではないため、適応外使用も含めて、先発医薬品とバイオシミラーの効能・効果を比較する必要がある。バイオシミラーに関する情報源として、ASHPが「バイオシミラーガイドライン」を作成している他[20]、FDAが認可したバイオシミラーは「パープルブック」に掲載されている[21]。

バイオシミラーは、異なる製品間でスイッチすると免疫原性反応の原因となる。そのためバイオシミラーをフォーミュラリー医薬品に追加する際は、その製品に十分な供給量があるのか、複数の工場で生産されているのか（1つだと混入等が生じた際に供給不足になるため）、その会社のリコールや製品不足のヒストリー、品質の高い製品を維持するコントロールプロセスがあるかなどを含めて評価する必要がある。

バイオシミラーをフォーミュラリー医薬品に追加する際、「新しい患者にのみバイオシミラーを使う」という方法もあるが、この場合、先発医薬品も在庫に置くことになり、不注意による代替を防止するための手順、医師のオーダー方法なども準備しておく必要がある。2018年までに、45州及びプエルトリコが生物学的製剤およびバイオシミラーの代替に関する見解を示す法律を制定した[22]。これに伴い、TIプロトコルによる代替調剤が法律的には可能な州が増加傾向にある。しかし、代替により患者ケアの管理に医師のコントロールがきかなくなるのではないかとの懸念を抱く医師もおり、患者擁護団体は、医師の同意なし、あるいは医師が気付かないうちに、第三者（支払業者や薬剤師）により代替が認可されていないバイオシミラーが選択される可能性があるのではないか等の懸念を示している[23]。米国のバイオシミラー市場では、まだ代替に対する支持は広がっていないのが現状である。

【参考文献】

1) Tyler LS, Cole SW, May JR, Millares M, Valentino MA, Vermeulen LC Jr, Wilson AL. ASHP guidelines on the pharmacy and therapeutics committee and the formulary system. Am J Health Syst Pharm. 2008；65(13)：1272-83.
2) Academy of Managed Care Pharmacy. Formulary Management. http://www.amcp.org/WorkArea/DownloadAsset.aspx?id=9298(Accessed July 2, 2019).
3) Anagnostis E, Wordell C, Guharoy R, Beckett R, Price V. A national survey on hospital formulary management processes. J Pharm Pract. 2011；24(4)：409-46.
4) Pedersen CA, Schneider PJ, Scheckelhoff DJ. ASHP national survey of pharmacy practice in hospital settings：Prescribing and transcribing-2016. Am J Health Syst Pharm. 2017；74(17)：1336-1352.
5) Gabay M. The Clinical practice of drug information. Jones & Bartlett Learning. Burlington, MA. 2015.
6) Persson EL, Miller KS, Nieman JA, Sgourakis AP, Akkerman SR. Formulary evaluation using a class review approach：experience and results from an academic medical center. PT. 2013；38(4)：213-216.
7) Rare diseases：a report on orphan drugs in the pipeline. In：Medicine in development, 2013. Washington DC：Pharmaceutical Research and Manufactures of America；2013：1-56.
8) Heindel GA, McIntyre CM. Contemporary challenges and novel strategies for health-system formulary management. Am J Health Syst Pharm. 2018；75(8)：556-560.
9) Pummer TL, Shalaby KM, Erush SC. Ordering off the menu：assessing compliance with a nonformulary medication policy. Ann Pharmacother. 2009；43(July/Aug)：1251-1257.
10) Santa Rosa Memorial Hospital Department of Pharmacy. Intravenous to oral medication conversion protocol. March 27, 2007.
11) Gray T, Bertch K, Galt K, Gonyeau M, Karpiuk E, Oyen L, Sudekum MJ, Vermeulen LC；American College of Clinical Pharmacy. Guidelines for therapeutic interchange-2004. Pharmacotherapy. 2005；25(11)：1666-1680.
12) Merli GJ, Groce JB. Pharmacological and Clinical Differences Between Low-Molecular-Weight Heparins：Implications for Prescribing Practice and Therapeutic Interchange. P T. 2010；35(2)：95-105.
13) Glaholt S, Hayes GL, Wisniewski CS. Evaluation of discharge medication orders following automatic therapeutic substitution of commonly exchanged drug classes. P T. 2014；39(4)：267-277.
14) 岩澤真紀子. 病院内における医薬品適正使用監査システム構築の重要性. 医薬ジャーナル. 2016；25(11)：2515-2519.
15) Phillips MS, Gayman JE, Todd MW. ASHP Guidelines on Medication-Use Evaluation. Am J Health Syst Pharm. 1996；53(16)：1953-1955.
16) ASHP Expert Panel on Medication Cost Management. ASHP Guidelines on medication cost management strategies for hospitals and health systems. Am J Health Syst Pharm. 2008；65(14)：1368-1384.
17) Rich D. S. Pharmacies' noncompliance with 2009 Joint Commission hospital accreditation requirements. Am J Health Syst Pharm. 2010；67：144-147.
18) Lucio SD, Stevenson JG, Hoffman JM. Biosimilars：primer for the health-system pharmacist. Am J Health Syst Pharm. 2013；70(22)：2004-2017.
19) Schumock GT, Stubbings J, Wiest MD, Li EC, Suda KJ, Matusiak LM, Hunkler RJ, Vermeulen LC. National trends in prescription drug expenditures and projections for 2018. Am J Health Syst Pharm. 2018；75(14)：1023-1038.
20) Hoffman JM, Thomas EL, Dombrowski SR. A health system pharmacist's guide to biosimilars：regulatory, scientific, and practical considerations. Am J Health Syst Pharm. 2013. https://ashpadvantagemedia.com/downloads/biosimcentral_guidelines.pdf(Accessed July 2, 2019).
21) FDA. Purple Book：Lists of Licensed Biological Products with Reference Product Exclusivity and Biosimilarity or Interchangeability Evaluations. https://www.fda.gov/drugs/developmentapprovalprocess/howdrugsaredevelopedandapproved/approvalapplications/therapeuticbiologicapplications/biosimilars/ucm411418.htm (Accessed July 2, 2019).
22) NCSL. State Laws and Legislation Related to Biologic Medications and Substitution of Biosimilars. http://www.ncsl.org/research/health/state-laws-and-legislation-related-to-biologic-medications-and-substitution-of-biosimilars.aspx(Accessed July 2, 2019).
23) Alliance for Safe Biologic Medicines. https://safebiologics.org(Accessed July 2, 2019).

米国における薬局での
フォーミュラリーマネジメント

ウォルグリーンズ 大野 真理子（おおの まりこ）

はじめに

　米国の保険調剤に関する保険の支払いの仕組みは日本のそれと大きく異なる。米国には国民皆保険制度がないため、被保険者は、民間医療保険か公的医療保険に加入し、それぞれの保険機関が設定したフォーミュラリーに従い、コスト効果の高い薬物治療を受けている。

　保険適用されるフォーミュラリーをリスト化した推奨薬リスト（PDL、Preferred Drug List）は、ウェブ上で公開されている。患者は服用中の薬が保険適用され、かつ安価に入手できることをPDLで確認した上で、加入する保険を選ぶことができる。一方、薬局薬剤師は、薬の価格や使い方に最も精通した医療従事者であるから、薬局窓口で患者から薬代が高すぎるという相談を受けたとき、あるいは保険適用のされないフォーミュラリー外の薬であることが保険請求後に判明したときには、PDLをもとに処方者にコスト効果の高い薬の使用を打診する。

　PDLはメディケイド以外の保険ではたいてい、薬の価格設定に基づき、ティア（tier）と呼ばれる層に分けられている。ティアによってコーペイ（自己負担額）に差が出る。例えば、コーペイは、推奨されるジェネリック薬では最も低く、逆に推奨されていないブランド薬では高くなる傾向にある。身体障害者や低所得者を対象とするメディケイドでは、保険適用された薬であれば、患者の自己負担はゼロとなる。一方、保険適用されない薬であれば、全額自己負担となるため、PDLにティアの設定はない。

　薬の価格設定には、PBM（Pharmacy Benefit Management）と略される薬剤給付管理会社が介入している。PBMの価格交渉先は製薬会社、薬局各社、被保険者の雇用主など多岐にわたり、非常に複雑に交渉が行われている。同じ民間医療保険に加入する複数の患者がいたとして、それぞれのコーペイが異なっていたり、また契約状態の違いから特定の薬局でコーペイに差が生じたりする。つまり、保険の推奨薬局でないA薬局よりも、推奨薬局であるB薬局で薬を受け取る方が安いコーペイとなることがある。往々にして、薬局での患者個人の最終的なコーペイは、患者が加入している保険会社に問い合わせをするか、オンライン請求で確定したクレームを確認

しないことには不透明である。また、コーペイにディダクタブル（免責）が加算されることがあるため、保険料の支払い状況によっては、同じ薬でも時期によって患者のコーペイが変わることもあるし、保険の処方せんに割り当てられた限度額によってコーペイが異なることもある。

メディケイド以外の保険調剤に関する公的医療保険として、メディケア・パートDがある。メディケア・パートDの被保険者となるのは主にメディケア対象の高齢者だ。メディケア・パートDは基本的に民間医療保険の性格を有しているが、決定的に他の保険と異なる点がある。例えば、メディケア・パートDには保険適用に限度額があり、それをマックスアウト（限界に達する）してしまうと保険適用のギャップが生じる。通称、"ドーナツホール"と呼ばれるこのギャップの期間中、保険からの医療費の給付が減額されるため、患者負担額は極端に上がる。民間医療保険とメディケア・パートDの薬の価格設定は、患者にも医療従事者にも難解である。

米国の保険調剤はその難解なプライシング、保険ごとに異なるPDLの存在など、わかりにくい点ばかりが目立つが、PDLそのものを注視すると患者にとっても医療従事者にとってもよくできたものになっていると言える。PDLは、コスト効果のみならず、各種治療ガイドラインを踏まえたものであるから、ステップ医療（後述）を経ずに、市販後調査の情報量の少ない新薬の保険調剤には慎重になるようにできている。また、FDAが逐次、安全でないとみなした薬は除外されているし、通常の用量を超えていたりすると支払いがされないようになっている。一定期間に支払いのされる薬剤の用量の制限もなされている。したがって、PDLは患者を守る役割も果たしている。推奨薬で対処できない場合には、事前承認（PA、Prior Authorization）、つまり薬の特例措置を願い出て対応するようになっている。そして手続きを経て承認されれば、その薬の保険調剤が可能となる。ペニシリンで治療可能なスペクトラムの狭い菌による感染症に広域スペクトラムに対応する高価な抗生物質は必要ないのだ。もっとわかりやすく言えば、息を吹けば消えるろうそくの火を、高価な消化器で消す必要はない、ということである。

事前承認手続きは、処方者から保険会社への電話一本で済むこともあるが、ほとんどの場合には、なぜ推奨薬での治療より特定の薬での治療が必要なのかを保険会社に文書で説明する必要がある。これは手間のかかる作業だ。米国には様々な役割を持つ薬局があるが、その中の一つ、"スペシャルティー薬局"はこの事前承認手続きのサポートを得意としている。つまり、処方せんを受け付け、患者の保険が適用されない薬となると、その保険のフォーミュラリーに沿った代替薬の提案や、事前承認に必要な患者の診断経過や治療歴といった書類を準備し、保険会社に提出するのだ。薬局は薬の使用だけでなく、あらゆる疾病の治療や検査の実施には保険会社の事前承認を要することが多いと知っているし、そのような事態には慣れているから混乱はない。例えば、該当する診断歴なしには保険会社は精密検査の支払を許可することはない。50歳以下の人が、「気になるから」と大腸内視鏡検査を実施しても保険の適用はされない。歯の治療でさえ、冠（クラウン）は

5年に1度しか保険請求がでないことは、米国の被保険者にとって常識である。保険の種類によっては支払いがなされない緊急救命室すら存在するし、州外のドクターにかかろうものなら100％自己負担ということもあり得る。被保険者は保険をうまく利用することが不可欠なのだ。

本稿では米国のフォーミュラリーや推奨薬リストの利用状況、さらにそれらを管理する機能別薬局についてご紹介する。

1. フォーミュラリーとPDL

米国での薬の保険調剤は、各保険会社の設定するフォーミュラリーに従う。薬の分類はティアプライシングが適用される。ティアは段階、層といった意味を持つ英語である。一番下の段階、ティア1に属する薬は最も安価で、ティアが上がるにつれ高額となる。多くの保険会社は同様なティア設定をしているが、3段階であったり5段階であったりと若干の差はある。しかし、例外なくティア1の薬は患者の自己負担額が最も安いジェネリック薬であり、ティアが上の薬は患者の自己負担額が高い薬である。

米国大手保険会社のエクスプレススクリプト社は、ティアを5段階に設定している。ウェブ上で被保険者向けの2019年のフォーミュラリーガイドを公開しているので、それをもとにティアについて解説する[i]（表1）。

ティア1にはこの保険会社が推奨するジェネリック薬が含まれ、患者の自己負担額は最も安い。

ところで、一般的に発売されてから年月を経たジェネリック薬は、ブランド薬に比し、値段がかなり下がる。しかし、新しいジェネリック薬はブランド薬と値段が数パーセントしか変わらない場合が多い。また、古いジェネリック薬は競合するジェネリック薬会社が増え、利益が薄くなってくると製造中止を始める。その結果、価格競争がなくなり、ごく一部のジェネリック薬会社がマーケットシェアを独占することになり、その結果、価格の上昇が起こる。従って、ジェネリック薬すべてが安価であるとは限らないため、"推奨ジェネリック薬"と"非推奨ジェネリック薬"という分類が生じている。

ティア3には推奨されるブランド薬が含まれる。患者の自己負担は、一定のコーペイ（一定額）を採用しているところが多く、ティア1ではゼロか10ドル以下、ティア3やティア4では30ドルから50ドルという例が多い。しかし、各ブランド薬の製薬会社はマーケティングの一環でコーペイカード（コーペイセービングカード）というものを用意しているので、これを使って患者のコーペイを下げることもできる。コーペイカードによる自己負担のサポートは、患者1人当たり場合によっては年間1万ドル近くにもなる（製薬会社と薬によってこの金額は異なってくる）。患者の自己負担を下げるサポートはスペシャルティー薬局の得意とするところである（後述）。

高額な薬になると、保険会社は自社が優先するスペシャルティー薬局での調剤を患者に求める。しかし、スペシャルティー薬局は全米に数えるほどしかない。従って、テキサスの患者が自分の保険と使用する薬によって、ペンシルバニア州のスペシャルティー薬

表1　ティアで分類される薬とその説明

ティア	薬	説明
ティア1	推奨ジェネリック薬	このティアには、一般に処方されるジェネリック薬が含まれる。ティア1の薬の価格は最も安い。
ティア2	ジェネリック薬	このティアには、ジェネリック薬が含まれる。ティア1より高額となる。
ティア3	推奨ブランド薬	このティアには、優先されるブランド薬といくつかのジェネリック薬が含まれる。このティアに属する薬は非推奨薬より安価な自己負担額が設定されている。
ティア4	非推奨薬	このティアには、非推奨のブランド薬といくつかのジェネリック薬が含まれる。あなたにはより安価な薬があるかもしれません。ドクターに安価なジェネリック薬か推奨ブランド薬への変更があなたにふさわしいかどうかお尋ねください。
ティア5	スペシャルティー薬	このティアには、最も高額なブランド薬とジェネリック薬が含まれる。

局に薬を取りに行かなければならないこともあり得るわけである。しかし、そのためだけにこのように何百キロと離れた薬局に薬を取りに行くのは現実的ではないので、このような場合は普通、スペシャルティー薬局から患者宅へ薬が無料発送されている。

このほか、患者は初回の薬を町の調剤薬局で受け取ることができても、リフィル処方箋ではメールオーダー薬局を使用しなければ保険適用されないケースもある。

ティア5に属するのはスペシャルティー薬（高額なブランド薬と高額なジェネリック薬）である。ハーボニーやオプジーボといった超高額医薬品や継続使用に医療従事者による適切なモニタリングを必要とする医薬品が代表例である。リテール薬局にはスペシャルティー薬を発注することはできず、スペシャルティー薬局のみがスペシャルティー薬にアクセスすることができる。つまり、ティアが上がるにつれて、薬は入手困難かつ高額となる傾向がある。

2. フォーミュラリーへの対応（患者、処方者、薬剤師、薬局）

・フォーミュラリーと患者

一般に患者はフォーミュラリーの存在を理解している。中には新年度に移行する前に各保険会社のフォーミュラリーと自己負担額を確認した上で、保険の加入手続きに入る患者も少なくない。多くの調剤薬局は、毎年10月頃に公開になる各保険会社のフォーミュラリーを参考に、患者が保険会社を選ぶサポートをするサービスも行っている。しかしフォーミュラリーは年度内に変更になることもあるし、また、患者が新薬を必要とする場合もあるため、その時々で保険の対策を講じる必要がある。

・フォーミュラリーと処方者

処方者は一般にフォーミュラリーを理解しているが、何百とある保険会社の価格設定を理解するのは不可能であるから、特定の薬を処方し、薬局あるいは患者から、より安価な薬への変更はできないか、という打診を受けたときに対応する場合が多い。患者の薬へ

のアクセスがなければ薬物治療は始まらないため、最適と思われる薬よりも、入手可能な薬に変更することは日常茶飯事である。

・フォーミュラリーと薬剤師

薬局薬剤師は、医療従事者の中で最も医薬品の価格と患者のコーペイを理解している。患者にコスト効果の高い医薬品を提供するのは薬剤師の役目である。メディケイドの患者が多く訪れる薬局の薬剤師は、州のメディケイドのフォーミュラリーリストがすべて頭に入っている。メディケイドの患者のコーペイは通常ゼロで、全く自己負担がないか、全額自分で支払うか、という選択になるため、薬剤師が処方せんに介入し円滑に薬物治療を進めるためにはフォーミュラリーに入っていない薬を即座に変更する必要がある。

処方せん薬の変更に先立ち、疑義照会をしなければならないが、処方者に問い合わせをする際は、いくつかの候補を考え、患者の最終自己負担額を確認するために、テストクレームを行ってからコンタクトをとるのが通例である。テストクレームとは、薬局の保険会社へのオンライン請求ツールを使ってコーペイを確認する手段である。処方せんの変更が確定されていない場合でも確認可能である。保険会社の中には、最初の処方せんを保険請求した段階で、オンライン請求し、決算された価格とともに、その患者にとってより安い薬のリストを提供してくれるというサービスを行っているところもある。

新米薬剤師にありがちな失敗は、「患者が薬の値段が高すぎるので何とかしてくださいと言っています」と処方者に電話をするケースだ。処方者が考える安価な薬が、必ずしも患者の入っている保険会社のフォーミュラリーの低いティアに属している薬とは限らない。せっかく薬が変更されてもフォーミュラリーに入っていない、あるいはティアの高い薬で、より高額なコーペイになることさえある。薬剤師は他の成分への代替調剤(Therapeutic interchange)を行うためにあらゆる分野のコスト効果の高い薬に関する知識を有する必要がある。

・フォーミュラリーと薬局

処方せんに記載されているのが推奨薬でない場合、薬局はまず患者にコンタクトをとる。自己負担額が患者の納得のいく金額であれば患者は実費で支払うことを望み、薬の変更を希望しない場合がある。患者が推奨薬への変更を望む場合は、処方者に連絡し、変更を打診することになるが、変更まで時間を要することを前もって患者に伝えておくことが不可欠だ。推奨薬以外の薬を必要とする場合にも、事前承認手続には、手続きのための書類の作成、申請、そして保険会社の承認が必要となり、時間を要するものであるから、患者の納得する手順を踏むように心がける。

多くの処方者、とくに家族医とは週末に連絡の取れないことが多いため、金曜の午後に薬局へ持ち込まれた変更の必要な処方せんは、週明けまで調剤できないことになる。米国では、規制薬物を除く一般の処方せんの有効期間は一年間であるから処方せんが失効するという心配はない。

しかし、処方せん薬が急性疾患を治療するためのものなどで急を要するときには、薬剤師は処方者にコンタクトを取るのはもちろんであるが、取れないときには患者自身にも

処方者へ連絡するよう促すことがある。麻薬などの規制薬物以外は、分割調剤が可能であるから、患者が望めば、処方者の返事を待つ間に必要な用量だけを調剤し、販売することは可能である。

薬剤師は推奨薬への変更をサポートすることはできるが、処方者との疑義照会なしに薬の変更を行うことはできない。理解ある患者は自身の選んだ保険であるから仕方ないという見解を示すし、状況が理解できない患者は怒りをあらわにする。保険適用のない薬、というのが米国に存在し、薬の支払いが行えない患者は存在する。薬剤師と薬局は、その中でできる限りの対処を迫られる。

3. フォーミュラリーの例

・ティア2と3に位置付けられたPCSK9阻害剤

ここで保険会社、ユナイテッドヘルスケア社がウェブ上で公開しているPDLを検証してみる[ii]。高コレステロール血症治療薬を例にあげる。

表2にユナイテッドヘルスケア社が保険適用する薬とティア、保険適用のための要求条件と制限をまとめた（すべての薬は掲載していない。筆者抜粋）。これを見ると、すべてのジェネリック薬のスタチンはティア1に分類されていることから、この会社の保険を有する患者は、スタチンでの治療を問題なく、最低の自己負担額でスタートすることができることがわかる。

一方、新薬のPCSK9阻害剤、プラルエントとレパサはそれぞれティア2、ティア3に分類されている。これは患者の自己負担がティア1よりも高いことを示唆する。そして、保険適用の要求条件として、「事前承認が必要（PA）」、「サプライリミット（SL）＝調剤できる量や期間に限りがある」、「スペシャルティー薬（SP）」、「ステップ治療（ST）＝この薬で治療を行う前に他の一つ以上の薬での治療を行う必要がある」が挙げられている。つまり、プラルエントあるいはレパサは自己負担が高いだけではなく、まず事前承認が必要である。ちなみに、テキサス州ダラス市内の薬局での、1か月分の現金価格は、シンバスタチンが29.99ドル（約3300円。1ドル110円で換算）、プラバスタチンは44.39ドル（約4900円）であるのに対し、プラルエントは1346.99ドル（約14万8000円）、レパサは1341.99ドル（約14万8000円）で、ティア2と3は1より30～40倍も高額である。ティアプライシングはコスト削減を軸にしているのである。

事前承認を受けるためには過去に他の一つ以上の薬で治療した経過を報告する必要がある。ただコレステロールが高いから、という理由では保険会社はプラルエントやレパサの事前承認を許可しない。事前承認を受けるためには、その申請用紙に、スタチン治療を試みて結果が不十分であったこと、あるいはスタチンを使用できない健康上の理由があったこと、さらに、アテローム性動脈硬化症や遺伝性疾患の家族性高コレステロール血症の有無なども記載する必要がある。

また、高額であるためこれらの薬は保険請求の上限、サプライリミットは30日分となっている（スタチンでは90日分）。さらに、保管に関しては、プラルエント、レパサとも

表2 ユナイテッドヘルスケアの高コレステロール血症治療薬のPDL

高コレステロール血症治療薬	ティア	要求条件と制限
アトルバスタチン、エゼチミブ、エゼチミブ/シンバスタチン合剤、フェノフィブラート、フルバスタチン、ゲムフィブロジル、ロバスタチン、ナイアシン徐放錠、プラバスタチン、ロスバスタチン、シンバスタチン	1	特になし
プラルエント	2	PA、SL、SP、ST
レパサ	3	PA、SL、SP、ST

PA(Prior authorization required)：事前承認が必要
SL(Supply limit)：サプライリミット＝調剤できる量や期間に限りがある
SP(Specialty Medication)：スペシャルティー薬
ST(Step therapy)：ステップ治療＝この薬で治療を行う前に他の一つ以上の薬での治療を行う必要がある

に2度から8度の温度で厳しく管理されていなければならない。このような高額で温度管理の厳しい薬は、スペシャルティー薬を適切に管理しているという認定(URAC、Utilization Review Accreditation Commission)を受けたスペシャルティー薬局でないと流通にアクセスできない。従って、患者は町の調剤薬局でこのような薬を受け取ることはできず、スペシャルティー薬局から受け取らなければならない。それも条件の一つである。

ところで、例に挙げた保険会社のPDLではレパサとプラルエント、二つのブランド薬が同じPCSK9阻害薬というカテゴリーで価格もほぼ同一であるにもかかわらず、異なったティアに分類されていることについて解説を付け加える。前述の通り、フォーミュラリーで分類された薬の価格は、何百とある民間の保険会社がPBM(Pharmacy Benefit manager、薬剤給付管理会社)を介し設定したものである。PBMは製薬会社と価格交渉を独自に行っている。ティアが高いほど高額でよく効くと誤解する患者もいるが、それは事実ではない。通常ならばジェネリック薬がブランド薬のコーペイより低いはずであるが、"保険会社A社"のPDLではある種のブランド薬がジェネリック薬より安く設定されているような例もある。従って、薬局薬剤師は患者が加入している保険のPDLに沿って、患者の自己負担を軽減するためにブランド薬で調剤して対応することもある。米国ではブランド名での処方が主流であるが、「ジェネリックで調剤可」と書いていなくても薬剤師はジェネリックで調剤をするし、患者あるいは保険会社が求めればブランド名調剤をする。なお、処方者が指定しない場合には、患者がジェネリック薬かブランド薬かどちらを受け取るか決めることができるので混乱は生じない。

・PDLリストにないリバロ

ユナイテッドヘルスケア社のPDLに、ブランド薬リバロ(一般名：ピタバスタチン)は見当たらない。つまり、リバロは事前承認の対象からも外されている"Drug Exclusion"薬であると推測される。ピタバスタチンはスタチン薬の一つであるが、同社のPDLにはすでにアトルバスタチンをはじめ6種類ものスタチンがティア1に分類され掲載されているためであると考えられる。ただし、リバロは数あるスタチンの中でも唯一、HIV治療薬との相互作用がほとんどなく、HIV治療薬との併用においても用量調節をする必要がない

ため、HIV患者の高コレステロール血症治療には最適とされる薬である。しかし、やはり1か月分344.99ドル（3万8000円）と、ティア1のスタチンの10倍の価格となっていることから、フォーミュラリー外となっていると考えられる。実際、HIV患者にはプラバスタチンが処方されることが多く、患者の血液検査が適切にモニターされ使われている。

・ステップ治療の是非

　ステップ治療の是非が議論されることはよくある。"ステップ治療"は、また"失敗優先政策（Fail First policy）"と揶揄されることがある。つまり、まず安価な薬で薬物治療に失敗しなければ高額な薬での治療ができないように保険会社が仕組んでいるのがステップ治療なのだと、ネガティブな印象を受けている患者、医療従事者は少なくない。先に例に挙げたPCSK9阻害剤のPDLにおける位置づけは、コスト効果を考えると非常に理にかなっている。科学的なエビデンスを見れば、すべての高コレステロール血症患者に、他の推奨ジェネリック薬を使ったステップ治療をせずにPCSK9阻害剤を使うべきだと考える医療従事者はいないはずだ。しかし、他の疾病領域で、ステップ治療が問題になることがある。

　乾癬性関節炎治療薬の中では、経口選択的ホスホジエステラーゼ阻害剤のオテズラ Otezla（一般名：アブレミラスト）は、事前承認を獲得する過程を考えるとハードルの高い薬である。承認に先立ち、疾患の重症度のほか、患者が過去に①推奨薬のシムジア Cimzia、ヒュミラ Humira、シンポニー Simponi、ステラーラ Stelara での治療を試みたか、②6か月以上に渡り他の抗リウマチ薬（DMARD）又はメトトレキサートをトライしても治療が功を奏さなかったか、③それらの薬に禁忌であったか、④塗り薬はトライしたか、⑤3か月以上の光線治療は行ったか、⑥3か月以上メトトレキサート、シクロスポリン、アシトレチン、ヒドロキシウレア、スルファサラジン、6-チオグアニン、ミコフェノール酸のいずれかで治療を行ったか、といった質問に回答する必要がある[iii]。治療の流れは現在のガイドラインに従ったものである[iv]。すべてが注射剤である推奨薬に比し、錠剤であるオテズラは患者の視点から考えると、好まれる剤形であるが、高額であることから、大方の保険会社のPDLの推奨薬となるには時間がかかると思われる。

　HIV治療薬のツルバダ Truvada（一般名：エムトリシタビン/テノホビル アラフェナミドド酸塩）は腎機能障害や骨密度への影響が警告に記載されているが、有効成分の一つをプロドラッグ化したデシコビ Descovy（一般名：エムトリシタビン/テノホビル アラフェナミド）にはツルバダに見られる警告はない。患者への安全を考えるとツルバダからデシコビへの薬剤変更はリーズナブルであるが、発売されたばかりのデシコビは、ほとんどの保険会社のPDLの位置づけでは事前承認が必要とされてしまう。

　子宮内膜症に適用のあるはじめての薬として発売されたオリリッサ Orilissa（一般名：エルゴリクス）もステップ治療が必要な薬の一つである。事前承認に申請する書類には、痛み止めや経口避妊薬などを使用し、ホルモンのコントロールからアプローチする治療を経たか否かなどの質問が並んでいる[v]。

患者は処方者から薬のサンプルを得て、正式に処方せんを発行してもらうケースがあるが、効果が確認できた薬を、保険適用がされないために中断せざるを得ないことがある。つまり、処方者はある薬で治療を進めるつもりでそのサンプルを患者に提供することがあるが、その薬がフォーミュラリー薬でないということで保険会社がそれを保険適用しないとなると、患者は高額すぎて薬代を支払うことができない、つまりその薬を継続できないことがあるということである。ちなみにオリリッサは28錠で10万円を超える。既存の薬から治療をやり直さなければ、すでに使用中の薬の保険適用が下りないということは米国では実際に起こっているのだ。

4. 病院のフォーミュラリーと退院後処方せんに生じる不都合

　慢性疾患の治療に使い慣れた薬が、入院してから変更になることがある。インスリン製剤ではコスト削減のために、入院中はペン型インスリンではなく、バイアルしか使えないこともある。このように、剤形が違っても薬の名前が同じであれば、患者に混乱は生じないかもしれない。

　しかし、近年、ジェネリック薬が多く登場しているHIV治療薬では、ブランド薬とジェネリック薬の名前は非常に覚えにくく、また組み合わせの検証も特殊なトレーニングを経て、高度な知識を持った薬剤師でなければ難しいのが現状だ。例えば、ブランド薬であるトリーメク配合錠を服用していた患者が入院してきて、対応する院内のジェネリック薬を優先したフォーミュラリーでの治療をしなければならないことになったときである。このとき、3剤の合剤であるブランド薬トリーメク（一般名：ラミブジン/アバカビル/ドルテグラビル）は、ジェネリック薬のラミブジンとアバカビルの2剤配合剤（300 mgラミブジン/600 mgアバカビル）とジェネリック薬のまだ発売されていないブランド薬のテビケイ（一般名：ドルテグラビル）の2剤に変更となる。さらに入院中、腎機能の低下時にラミブジンを150 mgに減量する必要が生じたとなると、退院時の処方せんの薬は、ラミブジン、アバカビル、テビケイの3剤となってしまうのだ（表3）。

　機転の利く薬剤師であれば、退院後に退院時の処方せんをそのまま調剤する前に、患者の家族医あるいはかかりつけの感染症専門医と相談し、腎機能の回復と同時にトリーメク単剤での治療を再開できるように手配をする。しかし、そのような知識のない薬剤師は3剤を調剤してしまうだろう。高齢のHIV患者も増えてきている中、1日1錠であったHIV治療薬が3剤に分割され、さらに、自宅にトリーメクの残薬があった場合を考えると、異なるフォーミュラリーが患者のアドヒアランスに与える影響は計り知れないものがある。病院独自のフォーミュラリーが患者の保険のPDLと異なることが多いため、薬剤師は特に退院後の患者のアドヒアランス向上のために薬の組み合わせを検証し、ピルバーデン緩和の模索、入院前の薬との比較をして患者の理解度もチェックするといった努力をしなくてはならない。ピルバーデンとは、アドヒアランスが困難になるような薬剤の多さ、あるいは患者に高いアドヒアランスを課すような複雑な投薬計画といった意味

表3 院内フォーミュラリー、さらに腎機能の状態で変わる薬の組み合わせ

入院前	入院時	腎機能低下時
1日1錠	1日2錠	1日3錠
ブランド薬　トリーメク ● ラミブジン 300 mg ● アバカビル 600 mg ● ドルテグラビル	ジェネリック薬 ● ラミブジン 300 mg/アバカビル 600 mg 合剤 ブランド薬 ● テビケイ（一般名：ドルテグラビル）	ジェネリック薬 ● ラミブジン 150 mg ● アバカビル 600 mg ブランド薬 ● テビケイ（一般名：ドルテグラビル）

である。

5. 事前承認手続きサポートをする薬局

　米国には機能別に様々な薬局がある。院内患者の薬を調剤する病院内の薬局、あらゆる処方者からの処方せんを受け付ける町の調剤薬局、保険会社と連動し対象となる薬を被保険者の自宅に郵送するメールオーダー薬局、そして、スペシャルティー薬の取り扱いを主に行うスペシャルティー薬局だ。この中で、スペシャルティー薬局は、推奨薬外の薬が必要である場合に行う事前承認手続きのサポートを得意としている。

　米国の調剤薬局には日本の薬機法にみられるような、薬剤師一人当たりが調剤する処方せん枚数に依存したスタッフ配備に関する決まりはない。忙しい薬局では、薬剤師一人が薬局テクニシャンや調剤マシーンを駆使して何百枚という調剤を行うのが通例である。そうしたリテール薬局が処方せん一枚に費やす時間は限られている。このため、事前承認サービスについてはそれをオファーしているスペシャルティー薬局が手掛けるのが常である。

　ほとんどの米国のリテール薬局は、スペシャルティー薬局も経営している。米国最大の薬局チェーンの一つ CVS 薬局には CVS スペシャルティー薬局が、一方のウォルグリーンズ薬局にはウォルグリンズ・アライアンス RX 薬局がある、といった具合である。事前承認のみをスペシャルティー薬局に任せ、承認を受けておりかつリテール薬局でも入手・調剤可能であれば、リテール薬局に処方せんを移管することも行われている。スペシャルティー薬局は、リテール薬局にアクセスのない薬、アドヒアランスの重要な薬、コールドチェーンを守らなければならない薬を扱う。薬局が行っているサービスに、事前承認手続きのサポートがある。スペシャルティー薬のほぼすべては事前承認を経なくては保険の請求ができないものばかりなので、スペシャルティー薬局はその手続きに精通しているのである。

　処方せんの薬が事前承認が必要かどうかは、ベネフィットの検証（Benefit Verification）で見極める。

　スペシャルティー薬局最大手の CVS スペシャルティー薬局のウェブサイト上で、ベネフィットの検証は以下のように説明されている[vi]。

Benefit Verification：*"If your medication requires prior authorization（most specialty medications do), we'll work with your doctor and your insurance provider to get approval and update you on the status. If you need financial assistance to help pay for your medications, we'll work with you on that, too."*

　もしあなたのお薬が事前承認(ほとんどのスペシャルティー薬にあてはまる)を必要とした場合、私たちはあなたのドクターとあなたの保険会社の承認を得るために協力し、あなたにその進行状況をお知らせします。もし、あなたが薬の支払いのためにファイナンシャルアシストが必要であれば、私たちはその件に関してもお手伝いいたします。

　事前承認に必要な申込用紙は、たいてい民間の保険会社あるいはメディケイドのウェブサイトからダウンロードできる。一般に薬剤師が、処方者あるいは処方者のもとで働くメディカルアシスタントに連絡を取り、患者の診断経過や治療歴を記録したチャートノートを入手する。薬剤師はそれらをもとに事前承認申請用紙に必要事項を書き込み、保険会社に提出する。これらはすべてオンラインで行える。カバーマイメッドというウェブサイト(https://www.covermymeds.com/main/)では、患者の保険情報と事前承認の必要な薬の名前を入力すると、該当する事前承認の申込用紙をダウンロードできる。薬剤師が入力した情報はファックスや電子メールで処方者、メディカルアシスタントと共有できるので、薬剤師が入力した患者情報(名前、保険の情報、誕生日、住所、電話)や処方者から得た診断経過・治療歴情報などで足りない情報があれば処方者が書き加えることができる。申請後の経過もウェブ上で確認することができるため、利用する医療従事者は多い。

　事前承認が却下される場合もある。その際、保険会社はその理由を詳細に処方者に伝達する。却下される理由は、患者がステップ治療を行った事実が確認されない(推奨薬以外の薬を使う前に使うべき薬を使っていない)、ステップ治療ができなかった場合の詳細な理由(推奨薬にアレルギーがある等)、申請された治療薬は患者に対して安全とみなされない(18歳以下への適用がない等)など様々である。処方者は申請書類を見直し、保険会社にアピール(懇願)することもできるし、却下の理由に従い、推奨薬での治療を開始することもある。

6. 事前承認手続きの実際

　2018年に偏頭痛予防薬、カルシトニン遺伝子関連ペプチド受容体拮抗薬CGRPの3つの製剤がほぼ同時期に販売となった(表4)。全く新しいカテゴリーであることから、100%の保険会社がこれらの薬の保険適用に事前承認を求めた。ティアにも含まれていないため、保険適用の審議の対象にもならないもの(Drug Exclusionとよばれる)とするフォーミュラリー上の位置づけをとった保険会社もあった。

　従来の薬の事前承認を行うのと同様に、処方者・薬剤師は書類の準備を進めることになるのだが、各製薬会社は周到な準備をしていた。事前承認なしでも患者が民間の保険を有していれば使用可能なクーポンを処方者に配布し、テレビのコマーシャルでも積極的にそれらの存在を患者にアピールしたために、患者は事前承認を待たずに無償で薬を受け

表4 カルシトニン遺伝子関連ペプチド受容体拮抗薬 CGRP

ブランド名	Aimovig	Ajovy	Emgality
一般名	Erenumab	Fremanezumab	Galcanezumab
製剤形態	オートインジェクター	プレフィルドシリンジ	プレフィルドシリンジ
用法	偏頭痛予防	偏頭痛予防	偏頭痛予防
用量	毎月一度、70 mg あるいは 140 mg を皮下注射。	毎月一度、225 mg を皮下注射、あるいは、675 mg を3か月毎。	240 mg の負荷投与。維持用量は毎月一度120 mg を皮下注射。
保存方法	要冷蔵。室温に戻したら7日以内に使用すること。	要冷蔵。室温に戻したら24時間以内に使用すること。	要冷蔵。室温に戻したら7日以内に使用すること。

取ることができたのである。従って、処方者もこれらの新薬の処方をためらわずに済んだ。

多くの患者は直ちにCGRPでの治療を開始することができたために、処方者・薬剤師は余裕をもって事前承認手続きを始めることができた。

事前承認手続きの具体例として、ここでブルークロスブルーシールドのAimovigの事前承認のリクエストフォームを見てみる[vii]。事前承認の申請に際し、患者情報と処方者の情報の他、フォームに記載された質問に回答しなければならない。質問項目は次の通りである。

1. 患者の診断は何ですか？ 偏頭痛である場合、Aimovig は偏頭痛の予防に使用されましたか？ Aimovig はボツリヌス毒素とのコンビネーションで偏頭痛の予防に使用される予定ですか？
2. 90日分としていくつの注射をリクエストしますか？
3. この患者は過去4か月にわたってAimovigによる継続的な治療を受けましたか(サンプルを除く)？

　いいえ―受けていない場合(治療の開始)：

　a. この患者のベースラインの偏頭痛の頻度は最低1か月に8回ですか？

　b. この患者は以下のいずれかの薬で適切な3か月のトライアルを完了しましたか？：divalproex sodium (Depakote/Depakote ER)、topiramate (Topamax)、gabapentin (Neurontin)、amitriptyline (Elavil)、venlafaxine (Effexor)、beta-blockers (atenolol、metoprolol、propranolol、timolol、nadolol)、nimodipine/verapamil、(事前承認を)リクエストする処方者が適切と考えるその他の偏頭痛予防治療。

　c. この患者は以下のトリプタンのうち少なくとも一つの適切な3か月のトライアルを完了しましたか？：Amerge (naratriptan)、Axert (almotriptan)、Frova (frovatriptan)、Maxalt (rizatriptan)、Relpax (eletriptan)、Imitrex (sumatriptan)、or Zomig (zolmitriptan)

はい―受けていた場合(治療の継続のための事前承認の更新)：

　a. ベースラインから50%以上の偏頭痛の頻度の減少はありましたか？

b. 急性偏頭痛治療薬の使用頻度に減少はありましたか？
　　c. Aimovigはトリプタン製剤を共に使用される予定ですか？

　事前承認の申請用紙に掲載される質問の内容は逐次更新される。新薬の発売スタート直後は質問内容が詳細でない場合が多いが、数か月以内には上述のように新薬での治療が必要か否かを審査する上での質問が整備されてくる。審査する保険会社側は、的を射た情報を簡潔に得ることにより審査を早急に行うことができる。一方、処方者にとっては新薬の治療上の位置づけを深く理解するのに役立つ。

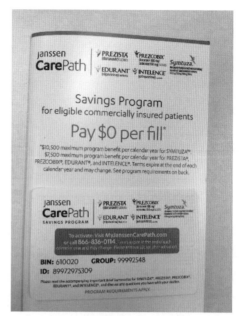

写真1　ジャンセンのコーペイセービングカード（対象となる薬のコーペイを7500ドルから1万500ドル、負担してくれる）

7. 製薬会社のサポート（患者自己負担サポート、患者アシスタント）

　米国のPDLで興味深いのは、製薬会社のサポートの有効活用によっては、ブランド薬を使用した方が、総合的な患者負担が少なくなることがあるという点だ。広く普及している製薬会社のサポートの一例に、コーペイカード（コーペイセービングカード）がある（写真1）。多くの新しいブランド薬には、患者負担軽減をサポートするこのコーペイセービングカードが存在する。対象となる薬の種類は規制薬物、HIV治療薬、リウマチ治療薬、など幅が広い。

　ジェネリック薬を使用すれば最低のコーペイ価格となることが予想されるが、必ずしも無料とは限らない。一方、ブランド薬を使用すればおよそコーペイが生じるものの、製薬会社のコーペイセービングカードを使用すれば、それが軽減されるか、あるいはゼロになることがある（表5）。

　新しいブランド薬は必ずと言ってよいほど保険会社の事前承認が必要となる。従って、製薬会社はそれらを踏まえ、処方者が処方をためらわず、患者がスムーズに薬物治療を開始できるようにコーペイセービングカードを用意している。ただし、コーペイセービングカードは、公的保険を有する人は基本的には対象外である。つまり、メディケア・パートD受給者はコーペイセービングカード使用の対象外となる（表6）。

　コーペイセービングカード以外に、製薬会社は対象薬のブリッジプログラムを実施している場合もある（写真2）。ブリッジプログラムとは、患者が民間医療保険の受給者で、対象薬が事前承認の必要があり、その事前承

表5 コーペイカード/ブリッジプログラムの利用

薬の種類	コーペイの有無	コーペイセービング
推奨ジェネリック薬	民間医療保険ではコーペイが生じる。ジェネリック薬にはコーペイカードはない。	ゼロ、あるいは低いコーペイ
推奨ブランド薬	民間医療保険ではコーペイが生じる。	対象となるブランド薬は製薬会社がおよそ年間7,500ドルの補助を行っているので、患者自己負担は推奨ジェネリック薬より下がることがある
推奨薬以外のブランド薬	事前承認を待たなければ保険適用がない	製薬会社のブリッジプログラムを利用し、コーペイなしで薬を入手できることがある

表6 保険別にみるフォーミュラリーとティアの有無、コーペイカードの使用の可/不可

医薬品に適用される保険の種類	フォーミュラリー	ティア	コーペイカード
民間医療保険	あり	あり	使用可
メディケイド	あり	なし	対象外
メディケア・パートD	あり	あり	対象外

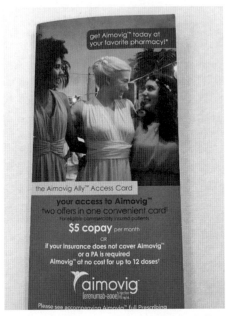

写真2 エイモヴィグ(Aimovig)という薬のブリッジプログラムのカード

認が滞っている間、患者の自己負担を100％カバーするという画期的なものだ。

患者は、ブランド薬での治療が必要である場合、保険適用後のコーペイはティアの低い推奨薬よりも高くなるにしても、製薬会社のコーペイ負担サポートを利用することができた場合、自己負担の軽減が可能となる。

8. まとめ

本稿では米国のフォーミュラリー、PDLの実際について紹介をした。コスト効果の高い薬物治療を行うことは医療費の削減に不可欠であるから、PDLを活用し、効率のよい薬物治療を行わなければならない。一方、患者には最適と考えられる薬がすぐに手に入らない不便さもある。米国の薬剤師はPDLの意味を理解し、各種疾病ガイドラインをふまえ、処方者に適切なコスト効果のある薬物治療アドバイスを行い、患者には最適な薬物治療に関するアドバイスを行う立場にある。

【参考文献】

i. https://www.express-scriptsmedicare.com/pdf/medicare/medicare-part-d-2019-formulary-saver.pdf　エクスプレススクリプトの 2019 年用フォーミュラリーガイド
ii. https://www.uhc.com/content/dam/uhcdotcom/en/Pharmacy/PDFs/100-18271-3T-Trad-1-1-19-v7-FINAL.pdf　ユナイテッドヘルスケアの 2019 年用フォーミュラリーガイド
iii. https://professionals.optumrx.com/content/dam/optum3/professional-optumrx/vgnlive/HCP/Assets/PDF/UHCEnI/Otezla_UHC.pdf　OptumRx 社のオテズラの事前承認申請書
iv. https://ard.bmj.com/content/75/3/499　EULAR ガイドラインのアブストラクト
v. https://www.azblue.com/~/media/azblue/files/pharmacy-forms-mastery-directory/qualified-health-plans/pharmacy-coverage-guidelines-and-precertification-forms/orilissa.pdf　Orilissa 事前承認申請書
vi. https://www.cvsspecialty.com/wps/portal/specialty/patients/learn-about-us/getting-medication/　CVS ケアマークのスペシャルティー薬局のベネフィットの検証サービスに関して
vii. https://www.caremark.com/portal/asset/FEP_Form_Aimovig.pdf　ブルークロスブルーシールドの Aimovig の PA 申請用紙

英国におけるフォーミュラリーマネジメント

Assistant Professor in International Pharmacy, School of Pharmacy, University of Nottingham, UK　荒川 直子（あらかわ なおこ）

1. 英国医療制度と薬剤給付

1.1 英国の地域

英国は、正式名称を「グレートブリテンおよび北アイルランド連合王国(United Kingdom of Great Britain and Northern Ireland)」といい、イングランド、ウェールズ、スコットランド、北アイルランドの4つの地域に分かれている。首都ロンドンがあるイングランドでは中央議会が、また、他の3つの地域では地方議会が政治を行っている。英国国営医療サービス(NHS：National Health Service)も各地域によって運営されており、その運営方法も地域によって若干違いがある。

1.2 NHS

NHSは「ゆりかごから墓場まで」という呼びかけの下、1948年に設立された。NHSは全ての国民の医療ニーズを満たすよう包括的で、支払い能力にかかわらず全ての国民が普遍的に、そして使用時に無料で医療サービスを利用できることを基本原則としている[1]。NHSは主に租税による一般財源と国民保険により運営されている。4つの地域のうちイングランドでは処方箋医薬品（一律8.60ポンド/薬剤―2019年2月現在）が、また英国全土では歯科医療費が有料となっており、NHS全体予算の約1.1%（2015年度）を補っている[2]。このイングランドの処方箋医薬品の料金は、薬局で処方箋を介した薬剤を受けるときにかかるものであり、病院やGP診療所で使用する薬剤、もしくはある一定の条件に該当する者（例：16歳以下、もしくは60歳以上）に係る薬剤は、その費用負担が免除される[3]。英国における医薬品の処方は、決められた医薬品（例：特許が切れていない新薬、インスリン、麻薬など）以外は一般名処方と決められている。これにより、各病院や地域薬局、もしくは地域全体での価格検討を基にした薬剤の購入が可能となっている。

1.3 医療へのアクセス

NHSは、一次医療(Primary care)、二次医療(Secondary care)、三次医療(Tertiary care)に分かれている。一次医療では、家庭医(GP：General Practitioner)、歯科医、薬剤師による医療サービスが行われる。国民は自身の住居エリアにあるGP診療所へ登録し、健康上に問題があればGPにかかるのが通常で

ある。症状がGPの診療範囲を超えた場合は、地域内の二次医療の病院へ紹介される。三次医療は高度専門医療を担っており、通常二次医療病院からの紹介により医療が提供される。

1.4 医療サービス地区エリアと薬剤予算配分

NHSのサービスがイングランド、ウェールズ、スコットランド、北アイルランドで異なる運営をされていることは上述しているが、NHSを介した医療提供のエリアははさらに細かく分かれている。こうしたエリアは医療サービス予算や薬剤予算の配分にも関係してくる。医療予算は、NHSから直接医療機関へ分配されるものと、地域医療診療委託グループ（CCG：Clinical Commissioning Group）へ分配されるものがあるが、これは医療サービスの提供地区エリア毎に予算配分を検討するためである。

CCGはその地域の医療サービスを計画し、各医療プロバイダーへサービス提供の委託をする、GPを主体としたグループである。現在イングランドには195のCCGが存在する[4]。CCGは行政区域よりも小さく、著者のいるノッティンガムシャー（Nottinghamshire）という行政区域には7つのCCGが存在する。CCGは、主に一次医療における医療サービスと薬剤予算、そして一部の二次医療サービスや緊急医療の予算配分を担う。

1.5 NICE

英国における医薬品の選択には、国立臨床評価研究所（NICE：National Institute of Health and Care Excellence）の医薬品評価が高い影響力を持つ。NICEはNHSへのアクセスとその質に対する地域差を減らすため、英国での医療標準を作成している。医薬品に関しては、臨床ガイドライン（CG：Clinical Guidelines）と技術評価ガイダンス（TA：Technology appraisals guidance）がある。TAは臨床効果と経済評価を合わせ、NHSでの使用に関する勧告を行うものである。このTAにおいて推奨された医薬品は、NICEによる発表後3ヶ月以内に各医療機関のフォーミュラリーに収載し、患者に使用できるよう調整する必要がある[5]。

2. 英国におけるフォーミュラリー

英国におけるフォーミュラリーは、医療機関の医薬品管理とガバナンスシステムの基礎となるものである[6]。その使用方法は地域によって変わるものの、多くは質と費用対効果の高い薬物治療を提供するために、他の政策や戦略と共に積極的に使用されている。

フォーミュラリーは、基本的に医薬品リストとその医薬品の処方や使用に関する情報、そして治療基準ガイドラインを含む。これは、医薬品治療と費用対効果の向上には、フォーミュラリー収載医薬品と治療基準ガイドラインに一貫性があることが重要であるからであり、WHOでも推奨している[7]。

英国には英国全体のナショナル・フォーミュラリーと、ローカル・フォーミュラリーがあり、以下に説明する。

2.1 ナショナル・フォーミュラリー

英国にはBritish National Formulary（BNF）という、NHS全体で使用されているナショナ

ル・フォーミュラリーがある。BNFは、英国全ての医療従事者にとって毎日の診療・臨床業務をする上で欠かせないフォーミュラリーであり、薬剤師にとっては学生時代からの「親友」と呼ぶべきものである。BNFは英国医師会（BMA：British Medical Association）と英国王立薬剤師協会（RPS：Royal Pharmaceutical Society）の共同出版物であり、RPSの出版部門であるPharmaceutical Pressから発行されている。BNFは大人・小児用の情報を含むが、小児専門のBNF for Childrenも発行されている。

BNFのコンテンツは、RPSの出版部門に在籍する薬剤師（もしくは薬学部卒業者）で構成されるチームによって作成される。その内容は、英国歯科医師会（British Dental Association）と英国保健省の代表者を含むDental Advisory Groupや他専門家により監督を受ける。その後、英国医薬品規制庁（MHRA：Medicines and Healthcare products Regulatory Agency）や英国保健省などからの代表者を含む薬剤師・医師・看護師、そして一般人を含む合同フォーミュラリー委員会によって承認される。

BNFは多くの情報を基に作成されており、主に製薬会社の薬剤情報、論文の批判的評価、NICEや他地域の同等機関（All Wales Medicines Strategy Group, Scottish Medicines Consortium, Scottish Intercollegiate Guidelines Network）の臨床ガイドライン、世界中の教科書や参考文献、英国薬事法規やMHRAからの薬剤安全情報など様々な情報を基にNHSでの使用可能薬剤等について体系的にまとめられている[8]。基本的にNHSで使用できる医薬品が収載されているが、調剤しても払い戻しがされない薬剤や高額医薬品に対する英国での規制等も記載されている。

BNFは本としての紙媒体と、オンライン版としての電子媒体のものがある。本としてのBNFは年2回（3月と9月）に改定され、BNF for Childrenは年1回の改定である。その中でも9月改定版はNICEにより買い取られ、NHS各医療機関へ配布される。オンライン版は有料版と無料版があり、有料版はMedicines Complete（RPS出版部門による医薬品情報ポータル）もしくはNHS仕様が発行されている。薬剤情報等の改訂は毎月有料版にて発信される。無料版はNICEによりオンラインで発信されており、携帯やタブレットでもアプリを通して閲覧することが可能である。BNFは本についてもオンライン版についてもNICEを通して国が配布・普及に携わっていることから、英国全体で共通したフォーミュラリーとして定着している。

2.2 ローカル・フォーミュラリー

ローカル・フォーミュラリーは、NICEにより「医療経済、医療サービス、医療機関における治療の一貫した導入、使用、取り消しを支援する過程の生産物」と定義されている[9]。ローカル・フォーミュラリーはそのサイズ、カバーする地域範囲、構成内容に差がある。共通する点について、ローカル・フォーミュラリーの必要性、医療レベル別フォーミュラリーの違い、そしてフォーミュラリーの管理要件と管理手順を以下に説明する。

2.2.1 ローカル・フォーミュラリーの必要性

ナショナル・フォーミュラリーが存在する

表1 ローカル・フォーミュラリー作成時に検討すべき要素[6]

医薬品選択・制限関連要素	理由	例
1. 特殊設備、スキル、トレーニングを必要とする高度専門医療に使用する医薬品	地域によって異なる医療施設や設備を保持	抗がん剤、麻酔、集中治療等
2. 経験を積んだ医師による使用許可を必要とする高価格医薬品	医師の臨床領域や経験年数、地域の医薬品処方関連予算	第一、第二選択薬から外れた抗生剤の使用等
3. 限られた臨床ケースのみで使用される医薬品	医師の臨床領域や経験年数、医療施設や設備の有無	コンサルタント心臓外科医のみによって使用される医薬品等(例：Ivabradine)
4. 適用外医薬品	NICEでは適用外医薬品はTAの範囲外	

中、ローカル・フォーミュラリーはなぜ必要なのか。それには(1)費用対効果向上・購入能力、(2)地域医療デザイン、(3)管理、(4)教育の4つの理由が挙げられる。

2.2.1.1 費用対効果向上・購入能力

医薬品治療における費用対効果向上は、フォーミュラリー作成・管理における第一の理由に挙げられるであろう。地域で限られたフォーミュラリーを作成・管理して直接病院や薬局の医薬品ストックと連結させることで、余剰・期限切れ医薬品の廃棄量を減少させ、地域の医療経済へ影響を与えるほか、医療機関間での治療の移行をスムーズに行うことが可能となる。また、ナショナル・フォーミュラリーやガイドラインは全国的な医薬品価格に基づき策定されるが、ローカル・フォーミュラリーは地域での価格に基づき策定されるため、医薬品によってはその費用対効果の計算結果が変わることもある[6]。

ローカル・フォーミュラリーの地域的な経済効果は、その地域の医薬品処方関連予算にも大きく関わる。地域の医療状況によって予算は組まれるものの、予算内で医薬品を購入するに当たり、NICEで推奨されるガイドライン通りの医薬品提供が不可能な場合もあ

る。そのため、ローカル・フォーミュラリーはその地域の費用対効果向上だけでなく、その地域の医薬品購入能力に合わせた医薬品選択を可能とする[6]。

2.2.1.2 地域医療デザイン

必要とされる医薬品は、その地域の医療サービスデザインや医療ニーズによって変わる。Reynoldsら[6]によると、表1に示される4つの要素がローカル・フォーミュラリー作成時の医薬品選択・制限に関わる。

2.2.1.3 管理

英国で医薬品管理をする上で、ローカル・フォーミュラリーは様々な点で役立っている。ローカル・フォーミュラリーの医薬品リストを医薬品在庫と連結させることで、在庫管理ができることは上述した。

その他に、ローカル・フォーミュラリーは医薬品の承認や承認取り消し管理をスムーズにするためのプラットフォームの役割を果たす。NICEの技術評価ガイダンス(TA)発表時には、それに合わせたタイムリーで確実な推奨医薬品の導入が必要である[10]。また、NICEのTAには時間がかかるため、地域での処方動向やエビデンスの発表に基づいて、

先にローカル・フォーミュラリーに費用対効果の高い医薬品を導入することが可能である。新薬がNICEのTAをするほどに革新的でない場合には、ローカル・フォーミュラリーを作成・管理する際にエビデンスに基づいて導入することができる[6]。

ローカル・フォーミュラリーは抗菌薬管理でも重要な役割を果たす。昨今、抗菌薬耐性菌の出現により使用可能な抗菌薬が少なくなっているとの世界的な危機が叫ばれているが、これは一次医療、二次医療における抗菌薬の不適正使用が主な原因である[11]。これを防ぐためにはエビデンスや地域の保菌状況や感染状況に対応し、信頼できる抗菌薬ローカル・フォーミュラリーが必要不可欠である[6]。

2.2.1.4 教育

ローカル・フォーミュラリーの作成・管理は、医療従事者、患者・地域住民への体系的な教育機会を提供する。ローカル・フォーミュラリーを作成・管理するには、相当量の情報やエビデンスを収集し分析する必要がある。その批判的評価の過程は医療従事者への重要な教育機会となる。さらに、類似医薬品名を有する異なる薬剤の収載を控えることによって、医薬品処方・調剤過誤を減らすための教育機会にもなる[6]。また、この分析情報を使用し、処方薬の選択や抗菌薬管理に関する患者や地域住民への組織的な情報提供が可能となる[12]。

2.2.2 医療レベル別ローカル・フォーミュラリー

英国におけるローカル・フォーミュラリーは主に3種類ある。主に二次医療を担う各病院で作成されるフォーミュラリー、一次医療であるGPが使用するフォーミュラリー、一次・二次医療機関が共同で作成するジョイント・フォーミュラリーである。

英国におけるローカル・フォーミュラリーの作成は1940年代から各病院で始まった[13]。その各病院でのフォーミュラリー作成は徐々に広がりを見せ、医薬品治療における費用対効果と安全性の向上とともに、医薬品使用とその支出のモニタリングの目的も果たしてきた[14]。

ローカル・フォーミュラリーの作成はGPにも広がり、1980年代より各GP診療所でフォーミュラリーが作成されるようになる[15]。合理的で費用対効果の高い処方を広めるためにも、保健省も地域でのフォーミュラリー作成を推奨した[15,16]。

病院、GPでのフォーミュラリー作成が行き渡ると、今度は病院(二次医療)とGP(一次医療)のジョイント・フォーミュラリーが作成されるようになる。GPにおける処方の16～20%が地域内病院によって開始された医薬品の継続治療であり、またフォーミュラリー掲載医薬品の40%が地域内病院の取り扱い医薬品の影響を受けていることから、ジョイント・フォーミュラリー作成は合理的な医薬品選択、廃棄医薬品の削減、地域における医薬品の経済的、効果的な使用を目的とした論理的なステップであると、Grantは評している[17]。

この3つの医療レベル別フォーミュラリーの各レベルでそれぞれ監督するグループがあり、以下に紹介する。これらのグループはフォーミュラリーの作成・管理だけではな

く、より広く合理的、安全で、費用対効果の高い医薬品治療の普及に寄与している[6]。

2.2.2.1 一次医療：GPフォーミュラリー

多くのGPフォーミュラリーは、現在、CCGエリア全体で一次医療用のフォーミュラリーとして作成され、CCG Medicines Management Team（MMT）によって作成・管理されている。歴史的に各GP診療所で作成しているところもあるが、近年CCGエリア毎に処方関連予算が設定されることから、各CCGエリアにてGPフォーミュラリーの作成・管理がされるようになった。

GPフォーミュラリーが作成され始めた当初は、政府からの推奨にもかかわらず、普及は遅かった。それはフォーミュラリー作成と管理に時間がかかるためである。この問題を解決するために、地域薬局の薬剤師の介入が推奨された[16]。現在ではCCG MMTに必ず薬剤師が参加しており、フォーミュラリー作成と管理に携わることで、医薬品の費用対効果、合理性、フォーミュラリーの管理・使用等の知識の普及に寄与している。

GP診療所では処方箋を出すことはあっても調剤することがないため、フォーミュラリーの順守は難しく感じる。しかしながら、CCG処方関連予算を守る必要からCCG MMTにより各GP診療所の処方情報が定期的に調査され、またフォーミュラリーを地域のガイドラインに合わせて作成することでフォーミュラリーの順守の度合いを引き上げている。

2.2.2.2 二次医療：病院フォーミュラリー

病院におけるフォーミュラリーは、各病院におけるDrug and Therapeutics Committee（DTC）によって作成・管理されている[6]。この委員会は多くの国で取り入れられており、世界保健機関（WHO：World Health Organization）でも委員会の設立に関してガイドラインを発表している[7]。

DTCは、病院の医薬品関連指針の作成にも関わっており、フォーミュラリーの作成・管理と合わせて、病院全体の医薬品処方の改善に取り組む[18]。

病院フォーミュラリーは、その病院内での医薬品在庫リストの役割も示す。そのため、合理性、安全性、費用対効果から検討されたフォーミュラリーとそれに合わせた医薬品在庫によって、病院の経済的取り組みに寄与している。

2.2.2.3 一次・二次医療：ジョイント・フォーミュラリー

決められた地域の一次・二次医療をカバーするフォーミュラリーはジョイント・フォーミュラリーと言われ、Area Prescribing Committee（APC）によって作成・管理されている。著者の働くノッティンガムシャーという行政区域では7つのCCGをカバーするジョイント・フォーミュラリーがある。このジョイント・フォーミュラリーを作成・管理するノッティンガムシャーAPCは、GP診療所、地域内病院、CCG、地域医療サービス、パブリックヘルス機関、地域薬局薬剤師、患者の代表者達からなるグループである[19]。このグループはノッティンガムシャーで使用推奨

される医薬品に関する決定権を持っており、地域内病院、GP診療所、薬局の全てがこのフォーミュラリーを基に処方し、医薬品の購入を行う。

　ノッティンガムシャーのジョイント・フォーミュラリーは、地域特有の医療問題に特化した医薬品選択ができるだけでなく、病院間、病院・GP診療所間での治療の移行時に医薬品治療の互換がスムーズであることが特徴である。これにより、入院時の患者持参薬の使用、退院時の処方薬継続等、治療の移行による医薬品の廃棄やミスを減らすことができる[17]。ノッティンガムシャーのジョイント・フォーミュラリーはオンラインで閲覧可能であり、患者自身も内容を確認することが可能である[20]（図1）。

2.2.3　ローカル・フォーミュラリーの管理要件

　英国におけるローカル・フォーミュラリーは、地域によって質の違いがあると指摘されていたが、2014年にNICEから「Developing and updating local formularies」[9]というガイドラインが発表されたことにより、これに基づいて一定の基準で作成・管理されるようになった。ローカル・フォーミュラリーを作成・管理するために、必要とされる要素を他資料と合わせて以下に示す。

2.2.3.1　協働環境の整備

　ローカル・フォーミュラリーの作成・管理には薬物治療に関連する全ての職種と関連機関の関与が必須である[9]。これは関連職種・機関間でのフォーミュラリー収載医薬品やガイドラインへのコンセンサスを得るた

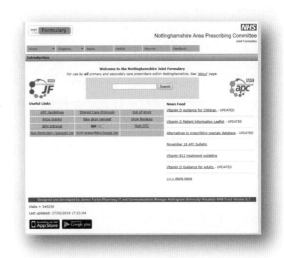

図1　ノッティンガムシャーのジョイント・フォーミュラリー[20]

めである。このコンセンサスを得ることでフォーミュラリー保持・使用に対する責任感を持ち、フォーミュラリー収載医薬品使用への順守を促すこととなる[6,17]。

　さらに、フォーミュラリーの作成・管理に関わる委員会（例：CCG MMT、DTC、APC）の参加者は、上級レベル、もしくは意思決定に関わる医療従事者であることも重要である。これは、フォーミュラリー作成後に、処方医の処方内容に影響を与える必要があるためである[6]。

　この協働環境を保つためには、厳密で透明性のあるフォーミュラリー作成・管理過程を確保することが必要である。フォーミュラリーが常に最新で、信頼ある情報を提供することで、使用する処方医や関連施設の責任感を促す[6]。

2.2.3.2　フォーミュラリー薬剤師

　フォーミュラリー作成・管理関連委員会において、フォーミュラリー薬剤師の配置と参

加はなくてはならないものである。フォーミュラリー薬剤師はフォーミュラリー作成とレビューを行うために必要な知識や能力を提供するだけでなく、常に最新のフォーミュラリーが関連施設に行き届き使用されるよう関連部署と連携する役目を負っている[17]。WHOによるDTC設立ガイドラインでも、処方関連業務に関する医薬品ポリシーやフォーミュラリー作成・管理において薬剤師の活用を推奨している[7]。

2.2.3.3　処方関連政策の整備

GPのフォーミュラリーには医薬品在庫リストとの関連性がないため、フォーミュラリー医薬品使用の順守がされにくかった。その状況を打破するため、CCGによる予算配分をし、GP主体で地域の医療提供をするよう政策が整備された[17]。これにより、一次・二次医療共同で使用するジョイント・フォーミュラリーの作成が推奨され、患者の治療をスムーズにするためにフォーミュラリー順守が為されるようになった。

また、各CCGは処方インセンティブスキーム（Prescribing incentive scheme）を整備しており、フォーミュラリーに準じた処方を行うことで医療機関に報酬が与えられるというインセンティブが提供される。処方医の処方内容を変更するのは困難であるが、政策整備をすることによってフォーミュラリーの使用を促すことが重要となる。

2.2.3.4　継続資金

フォーミュラリーを作成し、常に最新に保つためには、継続した資金が必要となる。これにはフォーミュラリー作成・管理に関わる人件費、フォーミュラリーの印刷版・オンライン版の作成・管理費等が含まれる[17]。

2.2.3.5　モニタリング

変化のないフォーミュラリーは、処方関連実務や内容に良い影響を与えることは少なく、フォーミュラリーとしての価値を急速に失う[6]。そのため、フォーミュラリーのモニタリングや再評価は不可欠である。

その中でも、フォーミュラリー収載医薬品使用に対するモニタリングは、収載医薬品選択の再評価[6]、情報の有用性や合理性[17]、また処方関連実務の向上[7]に役立つ。

2.2.4　ローカル・フォーミュラリー管理手順

英国のローカル・フォーミュラリーは、NICEガイドライン[9]に沿って作成・管理するよう推奨されている。ここでは、特に一次・二次医療共同で使用するジョイント・フォーミュラリーを例にとり、ローカル・フォーミュラリーの収載医薬品の取り扱い、フォーミュラリー管理手順、フォーミュラリー薬剤師について紹介する。

2.2.4.1　収載医薬品の取り扱い

ジョイント・フォーミュラリーは一次・二次医療機関が共同で使用するため、一般的な医薬品から専門医療に使用する医薬品まで多様な薬剤が収載されている。専門医療に使用する医薬品がGPで使用されることのないよう、ジョイント・フォーミュラリーでは信号機システム（TLS：Traffic Light System）を使用している。

TLSとは、フォーミュラリー収載医薬品の

表2 ノッティンガムシャーのジョイント・フォーミュラリーのTLC区分[19]

信号機色分け	使用制限
赤	病院・専門医の処方のみ。これは病院のみで医薬品が提供可能であるか、使用時に特別なモニタリングが必要であることを示す。
黄色1	病院、GP、もしくは医師ではない独立処方権を持つ医療従事者により処方可能。使用時に入念なモニタリングが必要であることを示す。
黄色2	病院より助言を受けてから、もしくは病院入院中に処方が開始されてからGPにより処方可能。
黄色3	GP、もしくは医師ではない独立処方権を持つ医療従事者により、地域の専門医ガイドラインに沿って処方可能。
緑	病院、GP、もしくは医師ではない独立処方権を持つ医療従事者により処方可能。
灰色1	よほどのことがない限り処方すべきでない医薬品
灰色2	灰色1より強い勧告。患者への効果を示すエビデンスがないため、この区分の医薬品の処方を推奨しない。

医療レベルに応じて区分け、制限をするシステムである。収載医薬品ごとに信号機の色分けがされており、これにより不適切な医薬品処方や処方関連コストを抑えることができる。また、医薬品によってはCCGの処方予算ではなく、直接NHSから医療委託されるものもあるため、医薬品使用制限は重要である。

著者が住むノッティンガムシャーのジョイント・フォーミュラリーでは、表2の通り色分けされている。

2.2.4.2 医薬品収載・収載取り消し過程

フォーミュラリーは生き物である。常に最新の処方データと薬物治療を反映し続けなければならない[17]。そのため定期的に医薬品の新たな収載や取り消しが必須となるが、この過程は厳密で透明性を保つ必要がある[9]。これは該当フォーミュラリーの使用にあたり、該当処方医がその薬物治療に合意する必要があるためである。

新規医薬品収載には(1)NICE TAにより推奨された医薬品、(2)処方医より申請された医薬品で一次医療、もしくは一次・二次医療共に使用、(3)処方医より申請された医薬品で二次医療のみで使用、の三通りがある。

(1)のNICE TAで推奨された医薬品は、医療機関で対象治療を提供している場合は、90日以内にフォーミュラリーに収載し、使用できるようにしなければならない。反対にNICE TAで推奨さなかった医薬品は、フォーミュラリーから収載を取り消すよう対象フォーミュラリー管理グループで議論しなければならない。

上記(2)、(3)の医薬品収載の場合は、図2に示したノッティンガムシャーのジョイント・フォーミュラリーの医薬品収載過程のようになる。

(2)の一次医療、もしくは一次・二次医療共に使用する医薬品の場合は、関連医療機関ステークホルダーによるエビデンスのレビューを経て、APCの下部組織であるジョイント・フォーミュラリー・グループにより収載の有無について議論を行う。議論内容を基に、APCにより収載の有無とフォーミュラ

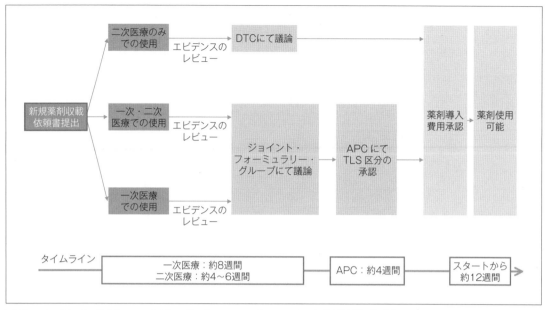

図2 ノッティンガムシャーのジョイント・フォーミュラリー新規薬剤収載過程

表3 医薬品収載時に検討すべき事項[9]
- 患者への安全性
- 患者の治療に対する影響
- 新規医薬品が市場に出回るまでの時間
- 疾患の重症度と影響を受ける患者の数
- 臨床的効果
- 治療の乖離、他に提供可能な治療
- 費用対効果
- 資源への影響(例：バイオシミラー医薬品)
- 地域における現在の医療における不適切な多様性

リー収載時のTLS区分について承認を受ける。その後、該当医療機関で医薬品導入における資金の承認を受け、合意したガイドラインに沿って医薬品使用が可能となる。

(3)の二次医療のみで使用する医薬品の場合は、APCを通さず、該当医療機関にあるDTCでエビデンスのレビューと医薬品収載の有無について議論を行う。使用承認を受けると、フォーミュラリーに収載の上、医薬品導入資金の承認、そして医薬品使用可能となる。

(2)、(3)の場合、申請から医薬品使用可能となるまでに約12週間かかる。

医薬品収載に関わるエビデンスのレビューや関係グループによる議論では、表3の観点より評価することがNICEにより推奨されている。

2.2.4.3 フォーミュラリー薬剤師

英国でフォーミュラリーの作成・管理をするには、フォーミュラリー薬剤師の存在が不可欠である。フォーミュラリー薬剤師は、安全で合理的な薬物治療に関する専門知識を有し、該当医薬品の臨床効果や費用対効果に関するエビデンスをレビューする技能を持つ。二次医療機関である病院であれば医薬品情報を担当する部署に在籍することが多く、一次医療であるGP診療所を対象としたGPフォーミュラリーの場合は地域薬局薬剤師がフォーミュラリー薬剤師として担当することもある。

現在は通常、各病院に一人ずつ、いくつか

のCCGでフォーミュラリー薬剤師を配置している。また、全国的、もしくは地域の医薬品情報センターでもフォーミュラリー薬剤師を配置しているが、大抵はいずれかの病院に配置されている。

フォーミュラリー薬剤師になるための公式なトレーニングはなく、通常は医薬品情報部門で働く薬剤師達が徐々に経験と継続的な専門能力開発を経てフォーミュラリー薬剤師となる。NHSの医薬品情報をまとめるUK Medicines Information(UKMi)がMI workbookやオンライン・トレーニングを提供しており、年次学会も開催されている[21]。このUKMiのローカル・センターは病院に配置されていることが多く、フォーミュラリー作成・管理を支援している。

フォーミュラリー薬剤師の存在は、ローカル・フォーミュラリーのレビュー・管理に欠かせない。そのため、その雇用に関しては病院やCCGの予算に組み込まれることが多い。

3. まとめ

本稿では、英国の医療システムと共に、英国におけるフォーミュラリーについて述べた。税収を主にした医療財源でNHSを動かす英国では、合理的で費用対効果の高い医薬品治療は最重要課題である。

英国ではナショナル・フォーミュラリーとローカル・フォーミュラリーが存在するが、ローカル・フォーミュラリーは地域毎に処方予算が組まれる英国では医療財源を有効利用するための鍵となる。その中でも、地域の一次・二次医療が共同でフォーミュラリーを作成・管理するジョイント・フォーミュラリーが現在主流となっており、地域の医療経済を支えるだけでなく、一次・二次医療機関間でのケアの移行をスムーズにし、医薬品の廃棄や患者の処方薬に関する混乱を防ぐためにも役立っている。フォーミュラリーを作成・管理する上で、フォーミュラリー薬剤師の存在は不可欠であるが、こうしたフォーミュラリー薬剤師の活躍は、日本の薬剤師の今後の発展の助力となるものと考える。

フォーミュラリーの作成・管理には、厳密で透明性があり、エビデンスに基づく医薬品評価が重要である。英国では長年の経験から得たフォーミュラリー作成・管理に関するガイドラインも作成されており、日本の今後のフォーミュラリーの作成・管理に役立つと考える。

謝辞

本稿では、フォーミュラリー薬剤師について、Royal Derby HospitalのフォーミュラリーDominic Moore氏に協力いただいた。この場をもって感謝申し上げる。

【参考文献】
1) NHS Choices. *About the NHS*. 2015[cited 2017 11 Oct]；Available from：http://www.nhs.uk/NHSEngland/thenhs/about/Pages/nhscoreprinciples.aspx.
2) King's Fund. *How the NHS is funded*. 2017[cited 2018 24 Dec]；Available from：https://www.kingsfund.org.uk/

projects/nhs-in-a-nutshell/how-nhs-funded.
3) NHS Choices. *NHS in England : help with health costs.* 2017[cited 2017 18 Oct] ; Available from : https://www.nhs.uk/NHSEngland/Healthcosts/Pages/Prescriptioncosts.aspx.
4) NHS Clinical Commissioners. *About CCGs.* 2018[cited 2018 24 Dec] ; Available from : https://www.nhscc.org/ccgs/.
5) National Institute for Health and Care Excellence. *NICE tecnology appraisal guidance.* 2018[cited 2018 25 Dec] ; Available from : https://www.nice.org.uk/About/What-we-do/Our-Programmes/NICE-guidance/NICE-technology-appraisal-guidance.
6) Reynolds, J. M., O. Fajemisin, and S. Wilds, *Local formularies.* British Journal of Clinical Pharmacology, 2012. 74(4) : p.640-643.
7) Holloway, K. and T. Green, *Drug and Therapeutics Committees : A practical guide.* 2003, World Health Organization : Geneva.
8) BMJ Group and Royal Pharmaceutical Society, *British National Formulary.* 2018, London : Pharmaceutical Press.
9) National Institute for Health and Care Excellence. *Developing and updating local formularies.* 2014[cited 2018 23 Dec] ; Available from : https://www.nice.org.uk/guidance/mpg1.
10) Liddell, A., M. Ayling, and G. Reid, *Innovation Health and Wealth : Accelerating Adoption and Diffusion in the NHS.* 2011, Department of Health, NHS Improvement & Efficiency Directorate, Innovation and Service Improvement : London.
11) Hand, K., *Antibiotic stewardship.* Clinical Medicine, 2013. 13(5) : p.499-503.
12) Management Sciences for Health, *MDS-3 : Managing Access to Medicines and Health Technologies.* 2012, Management Sciences for Health : Arlington.
13) Brown, A. W., C. W. Barrett, and A. Herxheimer, *Hospital Pharmacy Committees in England : Their Structure, Function, and Development.* British Medical Journal, 1975. 1(323-326).
14) Turner, P., *Local Formularies and Good Patient Care.* British Medical Journal, 1987. 288 : p.348.
15) *Constructing a practice formulary : a learning exercise.* Drug and Therapeutics Bulletin, 1991. 29(7) : p.25-6.
16) Hughes, C. M. and G. McFerran, *Pharmacy involvement in formulary development : community pharmacists' views.* International Journal of Pharmacy Practice, 1996. 4 : p.153-155.
17) Grant, R., *Joint drug formularies : are they worth developing?* Prescriber, 2006. 5 : p.28-34.
18) George, C. F. and D. E. Hands, *Drug and Therapeutics Committees and Information Pharmacy Services : The United Kingdome.* World Development, 1983. 11(3) : p.229-236.
19) Nottinghamshire Area Prescribing Committee. *Frequently asked Questions about the Nottinghamshire Area Prescribing Committee and the Nottinghamshire Joint Formulary.* 2016[cited 2018 23 Dec] ; Available from : https://www.nottsapc.nhs.uk/media/1002/apc-faq-for-patients.pdf.
20) Nottinghamshire Area Prescribing Committee. *Nottinghamshire Joint Formulary.* 2019[cited 2019 28 Feb] ; Available from : http://www.nottinghamshireformulary.nhs.uk/.
21) UK Medicines Information. *About UKMi.* 2006[cited 2019 Jan 5] ; Available from : http://www.ukmi.nhs.uk/ukmi/about/default.asp?pageRef=1.

DRUGDEX® を活用した
フォーミュラリーマネジメント
～作成から更新～

福井県済生会病院薬剤部　上塚 朋子（うえづか ともこ）

　フォーミュラリー作成にあたっては、エビデンスに基づいた医薬品情報の提供という薬剤師の役割が重要となる。各医薬品の添付文書やインタビューフォーム、審査報告書等を情報源として用いるのは基本だが、各種臨床試験の論文からの情報が必要になることも多い。本章では、情報収集に有用な医薬品情報源の一つであるIBM Micromedex® DRUGDEX®を利用し、フォーミュラリー作成の場面別にどのような活用ができるかを紹介する。

IBM Micromedex® DRUGDEX® とは

　IBM Micromedex® DRUGDEX®[1)]は包括的な医薬品情報の有料データベースで、米国をはじめとした海外では信頼性の高い情報源として評価が高く、広く利用されている。情報の更新は、世界中で発表される医学論文やFDA（アメリカ医薬食品局）等の機関からの情報をもとに、専門のスタッフにより頻繁に行われている。

　操作自体は一般の検索エンジンと同様に、トップページの検索窓（図1）に調べたい医薬品の一般名を英語で入力すれば、その薬剤の情報（モノグラフ）ページに移動することができる（図2）。そこからは、左側に記載されている列から、自分の必要とする項目をクリックすることで、右側に内容が表示される。情報を見やすくするために、内容は上部のタブによって、"Quick Answers"と"In-Depth Answers"に分かれており、情報の概要をつかむ場合は前者、それらの詳細を知りたい場合は後者といったように、必要に応じて使い分けるとよい。

　IBM Micromedex® DRUGDEX®はすべて英語であることから、手強いと感じるかもしれないが、使ってみると思ったより簡単という感想を多く耳にする。便利な機能として、予測入力機能が搭載されており、例えば、エンパグリフロジンを調べようと思い、"empag"R"iflozin"と綴りを間違えて入力した場合、検索結果は、Did you mean：empagliflozin, dapagliflozin？　と似たような薬剤を候補として挙げてくれるので、正しい綴りの"empagliflozin"をクリックすることでエンパグリフロジンのページにたどり着ける。また、最初のアルファベットを数文字入力すると、検索窓の下側に候補薬剤が表示されるた

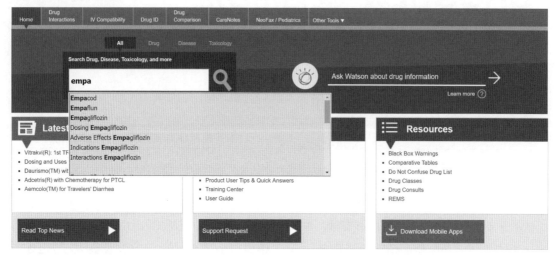

図1　トップページ検索窓

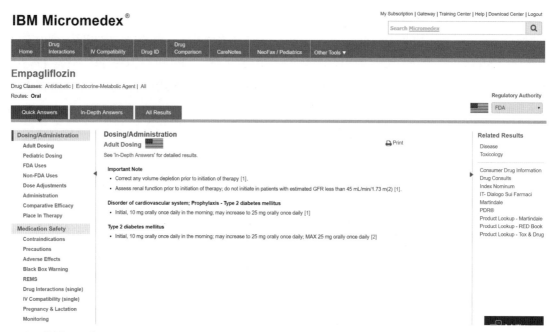

図2　薬剤モノグラフ

め、すべてをタイプせずに選択することもできる。左列の各項目の英単語に関しては、添付文書の項目のようなものなので、すぐに慣れることができる。

　掲載されている情報量は膨大だが、必要とする情報を探し出せれば、読まなければならない英文の分量は多くなく、英語の医学論文を読むことと比べれば負荷は少ない。

　信頼性が高いといわれる理由の一つは、それぞれの項目に根拠となった引用文献が明

表1 DRUGDEX® 薬剤モノグラフ項目一覧

Dosing/Administration	Medication Safety	Mechanism of Action	About
Adult Dosing	Contraindications	Mechanism of Action	How Supplied
Pediatric Dosing	Precautions	Pharmacokinetics	Drug Properties
FDA Uses	Adverse Effects	Pharmacokinetics	Storage & Stability
Non-FDA Uses	Black Box Warning	Patient Education	Trade Names
Dose Adjustments	REMS	Medication Counseling	Regulatory Status
Administration	Drug Interactions	Patient Handouts	References
Comparative efficacy	Ⅳ Compatibility	Toxicology	
Place in Therapy	Pregnancy & Lactation	Clinical Effects	
	Monitoring	Range of Toxicity	
	Do Not Confuse	Treatment	

記されており、医学論文が出典の場合はPubMedへのリンクが貼られていることである。必要に応じて原著論文にあたることが容易である。

項目別の詳細

各薬剤に関して、掲載されている項目は"Dosing/Administration"、"Medication Safety"、"Mechanism of Action"、"Pharmacokinetics"、"Patient Education"、"Toxicology"、"About"の7つのカテゴリーに分類されており、その中の小項目は表1のとおりである。特に、日本で利用するうえで重宝すると考えられる項目について、少し掘り下げて解説する。

1. Dosing/Administration：Comparative Efficacy（有効性の比較）

該当薬剤と他剤を比較した臨床試験のデータが簡潔にまとめられている（図3）。参考文献も明記され、PubMedへのリンクも張られている。

試験の概要のみで、詳細な患者背景等は含まれていないが、試験の解釈に関して注意が必要なポイントについては、適切にコメントされているので、自分で原著論文を評価する際の参考にできる。発売元の製薬企業からの情報提供とは一味違うことも多い。

2. Dosing/Administration：Place in Therapy（治療の中での位置付け）

治療における薬剤の位置付けがまとめられている（図4）。例えば、1次治療として使用されるのか、何らかの1次治療の後に2次治療として使用されるのか、その他併用されうる薬剤も簡単に説明されている。該当するガイドラインがあれば、参考資料として提示されている。

審査報告書には臨床上の位置付けについて情報が記載されているものの、添付文書、インタビューフォームはいずれも1つの薬剤についての情報のみで、他剤との関連性や使用対象となる患者のイメージがつかみにくい。

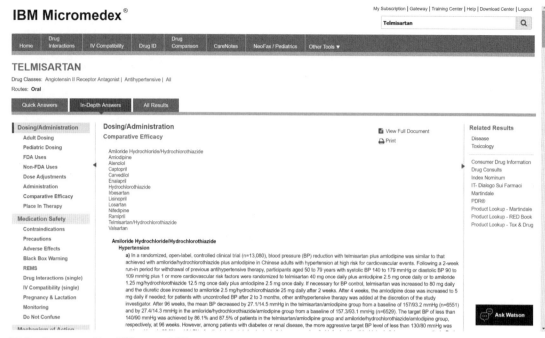

図3　Comparative Efficacy の例

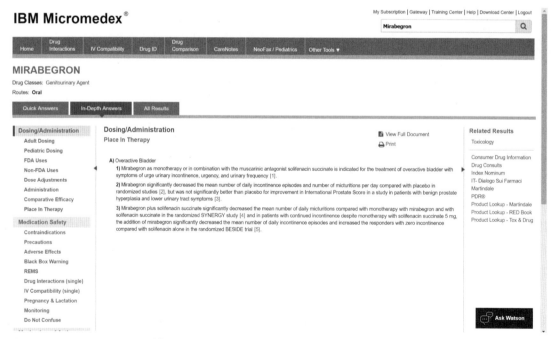

図4　Place in Therapy の例

3. Medication Safety：Monitoring（モニタリング）

効果と安全性の両面から、検査値と身体所見のモニタリング項目、モニタリングの頻度などがまとめられている（図5）。

適正使用ガイドが存在する薬剤であれば、

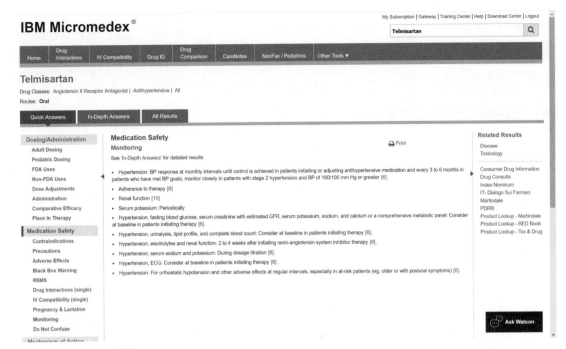

図5 Monitoring の例

必要なモニタリングの項目や頻度が記載されているが、その他の薬剤となると添付文書にモニタリング項目や頻度が記載されているのは、重篤な副作用に関する場合が多い。Micromedex® DRUGDEX® のこの項目を参照すると、効果・安全性の両面からバランスよくモニタリングする視点が学べる。

4. Medication Safety：Pregnancy & Lactation（妊婦・授乳婦）

現在廃止となった FDA の Pregnancy Category（A、B、C、D、X）やオーストラリア（ADEC）分類に加えて、新しい薬剤については独自の Micromedex Pregnancy Category での分類を記載している（図6）。さらに、その根拠となったデータ、臨床でのマネジメント方法、乳汁中の薬物濃度などもまとめられている。

添付文書では、これらの情報が不足しており、日常の問い合わせでも成書[2,3]を用いる場合があると思うが、新薬に関しては、成書の改訂版を待つことなく最新の情報を入手することができ、これは Web 上のデータベースならではの強みである。

その他、ページ右側に表示されている"Drug Consults"について紹介する。

Sitagliptin（シタグリプチン）を例に挙げると、Drug Consults をクリックすることにより、

・糖尿病治療薬の心血管アウトカム
・糖尿病治療薬の比較表
・血糖降下薬の Deprescribing（減処方）
・糖尿病：薬物治療ガイドライン

等の情報を入手することができる。糖尿病治療薬の心血管アウトカム（図7）では、順次発

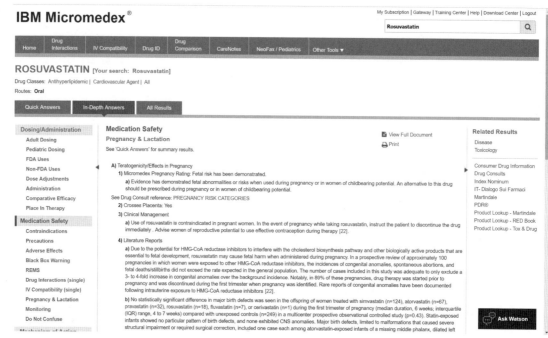

図6 Pregnancy & Lactation の例

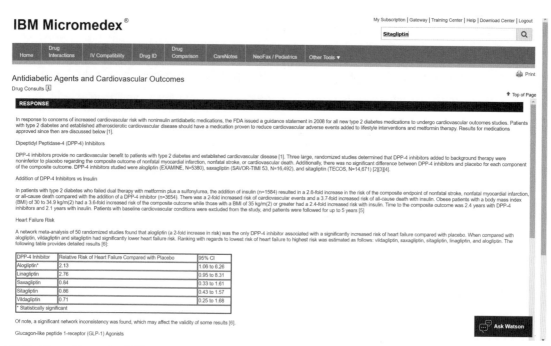

図7 Drug Consults の例

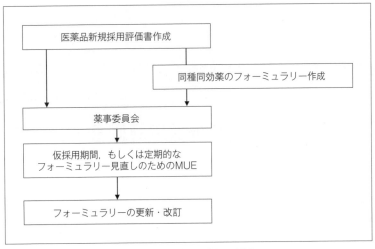

図8 フォーミュラリーの作成・更新・改訂の流れ

表された各薬剤の臨床試験結果が簡潔にまとめられており、同効薬の比較が容易に行える。

データベース使用時の注意点

米国中心のデータベースであるため、適応症や用法用量が本邦の承認内容と異なる場合があることに注意しなければならない。その他、相互作用の機序や影響は国内外で同じと考えられるが、禁忌・慎重投与の扱いが異なる場合もある。

海外との違いに注意して使用する必要はあるが、国内で得られないような情報を入手することで、視野が広がり、考えを深めるチャンスとなり、薬を深く知ることができる。どんな情報にも強み弱みはあるものの、参考にできる情報は多いほうが、最終的に妥当な判断につながるというのが医薬品情報収集における基本の考え方である。

フォーミュラリー作成の際の活用例

ここからは、フォーミュラリー作成の際にどのような場面(図8)でエビデンスに基づく医薬品情報が必要になるかを考えながら、Micromedex® DRUGDEX®の具体的な活用例を紹介する。

1. 新規採用検討時
1.1 医薬品新規採用評価書の作成

まずは、採用時の審議のために医薬品新規作成評価書を作成する場面を考えてみる。表2に示した様式を例に挙げると、1. 医薬品概要(特に妊婦・授乳婦)、2. 有用性に関する臨床的エビデンス、3. 安全性とモニタリング項目、4. ガイドラインでの推奨の項目を記載する場面でMicromedex® DRUGDEX®が活用できる。

Pregnancy & Lactation、FDA Uses、Comparative Efficacy、Monitoring、Contraindications、Precautions、Adverse Effects、Place in

表2　新規採用評価書の様式(聖マリアンナ医科大学病院)(薬事日報社「フォーミュラリー ―エビデンスと経済性に基づいた薬剤選択―」より)

様式　薬事－2－2

| 整理番号 | ＊採　第　　　－　　　号 |

医薬品新規採用評価書

申請科　　　　　　　　　　　　　申請者

【薬事委員会担当薬剤師記載欄】

1. 医薬品概要

商　品　名	
一　般　名	
薬効分類	
販売元（製造販売元）	
適応症	
投与量	
投与量の調整の必要性 （肝・腎機能低下例）	
作用機序	
薬物動態	
禁忌	
副作用	
相互作用	
妊婦・授乳婦	

取　　扱		包　　装	
仮採用期間	□有（開始日：平成　年　月　日） □無	使用実績 （調査期間：　　　～　　　）	
保険適応	□有 □無	院外	
薬価	円	院内	
分類	□先発医薬品 □後発医薬品	合計	
同種同効薬 使用量	□フォーミュラリーの必要性（理由：　　　　　　　　　　　　　　　　　）		
使用実績　院外 　　　　　院内 　　　　　合計 　　　　　症例数			

2. 有用性に関する臨床的エビデンス　　(有効性を示す主要な臨床試験の概要　例:プラセボ対照、既存治療薬対照、NNT等)

	試験デザイン	対象患者	介入方法	アウトカム	結果	コメント

3. 安全性とモニタリング項目
(安全性のレビュー　例:副作用、禁忌、公表された比較安全性データ、モニタリング項目等)

4. ガイドラインでの推奨

5. 経済性
(新薬を使用した場合の費用、既存治療の費用、コスト削減効果、新薬使用に伴うその他の費用等)

6. 考察
(新薬の利点と欠点、エビデンスに基づく評価結果、ガイドラインの推奨、薬剤師からのコメント)

臨床上の必要性
- ☐ 1. 代替薬がなく、臨床上の必要性が高い
- ☐ 2. 同効薬が少なく、治療の選択肢が少なく、臨床上の必要性が高い
- ☐ 3. 代替治療はあるが、新しい機序の薬剤ではある。しかし、既存治療を上回るエビデンスは不十分
- ☐ 4. 代替薬はないが同効薬が多数存在し、必要性は低い
- ☐ 5. 代替薬があり、臨床上の必要性は低い

【情報源】
☐PMDA申請資料　☐国内ガイドライン　☐海外ガイドライン　☐NICEガイドライン　☐Medline　☐その他

7. 参考文献

作成日 _____　　　薬剤部長 _____

作成薬剤師 _____　　　作成薬剤師 _____

Therapy などの項目からの情報と添付文書、インタビューフォーム、審査報告書の情報を合わせて確認していく。

1.2 同種同効薬のフォーミュラリー作成

同種同効薬がある場合には、第1選択薬・第2選択薬を考えたり、非採用薬からフォーミュラリー推奨薬への換算の資料を作成する必要が生じる。まず第1段階として、同種同効薬の比較を行う。比較表を作成することになるが、添付文書、インタビューフォームで薬物動態学的データが不足していると感じる場合は、DRUGDEX® を参照すると詳細なデータを得られることが多い。

非採用とする薬剤を使用している場合に採用薬への切り替えがスムーズに行えるように、フォーミュラリー推奨薬へ切り替えの換算表を作成することも必要となる。比較試験のデータがあれば、等価と考えられる換算量を決定する際の参考にできる。Comparative efficacy の項目を参照すると良いだろう。

2. 仮採用期間もしくは定期的なフォーミュラリー見直しのための MUE

医薬品を新規に採用する場合に一定の仮採用期間を設けている施設では、本採用を判断する前に、MUE（医薬品使用実態調査）を行う場合も多い。使用量や購入価格など経済面のデータも有用ではあるが、適正使用されていたかという視点で臨床的なデータの分析を行うと、薬事委員会など採用の必要性を議論する場へ提供することが可能になる。調査内容としては、例えばRMP（医薬品リスクマネジメントプラン）に挙げられているような、臨床試験では明らかにならなかったが、使用症例が拡大することで懸念されるような副作用の発現や、用量調節が適切に行われているか、対象患者の選択は適切かなどである。モニタリングが必要な副作用を抽出するには、添付文書や RMP はもちろんであるが、DRUGDEX® の monitoring の項目を参考にすることもできる。

仮採用期間を設けていないが、定期的にフォーミュラリーの見直しを行っている施設の報告[4]もある。新薬発売当初は情報が限られているので、治療の位置付けはガイドラインに記載のない場合も多い。発売後、国内外で様々な臨床試験の結果が発表され、有効性や安全性に関する情報が充実してくる。また、市販後調査や自発報告から未知の副作用があがってくることもある。そこから、使用上の注意が改訂されたり、相互作用の取り扱いが変更になる場合もある。安定して使用されるようになると、次はジェネリックが発売されるようになる。治療上の位置付けを考える際には、有効性はもちろんだが、経済性も判断基準の一つになるため、ジェネリックが発売されたタイミングでの第1、第2選択薬の見直しや、採用薬の見直しを行うことは適切だと考える。見直しを行う上で、MUE によって現状を把握することは最初の一歩として有効である。

3. フォーミュラリーの更新・改訂

これまでに述べたように、医薬品の評価は発売時にのみ行われるわけではない。時間の経過とともに同効薬が発売されたり、市販後に新たな副作用が報告されたり、それらの情報をもとに診療ガイドラインの位置付けが

変更になっていく。定期的にフォーミュラリーを見直す必要があるのはこのためである。医薬品が発売されるまでは、発売元の製薬企業の持つ情報に注目することが多いが、発売後には、医学論文として広く公表されることとなるため、それらのデータを収集し、評価するためには、相当の労力と時間、情報収集・評価のスキルが必要となる。

PMDAのホームページでは、該当医薬品の承認時からの情報がまとめられており、副作用の追記などの情報が得られる。ただし、発売後に報告された臨床試験の結果などは掲載されることはない。一方、医師からの採用の要望の中には、そういった臨床試験の結果や海外での使用状況に基づくものもあれば、MR(医薬情報担当者)からの魅力的な宣伝文句によるものもある。それらの根拠を確認するためにも、継続的に内容がアップデートされるDRUGDEX®は、利用価値が高い。

薬剤師の果たすべき役割

フォーミュラリーマネジメントを理解する上で重要な考え方の一つに、「逸話的な臨床経験は、全体的な患者集団に対しての判断を惑わす場合があるため、臨床試験データの評価は、フォーミュラリー決定の際の重要な判断材料の一つである」という考えがある[5]。

各処方医間の薬剤の評価(評判)の違いが、科学的根拠に基づくものなのか、それともただの印象に過ぎないのかを見極める姿勢が必要であり、そこには薬剤師の医薬品情報スキルが求められる。とはいっても、膨大な医薬品情報の中から必要な情報を選別するのは容易ではなく、情報によってはアクセスが限られているため、DRUGDEX®のようなデータベースがあると、質の担保された情報収集・評価が効率的に行える。

フォーミュラリーに関しては、思った薬(特に新薬)を自由に処方できないことに対する不満からか、①医師の処方権に制限を加えるものである、②費用抑制に過剰である、③医師や患者に不必要な高い障壁や煩雑さをもたらすなどといった現場からの批判もある[6]。一方で、新薬に関しては、発売元の製薬企業から提供される情報は魅力的に聞こえるが、限られた患者集団のみでしか使用経験がなく、安全性のデータが十分でないことから、使用は慎重かつ懐疑的であるべきという考え方もある[7]。フォーミュラリーの最終決定は複数の関係者の合議により行われるので、薬剤師のみの意見が反映されるわけではない。しかし、薬剤師は、その議論に必要な中立で科学的な根拠に基づく情報を提供するという重要な役割を果たしていくべきである。

【参考文献】
1) IBM Micromedex® DRUGDEX®(electronic version). IBM Watson Health, Greenwood Village, Colorado, USA. Available at : https://www.micromedexsolutions.com
2) 伊藤真也、村島温子、薬物治療コンサルテーション：妊娠と授乳、南山堂
3) Gerald G. Briggs. Drugs in Pregnancy and Lactation. Lippincott Williams & Wilkins
4) Emily L. Persson et al. Formulary Evaluation Using a Class Review Approach. P T. 2013 ; 38(4) : 213-216.

5) Michael Gabay. The Clinical Practice of Drug Information. Jones & Bartlett Learning
6) Gordon D. Schiff et al. A Prescription for Improving Drug Formulary Decision Making. PLoS Med. 2012 ; 9(5) : 1-7.
7) Gordon D. Shiff et al. Principals of Conservative Prescribing. Arch Intern Med 2011 ; 171(16), 1433-40.

第3章

フォーミュラリー最前線

導入病院の実践事例等

横浜市立大学附属病院

横浜市立大学附属病院薬剤部 小池 博文(こいけ ひろふみ)

横浜市立大学附属病院（神奈川県横浜市金沢区）
施設概要
病床数：全674床（一般612床、精神26床、結核16床、臨床試験専用病床20床）
病床の機能区分：高度急性期674床
診療科：31科
医療従事者数：医師534人、看護師764人、薬剤師59人、その他医療職180人
医療圏の概要（2次医療圏）
人口105万人
病院35、精神病院3、診療所813、保険薬局484

はじめに

横浜市立大学附属病院（以下「当院」）は、神奈川県横浜市で最南部に位置する金沢区にあり、近くには水族館や遊園地があるほか、ゴールデンウィーク期間中は潮干狩りを楽しむ家族連れで大変賑わっている。同じキャンパス内にある医学部医学科とは渡り廊下で結ばれており、臨床・研究・教育がシームレスに行われている環境にある。

病院機能としては370万人都市である横浜市内で唯一の特定機能病院として、臨床試験専用病床20床を含む674床、診療科31科体制で横浜市医療提供体制の「最後の砦」の役割を担っている。医療スタッフ数は医師534名、薬剤師59名、看護師764名となっており、充実した人員配置により高難度で質の高い、安全な医療を実践している。

1. 医薬品費抑制のための文化醸成

当院では、特定機能病院にDPC制度が導入された2003年から後発医薬品の導入を積極的に行ってきた。当時は、後発医薬品に対する医療者や患者の偏見や誤解も多く、医療安全上や安定供給などのリスクを指摘する有識者もおり、積極的に採用している大学病院は少数であった。しかし、後発医薬品が有する付加価値（錠剤本体への製品名印字やOD錠への製剤改良、バラ錠の小包装など）を

薬剤師の視点から見いだし、普及に努めてきた。その後、2014年度には機能評価係数Ⅱに後発医薬品係数（現在は廃止）が項目立てされたが、最高評価である0.0127を取得することができた。Ⅰ群病院82施設中で当院を含めわずか4施設であった。これは、医薬品費の抑制に協力することは経営的に必要であるという文化が職員間で醸成されていた結果であり、これがフォーミュラリーの導入においても功を奏していると考えている。

2. フォーミュラリーの導入目的

　当院における院内採用薬数は1580と大学病院としてはそれほど多くないが、それでも同種同効薬が複数種類採用になっていることが多く、DPP-4iは5種類、SGLT-2iは4種類を採用している。採用段階で同効薬の複数採用を認めない考え方もあるが、大学病院として新たなエビデンスを発信していく必要性や医師の研究意欲を削がないこともあり、複数採用は容認すべきであると考えている。

　一方で、適正な薬物療法を実践するためには、実臨床と臨床研究とは分けて考える必要があり、エビデンスに基づいた医薬品選択とともに経済的視点を踏まえた医薬品使用が不可欠である。当院ではそのための診療支援ツールとして2018年度よりフォーミュラリーを導入することとした。

3. フォーミュラリー導入により期待される効果

（1）標準的な薬物使用の推進による情報集積が容易になる

　同じ薬効群で複数の医薬品を採用していると使用患者が分散し、副作用の発生頻度などの情報を把握しにくくなる。フォーミュラリーで推奨薬を規定することで処方を集約することができれば、情報収集も容易になると考えている。また、医薬品ごとに異なるリスク管理計画（RMP）が存在する場合でも、推奨薬のシェアが高まることでリスク管理が容易になる等のメリットが期待される。

（2）判断に迷う医師のサポートツールとして活用できる

　総合診療医という名称を持つ医師も増えてきたが、多くの医師は各分野における専門家集団であり、全ての薬効群に精通している訳ではない。特に、研修医や若手医師が同効薬の違いを明確に把握しておらず判断に迷う場合、多くは上席医や指導医により指示された医薬品を処方しているのが現状であろう。

　その結果、ある診療科はA薬、別の診療科は（Aの同効薬である）B薬が頻回に処方されるなどの事態が生じることとなる。そこで、院内共通の推奨薬をフォーミュラリーで規定することで、医師の処方をサポートするとともに、経済的視点からも優れた医薬品使用に寄与できるものと考えている。

（3）採用医薬品マネジメントを効率化する

　入院時持参薬を継続する目的で院内採用

となっていない医薬品を緊急購入したい場合、当院では「臨時購入申請」の手続きを経て、必要最小量を都度購入している。しかし、実際には錠剤であれば100錠単位での購入となるため、短期間の入院期間では消費できず余ってしまうことも多い。その他、初めて購入する場合では医薬品マスタの整備や卸業者との入札手続き、患者限定マスタの設定などが必要となり、業務負荷が大きい。

フォーミュラリー導入以前は、臨時購入申請を行う医師に当院採用の同効薬への切替を提案しても受け入れられないケースも多かったが、導入後は、病院として定めたフォーミュラリーに従って代替薬を提案することで臨時購入の頻度が少なくなっており、医薬品のデッドストック削減とともに薬剤部医薬品管理部門の業務軽減にもつながっている。

（4）後発医薬品の使用促進とインセンティブの獲得を容易に

2018年度診療報酬改定の以前は、後発医薬品の使用推進のためDPCにおける機能評価係数Ⅱの枠組みで評価されるというインセンティブがあり、長期収載医薬品を後発医薬品に切り替えていくことで高い係数を獲得することができた。しかし、2018年度の診療報酬改定で後発医薬品係数は廃止され、代わりに後発医薬品使用体制加算がDPC適用患者でも算定可能になったが、その算定にあたっては従来からの数量ベースでのシェア率達成に加えて、先発医薬品を分母に含めた場合でもシェア率が50％（カットオフ値）を超えなくてはならない。したがって、後発医薬品の使用促進とともに、先発医薬品の使用量を抑制していく必要がある。

経済的視点を踏まえて作成したフォーミュラリーでは、高額な先発医薬品の優先順位を低くし後発医薬品の使用を推進することで、DPC病棟における医薬品費の抑制とともに、後発医薬品使用体制加算の算定も容易にする効果があるだろう。

4. フォーミュラリーの作成から運用開始まで

（1）院内におけるコンセンサス

フォーミュラリーの導入は薬剤部が主体的に行っているが、導入するにあたって院内での幹部会議で説明を行ったところ、全ての医師は反対の意見であった。すでに後発医薬品の導入を行っているのにそれ以上の経済的なインパクトはあるのか、医師の処方権を侵害するのではないかとの意見が大方を占めた。そこで、会議に出席している医師を個別に訪問し、フォーミュラリーとは単なる医薬品費節減のための取組ではなく、標準的な医薬品の使用促進を目的としていることや処方権に抵触しないような運用方法としてオーダの入力制限を行うのではなく注意喚起のメッセージを表示することを説明した。その結果、提案から約3ヶ月かけて院内でのコンセンサスを得ることが出来た。

（2）フォーミュラリー作成プロセス（図1）

フォーミュラリーの原案作成は、医薬品情報管理室（DI室）で行う。作成にあたっては、同種同効薬の比較、院内の使用状況（過去1年分）、エビデンス（ガイドラインの確認、論

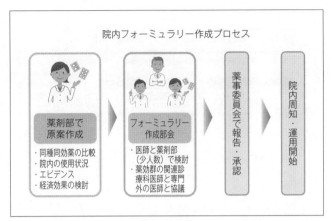

図1　フォーミュラリー作成プロセス
フォーミュラリー作成部会は偶数月、薬事委員会は奇数月に開催する

文検索等)、経済効果の検討などを調査していく。当初は、DI室職員も評価方法が分からず作成に時間を要したので、他施設での事例として発表されていたプロトンポンプ阻害剤(注射)のフォーミュラリーを作成した。第1推奨となったオメプラゾール注は、第2推奨のランソプラゾール注(タケプロン)と比較してすでに数量シェア8割を超えていたため、本来のフォーミュラリー導入目的からは外れているが、院内にフォーミュラリーという概念を根付かせるためにも実際の使用実態と乖離が小さい薬効群から始めるのが安定稼働への近道であると考えた。

次にその原案をもとに「フォーミュラリー作成部会」を招集し、ここで審議を行う。フォーミュラリー作成部会は薬事委員のうち、委員長(内科系医師)、審議対象のフォーミュラリーと関連性が深い診療科および関連がほとんど無い診療科医師(計2～3名)と薬剤部(5名)で構成される。フォーミュラリー作成部会に初めて参加する医師には、薬事委員長よりフォーミュラリー制度に関するショートレクチャーを毎回実施している。

作成部会での審議結果を薬事委員会にて報告、承認を取得した後に、院内周知を行って運用開始となる。

(3) フォーミュラリー作成時の注意点

フォーミュラリーは先発医薬品から後発医薬品やバイオシミラーへの切替と異なり、同一・同質なものに置き換えをするものではない。我が国においてナショナルフォーミュラリーは存在しないので、各施設においてフォーミュラリーの推奨薬を決めていく必要があるが、大切なのはエビデンスや様々な客観的な評価結果を重視しながらも、最終的には医師との相互理解を深めながら推進していくことである。

例えば降圧薬の使用実態として我が国においてはARBの使用比率が高いことが医療経済的に問題視されており、多くの患者はACEiでも十分治療が可能であると言われている。しかし、フォーミュラリーが一般化していない我が国の保険医療制度において、実臨床での使用実態との乖離が大きい推奨薬リストを導入することは、医師の抵抗は非常

お知らせ　**院内フォーミュラリー（推奨薬リスト）**

フォーミュラリー…医療機関における患者に対して最も有効で**経済的な**医薬品の使用における方針
高額な先発品と安価な後発品（GE）の効果が科学的に同等と判断される場合は、GE を第1選択薬として推奨します。

推奨薬リスト①　**骨粗鬆症治療剤：ビスホスホネート剤（内用剤）**

		第1選択薬	第2選択薬
製品名		㊝アレンドロン酸錠 35mg「ファイザー」 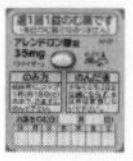	㊝ミノドロン酸錠 50mg「サワイ」*
一般名		アレンドロン酸ナトリウム水和物	ミノドロン酸水和物
薬価		204^{1}円/錠 **［週1回製剤］**	1,396^{5}円/錠 **［4週に1回製剤］**
4週(1ヶ月)あたりの薬価		816^{4}円	1,396^{5}円
適応症		骨粗鬆症	
用法・用量		1回 35mg 1週に1回	1回 50mg 4週に1回
推奨グレード	骨密度	A	A
	椎体骨折	A	A
	非椎体骨折	A	C
	大腿骨近位部骨折	A	C
	ステロイド性骨粗鬆症	A	C

骨粗鬆症の予防と治療ガイドライン（2015年版）薬物に関する「有効性の評価（A,B,C）」と基準参考
【骨密度上昇効果】 A：上昇効果がある　B：上昇するとの報告がある　C：上昇するとの報告はない
【骨折発生抑制効果】 A：抑制する B：抑制するとの報告がある　C：抑制するとの報告はない

➤「アレンドロン酸」は骨粗鬆症治療国内ガイドラインにおいてエビデンスレベルがミノドロン酸よりも高く、安価なため**「アレンドロン酸錠 35mg「ファイザー」」**を第1選択薬として推奨します。

お願い
院内採用薬以外の経口ビスホスホネート剤を持参した場合は、**第1選択「アレンドロン酸錠 35mg」での代替を考慮**してください（薬剤アレルギーもしくは骨ページェット病に対してリセドロン酸ナトリウム水和物を服用している場合を除く）

*今回の薬事委員会で㊝リカルボン錠 50mg から本剤へ切り替え

図２　フォーミュラリー通知文書
第1、2推奨薬についてリスト表示している。リスト外となった医薬品については、推奨薬での代替を考慮する旨も記載している。

に大きい。すでに複数のフォーミュラリーを運用している施設や診療科のガバナンスが確立している施設を除いては、複数あるARBの中で優先順位を模索する方が取り組みやすいだろう。

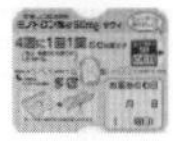

（4）フォーミュラリーの周知方法

決定したフォーミュラリーは薬事委員会の速報として全診療科・全部門に紙媒体で配布するとともに、電子カルテポータルサイトにも掲示している（図2）。また、各病棟担当薬剤師からも病棟カンファレンスなどを通じて医師・看護師等に情報提供を行っている。

電子カルテ上での周知方法としては、第1推奨薬以外の医薬品をオーダしようすると、図3-1のような画面が表示され、現在入力しようとしている医薬品が第1推奨薬ではないことを注意喚起している。医師の処方権を侵害しないためにも、診療科限定や患者限定などは行っていない。ただし、そのまま入力作業を進めると、図3-2のような画面が再度表示される仕組みとなっている。

当初、薬剤部としてはここまでの繰り返し表示は必要ないと判断していたが、フォーミュラリー作成部会に出席した医師から「詳細が分からないと、第1推奨薬を選択しようにも判断する材料がない」との意見があり、このような運用としている。薬価を掲載することで薬価改定の度にマスタメンテナンスが必要となるが、運用開始後は「これまで薬価を意識することなく処方していたが、必要に応じて（第2推奨薬と）使い分けたい」という意見も多く、しばらくは継続していく予定である。なお、このメッセージ表示はdo処

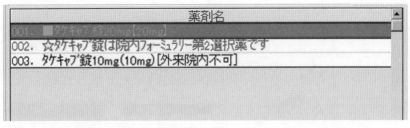

図3-1 オーダ時のメッセージ表示(その1)
第2推奨薬以下の医薬品を入力しようとすると、当該医薬品が第1推奨薬でないことを表示するコメントが薬品名の1行上に表示される。

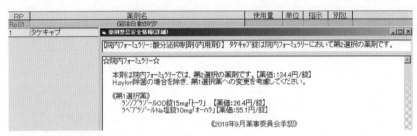

図3-2 オーダ時のメッセージ表示(その2)
入力を進めるとさらにメッセージウインドウが開き、院内フォーミュラリーの詳細が表示される。また、薬価も合わせて表示される。

方時でも表示され、次回以降に表示させないようにすることはできない仕様となっている。

こうした取組を通じても、漫然と第2推奨薬を処方し続ける診療科や医師がいることも事実である。当院ではそのような場合、病棟担当薬剤師から疑義照会を行うことでフォーミュラリーの周知・啓発に努めている。病棟担当薬剤師はこれまでにも後発医薬品の使用促進やポリファーマシーの解消に貢献している実績もあり、フォーミュラリーの周知等についても薬剤師業務の一環として取り組んでいる。

ここで注意すべきなのは、院内フォーミュラリーは強制力を持たない推奨薬リストであり、当院では70〜80％程度の遵守率を目標としている点である。遵守率の低い診療科や医師に対して啓発することはよいが、医師の裁量の範囲を超えて指摘することがないよう配慮している。また、現時点では各診療科のフォーミュラリー遵守率は定期的に把握しているものの、会議等でそれを発表するには至っていない。今後は遵守率が他科と比較して著しく低い場合などに限って薬事委員会等で状況説明をする場を設定することを検討している。

5. フォーミュラリーの実例と導入効果

(1) 超速効型インスリン製剤 2018年6月導入(図4)

現在、我が国では超速効型インスリン製剤としてインスリンリスプロ(ヒューマログ)、インスリンアスパルト(ノボラピッド)およびインスリングルリジン(アピドラ)の3製剤が発売されており、各社ともペン製剤が主力製

超速効型インスリン　2018.6 導入			
	第1推奨薬	第2推奨薬	第3推奨薬
製品名	ヒューマログ注 ミリオペン 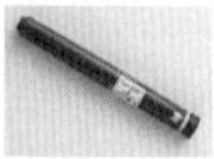	ノボラピッド注 フレックスタッチ 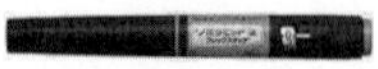	アピドラ注 ソロスター 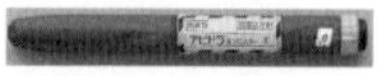
会社名	日本イーライリリー	ノボノルディスク	サノフィ
薬価	1,470 円	1,952 円	2,173 円
用法・用量	通常、成人では1回2～20単位を毎食直前に皮下注射する		
作用発現時間	15分未満	10～20分	15分未満
最大作用時間	0.5～1.5時間	1～3時間	0.5～1.5時間
作用持続時間	3～5時間	3～5時間	3～5時間

インスリンのスライディングスケール時は「ノボラピッド注」を使用することが院内共通ルールとなっていたが、「ヒューマログ注」へ変更。

図 4-1　超速効型インスリン製剤
3製剤に明確な使い分けがないので、薬価が安価であるリスプロを新規採用し、第1推奨とした。

品となっている。当時、院外処方では3製剤ともに処方可能となっていたが、国内外のガイドライン上で明確な使い分けの記載はなく、有効性・安全性に差はないと判断した。フォーミュラリー作成部会においても、専門医の立場から同様のコメントが出された。

院内ではアスパルトおよびグルリジンの2製剤を採用していたが、2018年度の薬価改定により薬価が下がったリスプロを新規に院内採用して第1推奨とした。次いでアスパルトを第2推奨、グルリジンを第3推奨とした。また、院内共通指示のスライディングスケールにて投与するインスリン製剤をアスパルトからリスプロに変更することとした。

その結果、院内で使用する超速効型インスリン製剤は第1推奨のリスプロの使用比率が増え、アスパルトは減少し、年間約120万円の医薬品費削減につながった。さらに、フォーミュラリー導入半年後には第3推奨のグルリジンは使用頻度が低いため院内採用削除となった。

院内処方ではスライディングスケールでの使用分が速やかにアスパルトからリスプロに切り替わったが、院外処方においても着実に第1推奨薬の使用数量が増加している。当初、インスリン製剤はデバイスの違いによりフォーミュラリーの導入が難しいと判断していたが、新規患者を中心に第1推奨薬であるリスプロが導入された結果、徐々に遵守率が上がってきたのではないかと考えている。

(2) 酸分泌抑制剤（経口剤）　2018年11月導入（図5）

プロトンポンプ阻害剤4成分5剤形にボノプラザン1剤形を加え、酸分泌抑制剤のフォーミュラリーを作成した。このうち、ランソプラゾール(LPZ)とラベプラゾール(RPZ)の後発医薬品を第1推奨、先発医薬品のエソメプラゾール(EPZ, ネキシウム)2剤とボノプラザン(VPZ, タケキャブ)を第2推

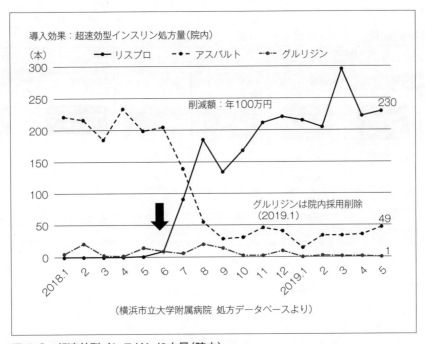

図 4-2　超速効型インスリン処方量（院内）
アスパルトは、新規採用したリスプロに 3 か月程度で置き換わった。一方、グルリジンはほとんど使われずに、採用削除となった。

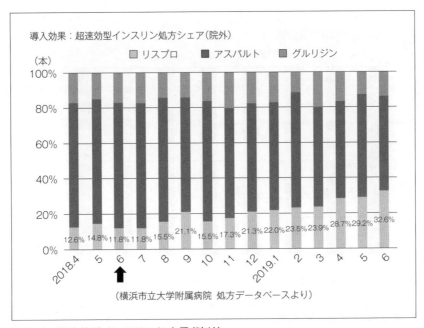

図 4-3　超速効型インスリン処方量（院外）
リスプロの処方シェア率は、＋院内に比べて緩やかではあるが、着実に上昇している。

酸分泌抑制剤【経口】　2018.11 導入

	第1推奨薬(GE)		第2推奨薬			
製品名	ランソプラゾールOD錠15mg「トーワ」 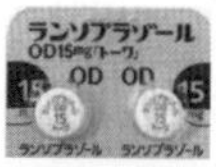	ラベプラゾールNa塩錠10mg「オーハラ」 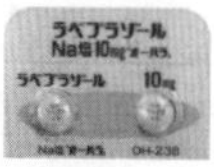	オメプラゾール腸溶錠20mg「マイラン」 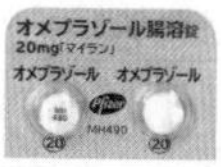	タケキャブ錠10mg 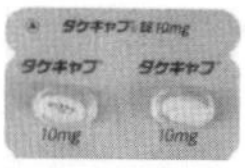	ネキシウムcap 20mg 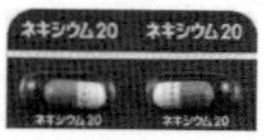	ネキシウム懸濁用顆粒分包10mg 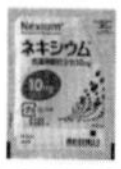
1日薬価（胃潰瘍）	52.8円	55.1円	41.1円	268.8円	121.8円	161.2円
代謝酵素	CYP2C19、3A4	主に非酵素的還元反応、一部CYP2C19、3A4	CYP2C19、3A4	主にCYP3A4、一部CYP2B6、2C19、2D6	CYP2C19、3A4	CYP2C19、3A4
経管投与	○	△（腸瘻は可）	△（腸瘻は可）	○（粉砕後）	○（粉砕不可）	×

✓ OPZは併用注意となる薬剤が多いことから、第2推奨薬とする。
✓ EPZは難治性GERDにおいて有用性が認められており、VPZよりも有効であったという報告もあるため、専門医がその目的で使用する場合を除き、第2推奨薬とする。
✓ VPZは他のPPIと比較しH.pyloriの一次除菌において高い除菌率を示すため、H.pylori除菌に使用する場合を除き、第2推奨薬とする。
✓ EPZ懸濁用顆粒は、とろみが強く経管投与不適である。原則として小児科限定とし、経管投与する場合はLPZを推奨する。

図 5-1　酸分泌抑制剤（経口）
ランソプラゾールとラベプラゾールを第一推奨とした。経管投与の場合は、エソメプラゾール懸濁用顆粒ではなくOD錠であるランソプラゾールを推奨している。

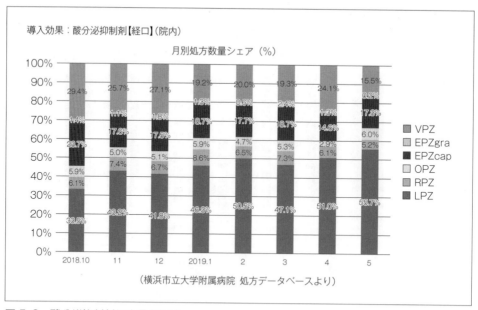

図 5-2　酸分泌抑制剤処方量（院内）
第2推奨のエソメプラゾールとボノプラザンの比率は下がり、ランソプラゾールの比率が上がっている。

奨とした。オメプラゾール（OPZ）腸溶錠は海外での使用実績も豊富で最も薬価が低いが、代謝の個人差が大きく併用注意となる薬剤も多いため、後発医薬品であるが第2推奨とした。

当院の処方状況ではエソメプラゾールとボノプラザンを合計した症例数は全体の半数程度であるが、金額シェアは約8割にも上る。このうち70%がランソプラゾールに置き換わったとすると、年間約400万円程度の医薬品費抑制が期待できる。

6. フォーミュラリー作成に至らなかった事例

（1）経皮吸収型消炎鎮痛剤

パップ剤やテープ剤は様々な成分やサイズが販売されており、過剰な処方が問題となるなど患者ニーズの高い薬効群である。しかし、明確なエビデンスに乏しいことに加え、開封の容易さや張り心地、皮膚からの剥離しやすさなど、アドヒアランスに影響を与える因子が多数存在することから、推奨薬を選択することが困難であった。

（2）睡眠薬（短期間の使用）

不眠症治療としてベンゾジアゼピン系薬・非ベンゾジアゼピン系薬を処方することは、特に高齢者において転倒、認知機能障害等のリスクを増大させる可能性があり、診療報酬上でも長期間にわたる継続投与は減点の対象となっている。

一方、短期入院における一時的不眠に対する睡眠薬は、即効性のある非ベンゾジアゼピン系薬（以下「Z-Drug」）を使用しているケースも多いことから、ゾルピデムとゾピクロンの後発医薬品を第1推奨としてフォーミュラリー作成部会にて審議を行った。しかし、精神科医師の見解として、単回使用であっても一度服用すると次回以降も希望する患者も多く、教育的立場である大学病院が経営的な視点からZ-Drugを推奨することは望ましくないとの説明があった。また、副作用の観点からはオレキシシン受容体拮抗薬であるスボレキサントを第1推奨としていくべきであるが、ガイドラインが未整備であることや薬価がZ-Drugの約10倍と高価であることから、現時点ではフォーミュラリーの導入を見送った。

7. フォーミュラリーの今後

本稿では当院における院内フォーミュラリーについて解説したが、あくまでも院内採用薬を前提として検討したものである。我が国の院内フォーミュラリーは病院の機能や医薬品の流通状況、経営的な視点から各施設で違いがあるのはやむを得ないが、医師の処方権を侵害しない範囲での「標準的な医薬品リスト」は施設ごとのローカルルールに近い印象も拭えない。また、フォーミュラリーは医薬品費削減のための直接的なツールではないが、高額な先発医薬品が第1推奨になっている院内フォーミュラリーも公開されており、経済的視点での導入効果の検証は困難であると考えている。

院内フォーミュラリーだけでは医療経済に与える効果は限定的であり、地域医療で共通に使えるフォーミュラリーの策定を進め

ていく必要があるが、地域薬剤師会や医師会などのステークホルダーの説得に時間がかかっているのが当院の現状である。診療報酬でのインセンティブを期待する声もあるが、まだ実績に乏しいこともあり中医協の審議では診療側も支払側も慎重な姿勢を崩していない。

新たな取り組みとして、大手調剤薬局が「標準フォーミュラリー」制度の導入を提唱している。推奨薬の選定にあたっては薬剤師のみならず、医師や看護師を含む第三者委員会で行うことで中立性を保つなど、実現に向けて実効性のある内容となっている。これに行政(地域の自治体)をうまく巻き込むことが出来れば、地域フォーミュラリーは加速度的に浸透していく可能性があると考えており、引き続き情報収集に努めていきたい。

東京女子医科大学病院

東京女子医科大学病院薬剤部薬剤部長　木村 利美（きむら としみ）

東京女子医科大学病院（東京都新宿区）
施設概要
病　床　数：全1335床（一般1270床、精神65床）
医療従事者数：医師910人、看護師1178人、薬剤師89人

---

1. はじめに

　当院では2014年から標準薬物治療の推進による医療安全の向上と収支改善効果を期待し、フォーミュラリーの導入が検討され始めた。

　最初にフォーミュラリー導入を予定した薬効群は、睡眠薬、抗アレルギー薬、プロトンポンプ阻害薬（PPI、内服剤・注射剤）、H₂受容体拮抗薬、HMG-CoA阻害薬、非ステロイド系抗炎症薬（NSAIDs）、アンジオテンシンⅡ受容体拮抗薬（ARB）、アンジオテンシン転換酵素（ACE）阻害薬であった。しかし、初めに標準薬物治療の推進による医療安全の向上を目的として、他施設でも一般的に導入されているプロトンポンプ阻害薬（PPI）、自動車運転が問題となる抗ヒスタミン薬や依存形成管理を目的とした睡眠薬などについてフォーミュラリーを作成した。導入予定の薬効群で100％フォーミュラリーを実施したときの収支改善効果の期待値は、年間約4500万円であった。

　フォーミュラリー導入の具体的な流れとしては、まず薬剤部が薬剤の承認事項の違いやガイドライン・臨床研究・有効性・安全性・治療的位置づけ、当院での使用実績を確認し、さらに主たる使用診療科の意見をとりまとめ、フォーミュラリーにおける標準推奨薬として「標準化薬物治療提案書」を作成する。そして薬事委員会で承認を得た後に院内の各種会議において、その内容を伝達するという流れである。

　電子カルテシステムでは、処方オーダー時にフォーミュラリー標準推奨薬以外の先発医薬品がオーダーされると警告メッセージが表示される。ただし、標準推奨薬以外の医薬品が処方された際の適正性評価は現時点ではなされていない。なお、医師の処方におけるフォーミュラリー遵守率は100％には達

していない。また、薬剤部ではノンアドヒアランスの改善に向けて定期レビューレポートを作成している。

フォーミュラリー導入の基本となるのは、標準推奨薬提示のための資料作成であるが、その作業量は膨大になる。当院が所在する東京都新宿区には大学病院をはじめとした基幹病院も多く、同地域の基幹病院薬剤部と保険薬局の薬剤師による「新宿区薬剤師連携協議会」(2017年発足)では、事業計画の一つにフォーミュラリー導入を取り入れ、現在、作業分担制を検討している。

2. フォーミュラリー導入の背景と目的

日本には主な抗ヒスタミン薬が26種類、睡眠薬は15種類、ARB薬は7種類というように、諸外国に比較して多種多様な同効薬が承認され、臨床現場で使用されている。専門医であればこれらの薬を十分に使いこなせているのかもしれないが、プライマリ・ケア領域で汎用される薬効群も多く、専門外の臨床医がこれら多種多様な薬剤を使用する際に、どのように使い分けをし、適正使用を図るかが一つの課題となっている。

2013年に「自動車の運転により人を死傷させる行為等の処罰に関する法律」(自動車運転死傷行為処罰法)が成立し、2014年に施行された。この中で、アルコール、薬物、病気の影響により、正常な運転が困難な状態で自動車を走行させて人を負傷又は死亡させる行為が「危険運転致死傷罪」と規定された。病院長の指示の下で、収支改善効果のみならず、標準薬物治療の推進による医療安全の向上を期待し、当院がフォーミュラリーの導入を検討し始めたのがちょうど2014年のことであった。

「自動車の運転等危険を伴う機械の操作」を禁止するなどの記載がある医薬品に関して、当院では添付文書上の記載を「運転禁止」、「運転禁止(条件付き)」、「運転注意」に分類し、「運転禁止」の医薬品については医師の処方オーダー時に警告メッセージを表示し、注意喚起を促すとともに院内処方の患者さんには医薬品情報提供用紙を配付している。「運転禁止」以外の薬剤については一覧表を作成し、医師に情報提供を行っている。

しかし、例えば鼻アレルギーを専門としないプライマリ・ケアを担当している医師が、花粉症の患者に適切な抗ヒスタミン薬を選択することは容易ではない。「鼻アレルギー診療ガイドライン2016年度版」に記載されている「重症度に応じた通年性アレルギー性鼻炎に対する治療法の選択」における軽症患者に対する治療薬としての抗ヒスタミン薬に関する記載は、「第2世代抗ヒスタミン薬」という表現のみである。

現在、第2世代抗ヒスタミン薬には8成分・複数剤形が存在しており、自動車運転等の禁止等を考慮した標準薬物治療の推奨がされていれば、プライマリ・ケア領域を担当する医師においても、薬剤を選択しやすくなる。もちろん合併症や重症度が高い患者における個別化医療においては、フォーミュラリーを超えた薬剤選択となることもある。

また、不眠に対する薬剤使用では、治療効果のほかに筋弛緩作用や耐性形成、中断による反跳性不眠などの安全性等をも考慮しなければならない。

従って、精神科以外のプライマリ・ケア領域を担当する医師が、15種類以上もある睡眠薬の中から、その患者にとって適切な薬剤を選択するということは難しいのではないか。当院では「睡眠薬や抗不安薬を飲んでいる方にご注意いただきたいこと」と題した患者説明用の冊子を配布するとともに、ベンゾジアゼピン系睡眠薬の処方削減の試みを行っているが、睡眠薬の効果と安全性とを考慮し、複数ある睡眠薬のなかから非ベンゾジアゼピン(Z-Drug)系睡眠薬を標準推奨薬としている。

3. フォーミュラリーのための標準化薬物治療提案書の作成

フォーミュラリーを院内で展開するには、標準薬物治療を提案しなければならない。そのためには処方する医師側に理解してもらう必要があり、選定した標準推奨薬について医師が納得できる資料作りをすることが重要なポイントになる。

そこで薬剤部内に2014年4月、「標準薬物治療ワーキンググループ」(以下「標準薬物治療WG」という)を設置し、薬事委員会での承認を得るための「標準化薬物治療提案書」の作成に取り組んだ(図1)。

① 検討する薬効群の選択

英国では抗がん剤等の専門領域での使用も含めた薬効群において国家フォーミュラリーが存在し、使うべき薬物治療が推奨されているが、当院の取組みとしては、後発医薬品と先発医薬品が存在する薬効群、プライマリ・ケア領域で汎用される薬効群、同効薬が多い薬効群等を取組みの対象とした。具体的には、睡眠薬、抗アレルギー薬、PPI(内服剤・注射剤)、H_2受容体拮抗薬、HMG-CoA阻害薬、非ステロイド系抗炎症薬(NSAIDs)、アンジオテンシンⅡ受容体拮抗薬(ARB)、アンジオテンシン転換酵素(ACE)阻害薬を、フォーミュラリー導入の第一段階とした。

② 標準化薬物治療提案書(案)の作成

薬剤部内に設置した標準薬物治療WGで標準化薬物治療提案書(案)を作成した。標準化薬物治療提案書(案)には、薬事委員会委員や第三者が選定プロセスを評価できるよう、調査項目と検索した文献をチェックボックスで表示し、標準推奨薬に関する選定理由としてⅰ)承認事項の違い、ⅱ)ガイドラインにおける位置づけ、ⅲ)臨床研究・有効性・安全性・治療的位置づけ、ⅳ)当院使用頻度、ⅴ)主たる使用診療科の意見、ⅵ)結語」を定型化している(図1)。

この定型化は標準推奨薬の見直しにおいても重要であり、それら各項目の設定背景や必要性等について以下に解説する。

ⅰ) 承認事項の違い:

同効薬からの標準推奨薬の選択のプロセスにおいて適応症や禁忌症などの相違も把握する必要がある。

ⅱ) ガイドラインにおける位置づけ:

後発医薬品の推奨など医療経済からの提案も重要であるが、標準治療薬の推奨にあたっては、基本的にガイドラインに基づいた治療が進められなければならない。ある意味、フォーミュラリーが「ガイドラインに基

```
                                                    平成○○年○月○日
                    標準化薬物治療提案書
                                  東京女子医大病院薬剤部 標準薬物治療ワーキング

| 薬効群 | 抗ヒスタミン薬 |
| 推奨薬剤名 | フェキソフェナジン塩酸塩 OD 錠・ロラタジン錠 |

| 調査項目 | □当院使用頻度 □実臨床での使用傾向(主たる診療科の意見)、
             □ガイドライン □臨床試験・臨床研究(文献検索)、
             □添付文書(適応症、禁忌症、副作用、薬物動態等)、
             □インタビューフォーム □薬価 □その他(           ) |
| 文献検索 | □ Pubmed、□ Drugdex、□医中誌、□ Jdream、□その他(     ) |

【当該医薬品を選定した理由】
 【ⅰ）承認事項の違い】
  ○○○○○○○○○○○○○○○○○○○○○○○○○○○○○○○○○○○○○○
 【ⅱ）ガイドラインにおける位置づけ】
  ○○○○○○○○○○○○○○○○○○○○○○○○○○○○○○○○○○○○○○
 【ⅲ）臨床研究・治療的位置付け】
  ○○○○○○○○○○○○○○○○○○○○○○○○○○○○○○○○○○○○○○
 【ⅳ）当院使用頻度】
  ○○○○○○○○○○○○○○○○○○○○○○○○○○○○○○○○○○○○○○
 【ⅴ）主たる使用診療科の意見】
  ○○○○○○○○○○○○○○○○○○○○○○○○○○○○○○○○○○○○○○
 【ⅵ）結語】
  ○○○○○○○○○○○○○○○○○○○○○○○○○○○○○○○○○○○○○○
```

図1 標準化薬物治療提案書

づいた治療の推奨」であることは、フォーミュラリーを実施する処方医にとって受け入れやすい背景になるといえる。

ⅲ）臨床研究・有効性・安全性・治療的位置づけ：

ガイドラインに同効薬の選定薬剤に関する治療的位置づけが明記されているケースは多くない。例えば、アレルギー性鼻炎における抗ヒスタミン薬の選択も、前述のように「鼻アレルギー診療ガイドライン2016年度版」では、軽症患者に対する抗ヒスタミン薬は「第2世代抗ヒスタミン薬」としか記載されていない。先発医薬品と後発医薬品の混在する第2世代抗ヒスタミン薬の中から、ガイドラインに記載がない中で、誰もが納得して使用できる標準推奨薬を選定するためのエビデンス等を記述しなければならないことから、ここは最も難しく重要なプロセスであるといえる。

また、高血圧ガイドラインにおいてもカルシウム拮抗剤やACE阻害剤などの推奨については記載されているが、具体的な成分名の記載はない。同効薬からの選択において、新たに有用性が承認され上市された先発医薬品ではなく後発医薬品を推奨するのであれば、それなりの理由・エビデンス等が必要になる。

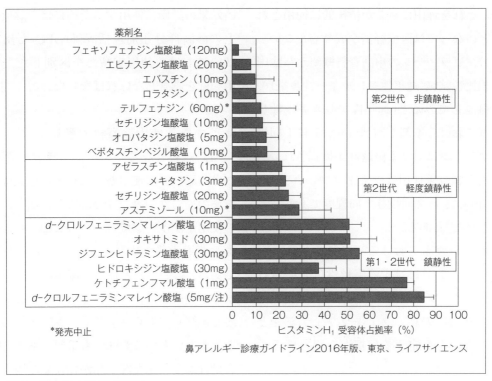

図2　脳内 H_1 受容体占拠率
鼻アレルギー診療ガイドライン2016年版, 東京, ライフサイエンス

＜事例＞

当院におけるアレルギー性鼻炎に用いる抗アレルギー薬の具体的な製品の選定プロセスについての事例を紹介する。抗ヒスタミン薬には、複数のプラセボ対照無作為化試験成績が存在するが、実薬同志のRCTの成績はほとんど見当たらない。差別化できる十分なエビデンスが無い中での薬剤使い分けの重要な要素として、QOLや安全性の視点から鎮静性が提唱されている。

具体的に抗ヒスタミン薬は脳内 H_1 受容体占拠率によって、50％以上が鎮静性薬剤（第1・2世代の混在）、20〜50％が軽度鎮静性（第2世代）、20％以下が非鎮静性（第2世代）に分類されている（図2）[1]。これらの中で当院では非鎮静性のフェキソフェナジンナジンとロラタジンを標準推奨薬としている。

ロラタジンは非鎮静性で持続性の第2世代抗ヒスタミン薬として開発され、心血管系に対する問題もなく安全な薬剤として高い評価が得られている。またフェキソフェナジン塩酸塩のプラセボ対照二重盲検群間比較試験でもアレルギー性鼻炎の改善率において、フェキソフェナジン塩酸塩の有効性が示され、副作用発現率に有意差は見られていない。さらに選択理由の大きなポイントとなるのは、添付文書上の記載において自動車運転等に関する制限がないことである。一方で2016年に発売されたビラスチンの添付文書には大脳皮質のヒスタミン H_1 受容体の占拠は認めなかったとされている。

新薬はある程度の新規性により承認され

るが、それを理由に新薬が積極的に使用されることになっては医療経済が成り立たない。例えば、ビラスチンの申請資料概要から臨床第Ⅲ相比較試験（通年性アレルギー性鼻炎）の項を確認してみると「通年性アレルギー性鼻炎患者における本剤1回20 mg、1日1回投与のプラセボに対する優越性が検証され、その鼻炎症状改善作用はフェキソフェナジン1回60 mg、1日2回投与と同程度であることが示された」とある。

すなわち臨床におけるビラスチンのフェキソフェナジンに対する優越性は証明されてはおらず、フォーミュラリーの標準推奨薬として有用性の高いフェキソフェナジンとロラタジンを否定する根拠がないということになる。

ガイドライン等に記載のない同効薬群から特定の薬剤を選択する上で、有効性と安全性から標準推奨薬を決定するプロセスは容易ではない。反面、特に有効性に関して同効薬同士の優越性試験がない場合は、ある程度、経済性を選択肢に入れることが可能だといえる。

また、プライマリ・ケア領域の医師が標準推奨薬を使用するためには、その選択基準として、安全性が高いことに加え、相互作用が少ないこと、さらに使用可能な患者背景の条件確認が複雑でないことなどの有用性が高いことへの配慮も重要となる。

ⅳ) 当院使用頻度：

実際の薬剤別使用頻度の調査は、標準推奨薬と使用実態との乖離の検討、並びに導入効果の期待度、導入後のノンアドヒランス対策の検討には不可欠である。また調査結果を経済効果の評価に使用するためには、診療報酬上の診断群分類別包括評価（DPC）と出来高払いにおける使用実績とを区別した上で使用頻度を調査しなければならない。

ⅴ) 主たる使用診療科の意見：

検討対象となるフォーミュラリー領域における専門医の使用薬剤に対する意見は、推奨薬の妥当性の確認になることに加え、実際の使用量が多い診療科であることから、標準推奨薬導入後の成功を左右する大きな要因である。この主たる使用診療科の意見を収集するプロセスは、フォーミュラリー導入の意義を理解してもらう上でも、実臨床との乖離を生まないという意味でも重要である。特に有効性が高い先発医薬品が存在する場合は、主要診療科との十分な協議が必要となる。

時に製薬企業との臨床研究等が実施されていることが、障壁となる場合もある。そこで当院では、当該診療科の医師とコミュニケーションの取れている病棟担当薬剤師が、その調整に入りフォーミュラリーの標準推奨薬を検討している。

＜事例＞

ここで有効性が高い先発医薬品が存在した睡眠薬での、具体的な標準推奨薬の選定プロセスについて当院の事例を紹介する。

プライマリ・ケア領域で使用される主な睡眠薬にはベンゾジアゼピン系（BZ系）とベンゾジアゼピン系睡眠剤に類似した構造を有するZ-Drug（基本的に頭文字がZ：ゾルピデム、(S)ゾピクロン）がある。ゾピクロンやゾルピデムといったZ-Drugを長期（6〜12か月）に服用しても効果が持続し（耐性が形成されず）、中断による反跳性不眠が少ない（身体

依存が形成されにくい)ことが報告されている[2]。そのため当院の精神科医の他科コンサルタントではBZ系睡眠薬よりもZ-Drug系睡眠薬が推奨されている。

一方でZ-Drug系睡眠薬であるゾピクロンは後発医薬品、S-ゾピクロンは先発医薬品であり、S-ゾピクロンはゾピクロンよりも更に身体依存性が少ない。そこでZ-Drug系睡眠薬の中から具体的な標準推奨薬を選定するにあたり、精神科医師を含めた協議を行った。最終的にはプライマリ・ケア領域で使用する多くの医師が処方するにはS-ゾピクロンでなくても良いということになり、ゾルピデムとゾピクロンがフォーミュラリーの標準推奨薬として選定された。

vi) 結語：

上記i〜v)の各プロセスを総合的に評価し、第一選択薬、第二選択薬等、複数の標準推奨薬を選定する。

4. フォーミュラリー運用開始までの手順

フォーミュラリーが開始されるまでの手順を図3のフローに示した。

薬剤部内に設置した標準化薬物治療WGは、上記②のi〜iv)の基本データを作成し、薬剤副部長・薬剤部長とデータ、内容の検証を行い、それらのデータを基に病棟担当薬剤師と該当薬剤の主たる使用診療科の医師が協議を行う。それらのやり取りを繰り返して標準化薬物治療提案書(案)が作成され、最終的に薬事委員会に提案がなされる。

薬事委員会への提案の際には標準化薬物

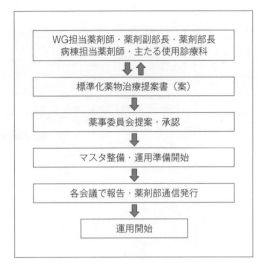

図3　フォーミュラリ開始までの手順

治療提案書(案)に加え、薬剤購入時の割引率も考慮し、フォーミュラリーでの標準推奨薬導入による経済効果に関するシミュレーション表が提示される。

薬事委員会で承認を受けた後、承認されたフォーミュラリーの標準推奨薬に関しては、院内へのインフォメーション文書(薬剤部通信)が作成され、病院の診療部長ならびに医局長等の種々の会議で通知される。

また、電子カルテでの処方オーダーにおいて、フォーミュラリーの標準推奨薬以外の先発医薬品がオーダーされると警告メッセージが表示され、代替薬としてフォーミュラリーの標準推奨薬が提示されるシステムが構築されている(図4)。

5. フォーミュラリーの導入による経済効果・影響

フォーミュラリー導入後の処方数量の変化と経済効果については、定期レビューレポートが作成され、薬事委員会で報告された

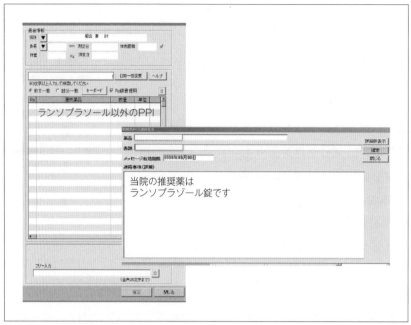

図4　処方時の工夫(ポップアップ表示)

後に、各種会議で通知されるシステムとなっている(図5)。

　フォーミュラリーの導入を予定している薬剤領域(睡眠薬、抗アレルギー薬、プロトンポンプ阻害薬(PPI、内服剤・注射剤)、H_2受容体拮抗薬、HMG-CoA 阻害薬、非ステロイド系抗炎症薬(NSAIDs)、アンジオテンシンⅡ受容体拮抗薬(ARB)、アンギオテンシン転換酵素(ACE)阻害薬)において、後発医薬品およびフォーミュラリー導入がもたらす初年度の経済効果は、100％実施されたと仮定した場合、年間約4500万円程度が見込まれた。

　全ての薬効群での導入を終えていないが、図5にPPI注の現在の定期レビューレポートを示す。薬価や納入額により経済効果の評価は一様に表せないが、PPI注のフォーミュラリー導入による1年間の経済効果は当初800万円程度であり、現在の未達成分は約160万円である。同様に抗アレルギー薬の当初の経済効果予測は350万円程度だが、現在の未達成分は約30万円であり、現状での推定経済効果としては、80～90％の達成率となっている。なお、当院の価格交渉に関しては薬剤部と購買課とで行っているが、フォーミュラリーにおける標準推奨薬選定は、後発医薬品への切換え、選定と同様に、価格交渉の重要な要因ともなっている。

6. フォーミュラリーの現在の運用上の課題と対応状況

　フォーミュラリー導入後、医師にフォーミュラリーに関するアンケート調査を実施したところ、以下のような意見が抽出された。
＜主な意見＞
・フォーミュラリーって何？　知らない……
・使用経験がある薬の方が使いやすい

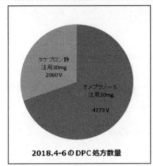
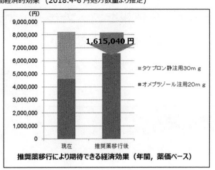

図5　定期レビューレポート(PPI注)

・指導医の影響(教育)も大きい
・診療科によってもフォーミュラリーのとらえ方が違うと思われる
・結局ジェネリックの推進と同じではないか　など

　当院では、PPI注は第一選択薬としてオメプラゾール注用を推奨しているが、図5にあるようにフォーミュラリー外の薬剤(タケプロン静注注)も処方されている。PPIにおいてはアレルギーやルート確保、相互作用や代謝酵素の遺伝子多型等が薬剤選択の要因になると考えられるが、現在、フォーミュラリー外の薬剤の選択について適正性は評価されていない。また、医師へのアンケート結果からは、フォーミュラリーが十分に浸透しておらず、理解されていないことも考えられる。

　フォーミュラリー外の薬剤には電子カルテの画面上に警告メッセージが表示されるが、その他にも多くのメッセージが表示されるため、メッセージ表示が形骸化しているのではないかと言われている。フォーミュラリー導入において電子カルテ上のメッセージ機能を使用する場合、全般的にメッセージ情報の質に関する再検討が必要かもしれない。

　また、会議報告がすべての医師まで届かないことや、大学病院では医師の入れ替わりが多いことも、結果的に医師の「使用経験に基づく処方」につながっていることも否めない。フォーミュラリーが医療経済的な効果だけでなく、プライマリ・ケア領域における標準治療の推進でもあることが共有されること、さらに病棟薬剤師が処方提案を行っていく

ことがフォーミュラリー成功の鍵であり、現在の課題でもあると考える。

日々薬物治療が進歩しているなかで、フォーミュラリーを実施するにあたり重要なことは、ガイドライン等の改訂や新たなエビデンス報告に合わせてフォーミュラリーを見直し(改訂)していくことである。フォーミュラリーの改訂は、フォーミュラリーを継続していく上で大きな課題である。多くの薬効群においてどのように情報をアップデートとし、フォーミュラリーを維持するのか、効率的な評価方法を考える必要がある。

7. 今後の方向性

フォーミュラリーを古くから導入している米国においても、医師のフォーミュラリー非遵守の問題が報告されている。当院はフォーミュラリー非遵守の改善のためにも、現在、定期レビューレポートを作成している。ノンアドヒアランス改善には、フォーミュラリー遵守率の低い個別医師とその上級医への情報フィードバックが有効と考えるが、現在の薬剤部スタッフのマンパワーでは、それらの業務維持は困難であり、資料作成等には情報処理に秀でているスタッフの確保も必要となる。

フォーミュラリーは単独の医療機関ではなく、同様の医療を行っている施設のネットワーク内で実施されるべきと考えている。地域(連携)フォーミュラリーはその典型例であると考えられる。当院は東京都新宿区にあり、その5km四方には複数の大学病院が存在し、大都市型の医療体系となっている。当初この地域で地域連携フォーミュラリーを構築することは難しいのではないかと考えていた。しかし、フォーミュラリーの基本はガイドライン等をベースとした標準治療の推進でもあり、その推進課題の一つは前述のとおりエビデンスのアップデートであり、大学病院の多い新宿区のような地域はエビデンスの収集・評価・資料作成には適している。従って地域連携フォーミュラリーも進めやすいのではないだろうか。

8. フォーミュラリー推進上の課題等

前述のようにフォーミュラリー導入のための基本資料作成は膨大な作業量となる。当院で検討している第一段階の薬効群のみにおいても、個々の医療機関が独自に実施するにはかなりの労力を要する。またフォーミュラリー導入の範囲が後発医薬品やバイオシミラーのみを対象としているのであれば、国の医療経済を大きく改善することは難しいであろう。実際、現在の国内の医薬品売り上げは生物学的製剤や分子標的薬などが上位を占めている。そのなかで、医療経済の改善に取り組むには、がん薬物療法を含めた広い範囲での大規模な薬物治療のベネフィット、有害事象と医療経費関係について適切な評価を行う必要がある。

米国臨床腫瘍学会(ASCO)ではASCO value Frameworkを設置し、がん薬物療法の医療経済の評価について検討しているが[3]、ICER(incremental cost-effectiveness ratio, 増分費用効果比)など生存期間までを考慮した医療経済の評価を一つの医療機関で検討し、

フォーミュラリーとして実施することは困難を極める。英国のように、行政が中心となった国家フォーミュラリーを作成して、これを地域連携フォーミュラリーとして展開する、あるいは各医療機関のフォーミュラリーとして個別化する仕組みづくりが必要だと考えている。

一方、製薬企業による販売促進活動が薬剤の使用動向に影響を及ぼしていることも報告されており、適切な医療を実施する上では大きな問題といえる。製薬企業における販管費やMR活動に対するレギュレーション自体は年々厳しくなってはいるが、販管費やMR活動には本来不要とも言える部分も少なくない。今後の製薬企業による情報提供活動のあり方、薬価算定方式のあり方(診療報酬の分配比)に関しては、抜本的改善が必要であろう。

標準推奨薬提示のための資料作成である。それぞれの施設や地域が、個々に資料を作成することは極めて非効率的といえる。当院がある新宿区には大学病院が多くあるため、フォーミュラリー作成のための基本資料が作成しやすい環境にあると考えている。新宿区では新宿区薬剤師連携協議会を発足し、病院薬剤部と保険薬局の薬剤師による連携事業を検討しており、フォーミュラリー導入も事業計画の一つに挙げている。そのなかでエビデンス評価については施設間で大きな相違が生じることもないため、現在、施設間での作業分担制を検討している。

各施設が基幹病院などとの連携を図って、地域連携フォーミュラリーを作成していくことが、地域での標準薬物治療の推進や各施設の業務効率化につながるものと考えている。

9. 多施設・多地域に向けて

フォーミュラリー導入の基本になるのは、

【参考文献】
1) 鼻アレルギー診療ガイドライン作成委員会, 鼻アレルギー診療ガイドライン—通年性鼻炎と花粉症—2016年版, ライフ・サイエンス, 東京, 2015
2) 睡眠薬の適正使用・休薬ガイドライン, じほう, 東京, 2014
3) Schnipper LE1, Davidson NE2, Wollins DSn et al., A American Society of Clinical Oncology Statement: A Conceptual Framework to Assess the Value of Cancer Treatment Options, J Clin Oncol. 2015 ; 33(23) : 2563-2577

新座病院

戸田中央医科グループ医療法人社団青葉会新座病院薬剤科主任　金井 紀仁（かない のりひと）

医療法人社団青葉会新座病院（埼玉県新座市）
施設概要
病　床　数：全128床（一般32床、療養96床）
病床の機能区分：急性期32床、回復期96床
診　療　科：9科
医療従事者数：医師7人、看護師95人、薬剤師6人、理学療法士47人、作業療法士14人、言語聴覚士8人、その他医療職57人
医療圏の概要（2次医療圏）
人口68万人 病院29、精神病院19、診療所309、保険薬局241

1. はじめに

　新座病院は1都4県に展開する戸田中央医科グループに属す128床（一般病床32床、療養病床96床）の病院で、埼玉県の南西部、東京に隣接する新座市に位置し、療養病床を含む急性期から慢性期、さらに在宅での療養生活まで一連の医療サービスを目指している。当院の薬剤科には医薬品情報担当者（1.5人分）を含む薬剤師6人が日常業務にあたっている。フォーミュラリーの構築に関しては、同じく戸田中央医科グループに属し、療養病床を有する東所沢病院の薬剤師1人と合わせた3人が中心になり、年に2～3薬効群を対象として構築を進めている（2018年6月現在）。

　当院は療養病床を有する病院であるため、在宅復帰についても考慮する必要があり、今後は生活習慣病を含めた慢性疾患に関してのフォーミュラリーをすべて構築することを目指している。具体的には、当院の患者で服用していることが多い2型糖尿病、高血圧、脂質異常症、高尿酸血症、症候性てんかん、脳梗塞・脳塞栓、骨粗鬆症、消化性潰瘍・十二指腸潰瘍、不眠症、排尿・排便障害に対する医薬品および疼痛管理等の薬効群をカバーしたいと考えている。また、薬効によっては入院する患者に依存するものもあるため、入院連絡がきた段階で適宜フォーミュラリーの手順に沿って、臨時に採用判断するこ

ととしている。

2. フォーミュラリー導入のきっかけと背景

　2014年頃のことだが、薬剤費とエビデンスを評価した上で、院内採用医薬品を決定するというフォーミュラリーの概念を知った。そこで薬剤費抑制の観点を踏まえ、今まで学会等で学んできた標準薬物治療と医薬品評価の方法を応用して、フォーミュラリー構築を目指したのが、そもそものきっかけであった。ただ、導入当初はフォーミュラリーという用語は正確には把握していなかった。

　当然のことだが回復期リハビリテーション病棟は包括診療であり、薬剤費抑制が求められている。私が2009年に新座病院に入職したときには、既に「薬剤費を抑制するための医薬品の選択」が行われていた。2010年頃から、個人的に日本アプライド・セラピューティクス(実践薬物治療)学会のワークショップ(URL：http://www.applied-therapeutics.org/)や薬物治療塾(http://plaza.umin.ac.jp/~juku-PT/)等に参加し、薬物治療・医薬品評価の方法を学ぶ中で、薬剤費を抑制するだけでは、本当に必要な薬剤が必要な患者さんに投与されない可能性もあるのではないかと感じるようになった。

　一方で、医薬品の効果や安全性についての違いが明確でないにもかかわらず、なぜか新しい薬を使う傾向が時々見られた。特に高血圧の治療に用いるレニン-アンジオテンシン系薬剤においてその傾向が強く感じられた。院内では、病院長の考えのもと、回復期リハビリテーション病棟においては可能な限りアンジオテンシン変換酵素阻害薬(ACEI)が使用されていたが、世の中の風潮としては、アンジオテンシンⅡ受容体拮抗薬(ARB)がACEIより積極的に使用され、そのことはエビデンスの面で理解できなかった。また、選択する系統に関しては、一定の指針が国内外のガイドラインで示されているものの、同効薬の中での治療の優先順位等の区別がつけられないことが多いことも気になっていた。

　そこで、個人的に各疾患の標準治療や医薬品評価の方法を学び、薬剤師の立場から有効性と安全性を適切に評価した上で、適切な薬剤選択が判断できるよう、同効薬比較に関するスキルアップに努めた。その応用の形で、レニン-アンジオテンシン系薬剤のうち院内採用薬剤に限定してフォーミュラリーの構築に取り組んだ。初めはフォーミュラリーに基づいた持参薬の代替薬の提案という切り口から、院内フォーミュラリーシステムを構築した。詳細は日本病院薬剤師会雑誌2017年第4号を参照いただきたい[1]。

　フォーミュラリーに対する当初の期待は今も変わらず持ち続けている。それは、フォーミュラリーが、日本の皆保険制度下で医療を必要とする患者すべてに対して、適切な薬物治療を提供することにほかならないと考えるからである。一部、高額な医療をせざるを得ない患者もいるが、フォーミュラリーの考えに基づき、類似薬と同等の安全性と有効性を持ち、より安価な薬剤から薬物療法を開始していく。あるいは高価な薬剤での治療から始めたとしても、病態が落ち着いた後には、安価な薬剤へ切り替え、持続的な医療費負担を軽減していく——そういう考え

方が広まればよいなと考えている。

　医薬品の適正使用に関して、21世紀の医薬品のあり方に関する懇談会の報告(1993年)には「的確な診断に基づいて、患者の状態にかなった最適な薬剤、剤形の選択、適切な用法・用量の選択、これに基づき正確に調剤されること、患者に薬剤についての説明が十分理解され、正確に使用された後、その効果や副作用が評価され処方にフィードバックされるという一連のサイクルの実現」と示されている。更に、厚生労働省の第3期「医療費適正化計画」(2018～2023年度)では[2]、医療技術等の発展に伴い、医療費の増大が指摘されている中、医薬品の適正使用には、医療費も考慮することの大切さが謳われている。

　フォーミュラリーは、多忙な医師が薬剤選択する際に、患者の状態にかなった最適な薬剤・剤形の選択と適切な用法・用量の選択、そして医療費(特に薬剤費)の適正化という点を踏まえた医薬品の適正使用をサポートできるのではないかと考えている。

3. フォーミュラリー導入の取り組み・経緯

　当院では、フォーミュラリーの導入に際し、薬剤の効果と安全性について、薬剤費抑制効果が高く、いくつもの成績が示され理解が得られていた高血圧治療におけるARBとACEIに関する適正使用を反映するフォーミュラリーから導入した[1]。導入当初の院内処方に関わる医師は5人程度であり、病院長の協力もあり、院内の同意形成は容易だった。ARBからACEIへ切り替えることによる薬剤費抑制効果が示せたことで、他の薬効群においてもフォーミュラリーの導入がしやすくなったと考えている。その後も処方医の協力を得て、対象とする薬効群を増強し、フォーミュラリーが導入されている薬効に関する院内処方の80％程度はフォーミュラリーに沿った薬剤選択になっている。

4. フォーミュラリー運用体制の構築について

　次に具体的なフォーミュラリー運用体制の構築について述べる。フォーミュラリー構築はevidence-based medicine(EBM)の手法によるが、その際にはいくつかの前提と手順があり、順次紹介したい。

　まず、重要な点は対象集団を把握すること。そして、医薬品情報は製薬企業から与えられる情報だけに頼らず、自ら網羅的に収集すること。それぞれの医薬品が承認されるに至った流れを把握する意味でも、医薬品医療機器総合機構(PMDA)が公開している医薬品の審査報告書を確認することも大切である[3]。そのほか院内対応としては、処方する医師の同意、そして何よりも同僚の薬剤師の理解を得ることが必要となる。

　具体的に以下、フォーミュラリーを構築した際の当院における作業、流れを示す。各施設等でのフォーミュラリー構築をすすめる上で参考にしていただきたい。

4.1　フォーミュラリーの構築
前提1　患者背景の把握
　医薬品の承認試験においては、限られた患者集団での臨床試験が行われる。臨床試験においては、統計的な有意差がつきやすいよう

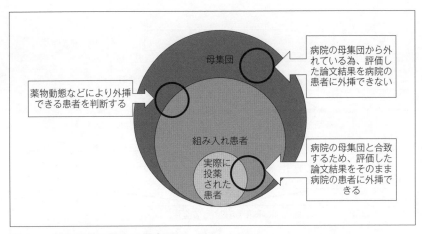

図1 一般外挿性に関する概念図

表1 新座病院の患者背景[4]
2013年4月1日から2014年3月31日の間に新座病院を入退院した患者のうち、入院前の服薬内容に対して事前に代替薬剤案を作成していた患者179人を後ろ向きに調査した

項目		中央値(最小値；最大値)またはn(%)	
年齢(歳)		77	(39；95)
性別、男 n(%)		73	(41%)
入院期間(日)		90	(7；251)
主な既往歴 n(%)	高血圧	114	(64%)
	骨折・骨粗鬆症	80	(45%)
	脳梗塞・脳塞栓症	81	(45%)
	2型糖尿病	44	(25%)
	がん	23	(13%)
	逆流性食道炎・消化性潰瘍	16	(9%)
	認知症	11	(6%)
	脂質異常症	11	(6%)

な患者選択がなされる可能性は否定できない。また、試験の組み入れ基準を設けてはいるものの、実際に投与される患者数は更に限定されることなる。そのため、限定された患者に対して行われた試験である臨床試験結果を、自施設の目の前の患者に対しても外挿することができるのかを、常に評価する必要がある(一般外挿性の評価)(図1)。

次に新座病院における患者背景の調査結果を示す(表1)[4]。ここに提示したように、当院には、状態が安定した回復期の患者が多く、とりわけ高血圧や2型糖尿病のような生活習慣病を有した、比較的高齢の患者が多いということがわかる。各施設によって患者集団に違いがあることから、自施設の患者集団の実態を把握し、そのうち多くを占める疾患群を対象としてフォーミュラリー構築を始めることは、経営陣に対して金額的にも大きなメリットを提供でき、その後のフォーミュラリー構築において、大きな推進土台になると考える。

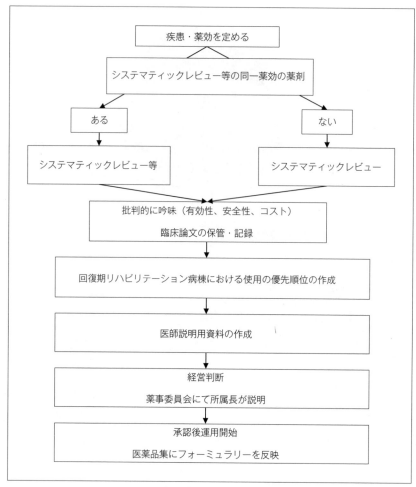

図2 フォーミュラリー作成と運用の手順

前提2 自ら情報を収集し、医薬品評価を行う

フォーミュラリー作成にあたり注意することは、製薬企業から得た情報、自身の興味がある情報に偏らないよう、医薬品の臨床試験の情報は網羅的に収集することである。これには大きな理由が二つある。一つは、製薬企業から得る情報には、プロモーションの目的により情報が一部不足する可能性があること[3]。もう一つは、プロモーションコードに他の製薬企業が扱う類似薬効群の医薬品との比較を行ってはならないと規制されていること[5]。そのため、他の類似薬との多角的な比較を行うフォーミュラリー作成において、情報収集を製薬企業に頼ることは適切な情報収集方法とはいえない。同様に、情報収集する自身が興味のある情報のみ収集し、そのデータを元に評価してしまうと、当然のことだが、情報収集の方向性に偏りが生じてしまう。あくまでも第三者的な視点、かつ網羅的に情報収集を行う必要がある。

次に、当院で行った大きく10の過程からなる構築手順を紹介する(図2)。

手順1　疾患・薬効を定める

地域・病院・病棟の特色を調査し（前提1）、その結果を踏まえ、最も多い疾患群・薬物治療例から取り組み始めるとよい。初めてフォーミュラリーを作成する際は、治療ガイドラインが確立しているなど、薬物治療の大局が既にできあがっているもの、特にハードなエンドポイントに関する臨床試験の結果があるものを選択すると、情報の評価が行いやすい。

手順2　評価薬剤を定める

当院においてはじめて導入した際は、導入時の労力を考え、現在採用している医薬品の中から、薬剤選択の優先順位を定めた。運用する中で良好な結果が得られ、経営陣をはじめとして、医局側の理解が得られ始めた段階で、市場に出ているすべての医薬品を対象にした調査を始めた。

手順3　評価項目を定める

論文の検索のためにも、医薬品評価の際は、評価アウトカムをどこに設定するかが大切なポイントとなる。ただし、何をアウトカムにするかは、それぞれの薬効や疾患で異なる。例えば薬物治療の効果に関するエンドポイント、薬物治療の安全性を評価するエンドポイントがある。その中には、ハードエンドポイントとソフトエンドポイント、あるいは真のエンドポイントと代わりのエンドポイントなど多様な評価項目がある。また、なかには患者視点のアウトカム、医療者視点のアウトカムを考慮した方がよい疾患もあるであろう。

医薬品評価の際に、どの評価項目を選択するか迷った場合は、該当医薬品の審査報告書、診療ガイドラインを確認する。さらに、専門病棟担当の医師や薬剤師に重視するべき評価項目を尋ねることもよいと考える。アウトカムに関する研究が行われている場合は、該当する論文を評価することで、選択すべき評価項目の判断がつくこともある。様々なエンドポイントが存在するものの、疾患・薬物治療の効果を確実に判断するために、ハードエンドポイントは必ず入れたい。

手順4　論文の抽出を行う

フォーミュラリー構築に関して、参考とする論文抽出にはいくつかの注意点がある。フォーミュラリーを構築しようとするような薬剤師の中には医療経験が豊富で、自身の経験に基づき医療に携わっている場合もある。そのため自身の経験等から得られた考えに近いエビデンスを、特に引用しやすくなる可能性がある。

そこで、当院ではシステマティックレビューの手法を用い、極力偏りのない論文抽出を心掛けている。しかし、時間的な制約がある日常業務の範疇で、すべての疾患・薬剤に対してシステマティックレビューを行うには人員的にも限界がある。そこで、3段階の論文抽出を行っている。なお、レビュー論文は論文の抽出には使用しているが、その評価の際は、基となる引用論文自体を評価する必要がある。

①　Cochrane Database Syst Rev.（CDSR）から論文を抽出する

CDSRは、システマティックレビューの質が保証されている点が利点であり、評価項目

が合致する場合はCDSRを用いて医薬品の評価を行う。レビュー論文の評価において、以降の手順5で示す通り、外挿性や臨床効果等を評価する必要があるが、CDSRの場合は試験のデザインから結果まで、必要な情報が記載されている点も用いやすい点といえる。また、2013年2月以降に作成されたレビューに関しては、公開1年後から無料となる点も使用しやすくなっている点といえる。なお、CDSRで評価されていない医薬品の場合、該当エンドポイントに関しては、「エビデンスなし」としている。

② システマティックレビュー＆メタ解析の論文を抽出する

CDSRで該当するエンドポイントに関するレビューがない場合は、PubMedでシステマティックレビュー＆メタ解析の論文を抽出し評価している。この時、注意すべき点は、ピアレビューを経て出版されたレビュー論文であっても、論文の質が様々であること。そのため論文の抽出条件や除外条件が適切かどうか、自らの判断力が必要となる。

③ 自身でシステマティックレビューを行う

①②により、必要な論文が抽出されないような場合は、自身でシステマティックレビューを行う必要がある。手順1から3にて定めた疾患や薬剤、場合によっては評価項目を用いて検索することで、漏れることなく論文抽出はできるであろう。また、検索・抽出された論文をタイトル（1回目の抽出）、要旨（2回目の抽出）、本文（3回目の抽出）と、3回の抽出段階を設けておけば、効率的に必要な論文を抽出できる。人員的に可能であれば、この抽出段階は3人以上で行うのが適切だと考える。評価者の嗜好による論文抽出の偏りを可性な限り避けるためであり、当院では3人中2人以上が合致した場合、その論文は評価対象としている。もし、1人の場合には、評価対象とするか否か、議論して決めればよい。

手順5　論文の評価を行う

次に、CDSRやレビュー論文にて引用されている論文、自身で抽出した論文の系統的評価を行う。その際、特に組み入れ・除外患者、人口動態、有効性、安全性には注意を払う必要がある。組み入れ・除外患者と人口動態に関しては、手順1で述べたとおり、一般外挿性を判断する必要がある。有効性に関しては、臨床試験は統計的な有意差と臨床的な有用性を区別して評価する。特に臨床的な有用性は重視する必要がある[6]。臨床的な有用性がどの程度あるかという根拠としては、臨床論文中の症例数決定の際に必要なエフェクトサイズが一つの指標となる。また、論文中の結果や評価した内容は、CDSRの論文のまとめ方に倣って一覧表にしておくと、以降の評価が容易になる。

手順6　同等量の設定

同等量の設定に関しては、以下に示すルールに従って定めている。

①非劣性試験の時は、その時の用量比較を同等量とする、②優劣性試験の時は、用量比較試験における連続変数のエンドポイント（血圧や尿酸値等）の結果を見比べ、同じ効果を示している時点の用量を同等量とする、③

用量依存性が確認されている場合は、単一試験での用量設定を代用する、④薬物動態的特徴（腎機能に応じた用量調節）を考慮する。

手順7　医薬品の優先付けを行う

優先付けを行う際に、自施設・地域において、臨床試験の結果を適応することが可能なのかという点を十分に考慮する。

手順7.1　適応の確認

先発医薬品と後発医薬品では、その適応が違うことがある。

例えばラベプラゾールの場合、2018年8月現在、「低用量アスピリン投与時における胃潰瘍または十二指腸潰瘍の再発抑制の適応」は先発医薬品のみに認められている。後発医薬品に「低用量アスピリン投与時における胃潰瘍または十二指腸潰瘍の再発抑制の適応」がない間は、その後発医薬品を選択してはならない。

また、同効薬の中でも、適応が異なる場合もある。

例えばカンデサルタンの場合、他のARBにはない「慢性心不全」の適応がある。ただし、ACEI投与による前治療が行われていない患者に対する本剤の有効性は確認されていない。従って、カンデサルタンは、ACEIから切り替えて投与することを原則とする。

手順7.2　薬物動態的特徴の確認

臨床試験はあくまでも組み込まれた患者のみが対象であり、自施設・地域の患者にそのまま外挿することが困難な場合がある。そこで当院では、各薬剤の薬物動態的特徴付けを行い、外挿性を高めている。

例えば、肝機能・腎機能等の臓器障害患者や高齢者は、臨床試験には組み込まれないことが多い。そこで、臨床試験に組み込まれた患者の血中濃度と、臨床試験に組み込まれなかった高齢患者などの血中濃度が同じになるよう、薬物動態的な特徴を考慮し用量調節をすることにより、同等の効果を示すことができると判断している。なお、相互作用に関してもこの段階で確認している。

手順7.3　労働力を考慮する

薬剤投薬に際して、医療者の関与が必要な場合がある。

例えば、ロスバスタチンは、日常臨床において、排便コントロールで使用することが多い酸化マグネシウムとは時間を空けて使用する必要がある。投薬時間を空けて投薬することは、医療者にとっても患者にとっても服用回数が増え、手間となるため、労働力にも配慮した薬剤選択という観点も重要になる。

手順7.4　費用対効果の確認

費用対効果の結果は、その因子によって左右されることがある。論文に含まれている因子、モデルの時間的な長さ、治療期間、治療効果の持続時間等が妥当かという点に注意を払う必要がある[7]。

手順7.5　優先順位を付ける

次に、優先順位付けの概念図を図3に示す。フォーミュラリーにおける医薬品の優先順位付けは、前述のように医薬品評価を丁寧に行えば、以下に示す順序に従い作成することが容易となる。

①試験の種類；無作為化比較試験＞後ろ向

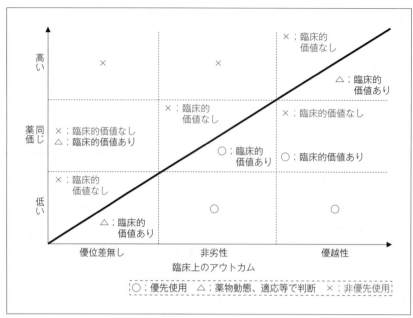

図3 フォーミュラリーの優先順位の付け方
（文献8 Fig 2より許可を得て転載）

き観察試験、②アウトカムの種類；ハードエンドポイント＞ソフトエンドポイント＞サロゲートマーカー、③外挿性；実際に投与された患者＞組み入れ基準＞薬物動態からの推定、④試験結果；臨床的に価値のある差＞統計的有意差——。なお、薬理作用から推察される臨床効果は考慮しない。

手順8　内容をA4用紙1枚に要約する

評価およびフォーミュラリーの内容は、A4サイズの用紙1枚に要約して保管するとよい[8]。一目で見ることができるサイズに要約しておくことが、特に現場の薬剤師には、同等量の提案をする際に役立つと考えている。

手順9　状況に応じて医師の説明用資料を作成する

A4用紙1枚の要約内容では、他の医療従事者に説明することが難しいという場面もある。評価内容の情報提供先が多忙な医師であり、エビデンス集をそのまま説明することは情報提供のあり方としては不適切といえる。

そこで、当院では、情報提供に関する海外の取り組みであるアカデミック・ディテーリング（Academic detailing：以下AD）の資料を参考に対応している。このADは米国のNational Resource Center for Academic Detailing（NaRCAD）（https://www.narcad.org/about-us.html）という組織で、臨床医が患者に対しエビデンスに基づいた医療を提供するときに役立つ1対1の教育手法に位置付けられている。ADは臨床医の処方行動に変化を起こし、最終的に患者の健康を改善することができるとされている。ADでは医師への情報提供書類として、エビデンス集のほかに、数ページからなるサマリーがある。

具体的には、高尿酸血症のフォーミュラリー導入において、これらを参考にスライド

8枚からなる、少し詳細なデータが提供できる医師用の説明書類を作成している[8]。

手順10　経営的視点でも判断を行う

作成されたフォーミュラリーに関して、経営的な視点からも適切かを確認する。その後、院内の薬事審議会において所属長が説明し、院長および医局から承認を得る。なお、現在まで、経営的な視点が介入したことにより、フォーミュラリーの医薬品優先順位が変化したことはない。

4.2　フォーミュラリー運用の状況

フォーミュラリーが承認された後は、内容が院内医薬品集に反映される。また、入院時の持参薬鑑別時に、フォーミュラリー外の医薬品があった場合は、代替案としてフォーミュラリー内の医薬品を提案している。用量に関しても、事前に同意されている量を提案している。持参薬切り替えの処方時に、フォーミュラリー外の薬が処方された場合は、その処方医に対し問い合わせ、処方意図を確認する。特に問題がない場合は、フォーミュラリー内の医薬品について説明し、処方変更を行う。逆に、適切な処方意図がある場合は、フォーミュラリー外の医薬品であっても用いる。病態が変化しない限りは再度の問い合わせは行わないこととしている。

4.3　フォーミュラリーのメンテナンス

医薬品情報は日々更新されている。基本的に薬物動態情報の更新はないが、新たな臨床試験の結果によっては、それ以前の臨床試験結果を用いて作成したフォーミュラリーであれば改訂する必要性が出てくる。また、新たな後発医薬品の発売や、薬価改定時は優先順位が変更される可能性もある。

当院では、1年に1回は該当薬効の臨床試験の状況を確認し、フォーミュラリーを再確認している。新たなエビデンスの確認は、基本的には過去の検索式を再利用し、フォーミュラリー作成後から再評価日までの期間において新たな論文があるかを確認している。

5. フォーミュラリーの導入前後での変化・変貌について

フォーミュラリー導入により医薬品の適正使用に変化があったが、それ以外にも在庫管理に関して変化がみられた。

具体例として、ACEI、ARB薬の購入量の推移を示す（図4）。フォーミュラリー導入前は8薬剤12規格を採用していたが、導入後の2017年時点では5薬剤6規格、2018年のフォーミュラリーの再構築後には、4薬剤5規格と当初に比べ大幅に減少した。このように、購入する薬剤の種類や規格数が減少することで、医薬品の使用期限等を含め、医薬品管理にかかる負担が軽減された。

6. フォーミュラリー運用上の課題と対応

フォーミュラリー導入後の課題として、フォーミュラリー作成および構築のための評価者が不足していること、転院あるいは退院後に処方薬剤が変更されることが挙げられる。どちらの点に関しても、その解決策としては地域連携を推進することにあると考えており、具体的にはグループ病院の一つで

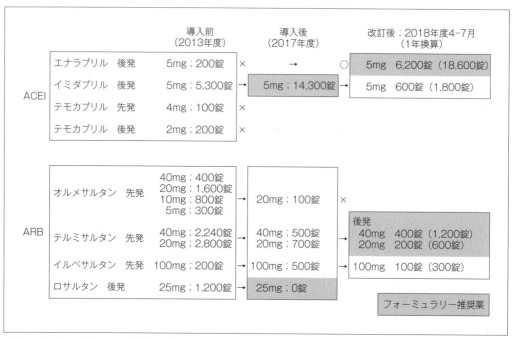

図4 ACEI、ARB薬の購入量の推移

ある東所沢病院との連携を開始した。現在の連携概要を図5に示すので、参考にしていただきたい。

7. 今後の方向性

病院・地域ごとに患者背景や算定方式の違いから、フォーミュラリーは異なってくる。そのため、患者の病態が急性期であるのか慢性期であるのか、あるいは医療費が出来高払い方式なのか包括払い方式制度（DPC）なのか、あるいは薬剤費自体の算定をとることができない療養病床なのかでフォーミュラリー導入の必要性の認識が異なる。従ってそれらの要件が類似した病院ごと、同一の経営体ごとにフォーミュラリーを構築していくというのが、今後のフォーミュラリー構築の方向性であろうと考えている。

また、フォーミュラリーに関する診療報酬上の加算が付くことを期待している。その際、何かしらの認定を習得している薬剤師等あるいは地域連携に関する施設基準等を評価対象とするのではなく、フォーミュラリーの運用と維持の実績がある病院等の施設自体に加算等を設定すべきと考える。

評価項目としては、例えばフォーミュラリー管理品目割合、フォーミュラリーの再評価頻度、フォーミュラリーの構築が臨床論文等の科学的な知見に基づいて作成されていることなどが挙げられる。更に、フォーミュラリーの拡大・普及に向けては、人員や医薬品評価能力等の不足により、作成できない病院等医療機関もあり、相応の配慮が必要と考える。

すべての病院や診療所、老人保健施設や薬

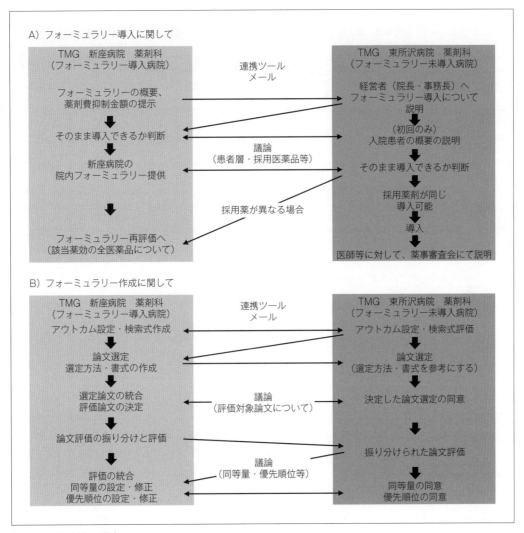

図5 地域連携の仕方

局等が、フォーミュラリー導入病院と連携・実施することで、何らかの形で「フォーミュラリー加算」の対象になることが望まれる。

8. 他施設へのアドバイス等

前述の2、3でも示した通り、当院でフォーミュラリーが導入されるまでに数年を要している。他施設で導入を考えている場合、本稿の内容を参考にしていただき、各施設、その地域に適した内容で、できるところから焦らずに始めてもらいたいと思っている。また、フォーミュラリーを実践している病院等の施設においては、積極的に地域の病院等と連携し、より良いフォーミュラリーを作成していただきたい。そのうえで、学会での研究発表、成果報告等をしていただき、学術の場での議論も活発に行っていただきたい。

【参考資料】
1）金井紀仁，松田沙樹子，大野智裕，鈴木義人，Formulary System を基に処方提案することによる薬剤費抑制効果―レニン―アンジオテンシン系阻害薬を対象として―，日本病院薬剤師会雑誌，2017，53(4)，443-447
2）厚生労働省，第三期医療費適正化計画(2018〜2023)について，医療費適正化基本方針，http://www.mhlw.go.jp/file/06-Seisakujouhou-12400000-Hokenkyoku/0000190972.pdf，2018 年 9 月 2 日最終アクセス
3）金井紀仁，山岡和幸，中田和宏，宮本拓也，吾妻隼斗，緒方宏泰，企業から提供されている医薬品プロモーション用印刷物に記載されている有効性・安全性情報の客観的検討，アプライド・セラピューティクス，2016；7(2)：44-52
4）金井紀仁，大野智裕，回復期リハビリテーション病棟における入院前服薬調査が入院後の薬剤費に与える影響，第 23 回日本医療薬学会年会，2014 年 9 月
5）製薬協，医療用医薬品プロモーションコード，http://www.jpma.or.jp/about/basis/code/pdf/promotion.pdf　2018 年 8 月 25 日最終アクセス
6）林洋子，堀内淳子，中田和宏，金井紀仁，山岡和幸，佐村優，緒方宏泰，医薬品の有効性評価における問題点―統計的有意性と臨床的に意味のある差―，アプライド・セラピューティクス，2017；9(1)：19-31
7）Philips Z, Ginnelly L, Sculpher M, Claxton K, Golder S, Riemsma R, Woolacoot N, Glanville J. Review of guidelines for good practice in decision-analytic modelling in health technology assessment. Health Technol Assess. 2004 Sep；8(36)：iii-iv, ix-xi, 1-158.
8）金井紀仁，鈴木義人，系統的論文調査による回復期患者における 尿酸生成抑制薬に関するフォーミュラリの構築，アプライド・セラピューティクス，2018；10：26-46

医誠会病院

医療法人医誠会医誠会病院薬剤部薬剤部部長、病院群薬剤師統括マネジャー　長橋 かよ子(ながはし かよこ)

医療法人医誠会医誠会病院（大阪府大阪市東淀川区）
施設概要
病　床　数：全 327 床（一般 327 床）
病床の機能区分：高度急性期 327 床
診　療　科：28 科
医療従事者数：医師 75 人、看護師 469 人、薬剤師 32 人、その他医療職 195 人
医療圏の概要（2 次医療圏）
人口 1.75 万人 病院 4、精神病院 0、診療所 136、保険薬局 74

1. はじめに

医誠会病院（以下、当院）は1983（昭和58）年、大阪市東淀川区に開院、救急医療と一般診療を中心に地域医療を担ってきた。事業所数65施設を擁するホロニクスグループに属しており、その中の医療法人医誠会（以下「医誠会グループ」という）には、当院を含め29の医療施設が属している。当院は、現在327床（高度急性期）に増床され、多くの急性期医療専門医を配置し、心臓、脳、腹部、整形などの救急疾患に24時間体制で対応している。一方、内科系、外科系を問わず一般診療の充実を図り、外来がん化学療法、放射線治療など癌治療にも積極的に取り組んでいる。

当院はDPC（Diagnosis Procedure Combination：診断群分類別包括評価方式）対象病院であり、同種同効薬ではなるべく安価な薬剤を使用することが病院経営の健全化につながるが、院内採用医薬品数が増加していた。そこで医薬品の適正使用、院内採用医薬品数の抑制並びに病院への経済効果を高めることを目的として、同種同効薬の薬剤選択を明示したフォーミュラリー策定に取り組むこととなり、現在では29医療機関を擁する医誠会グループ全体の取り組みへと発展している。

2. フォーミュラリーに取り組むことになったきっかけと経緯

フォーミュラリー策定に至ったきっかけ

の一つに院内採用医薬品数の増加がある。医誠会グループでは、医薬品を新規に採用する場合は一増一減を原則としており、同種同効薬を新規採用する場合には、申請時に審査し、使用基準を設けている。しかし、かつてはそうしていなかったため、採用医薬品数が増加していたのである。また、薬剤師側も採用された同種同効薬の使い分けを意識しておらず、その違いを理解していなかったこともある。

　一般に、採用医薬品数の増加は薬剤費増につながり、病院経営にも大きく影響する。当院はDPC/PDPS(Diagnosis Procedure Combination/Per-Diem Payment System)制度に基づくDPC対象病院であり、効果や安全性が同等である場合、より安価な薬剤を使用することが病院経営の健全化に欠かせない。また、当院には様々な領域ごとに多くの専門医がいるが、その領域を専門としない医師にも各薬剤の特徴を理解した上で適正な薬物治療を行ってほしいという思いがあった。そこで2016年12月、まず始めに、高額な薬剤であり、全種類の同種同効薬が採用されていた直接経口抗凝固薬(direct oral anticoagulants：DOAC)からフォーミュラリー策定に取り組むこととなった。

　第一弾となったDOACを対象としたフォーミュラリー策定の手順としては、まず薬剤部が中心となって、DOACに関する世界的な大規模臨床試験の結果やメタアナリシス、関連学会から発出されたガイドラインなどの医薬品情報を収集するなどしてフォーミュラリーの原案を作成した。そして同案は薬事委員会の承認を得たのち正式にフォーミュラリーとして決定され、医師を含め全職員に通知された。さらに医局会においても、策定したフォーミュラリーの内容説明および各医師に対する周知が図られた。また、院内ホームページで医薬品情報(Drug Information：DI)を提示しているが、そのなかにフォーミュラリーを掲載して、いつでも誰でも閲覧できるようにした。

　第二弾はプロトンポンプ阻害薬(proton pump inhibitor：PPI)の内服薬を取り上げた。ここではPPIの薬剤選択基準に加え、ヘリコバクター・ピロリ(Helicobacter pylori：*H. pylori*)除菌療法の標準処方についても取り決めを行った。

　当初、当院で導入に取り組んだフォーミュラリーは、現在では医誠会グループ全体の取り組みとして広がりをみせ、医薬品採用戦略の一環として同種同効薬の見直しや全施設に共通する疾患ごとの標準処方策定においても効果を上げている。

　フォーミュラリー(案)を策定するには、各疾患の薬物治療に関する知識や医薬品情報の評価能力、薬剤経済に関する知識、さらにコミュニケーション能力なども必要となる。そのため、フォーミュラリー(案)の策定は、薬剤師としての力量を高める有用な手段の一つである。実際、若手の薬剤師にフォーミュラリーの原案を作成させることで、その薬剤師の資質向上・育成にも役立っていると考えている。

3. フォーミュラリー策定への具体的取り組み

　第一弾となったDOACのフォーミュラリーを作成するにあたり、まずは準備段階と

して、全診療科の常勤医師を対象にDOACとワルファリンを含む抗凝固薬に関するアンケート調査を実施した。併せてDOACが処方されている患者の適正使用状況も調査した。

その結果、適応疾患や腎機能、年齢に加え、各薬剤の特徴を理解して使い分けをしている医師がいる一方、これまでの使用経験や他の医師の処方をそのまま継続している医師、あるいは使用経験がない医師もおり、薬剤使用の実態は様々であることがわかった。

全体として、DOACは概ね適正に使用されていたが、下肢整形外科手術施行ではエドキサバンは有効性が重視され、一律標準量で処方され、一部に過量投与の症例もみられた。逆に、過少投与事例も見られたが、それらのケースでは医師個人の経験やCHADS$_2$スコア、出血リスクを考慮して設定されていた。

DOACのフォーミュラリー策定に当たり当初は、採用していた4種類のDOACを2種類へ削減することを目指した。当院ではDOACを主に使用するのは循環器内科、脳神経外科、整形外科の3科に渡る。また、服用薬の用法を1日1回とし、それをまとめて一包化調剤にし、確実に服薬してもらいたいと考える医師も少なくなかった。そこで、薬剤部でDOACに関する様々な情報を収集し、各薬剤の薬物動態や相互作用、薬価などの特徴や、診療科での使用状況も踏まえてDOACを対象としたフォーミュラリー案を作成した。

さらに、同じ診療科の医師であっても人によって薬剤の使い分けに関する意見が異なっている。そこでDOACのフォーミュラリー案を作成後、診療科部長をはじめ、医師一人一人に直接DOACに関する使い分けや特徴に関する意見などを聴いて、改めてフォーミュラリー案の内容を調整した。

結果的には、当院の受診患者の年齢層や薬剤経済などから、DOACの種類削減には至らなかった。しかしながら、当院では、後発医薬品への切り替え、医療安全のための循環器用注射薬の統一した希釈方法などの統一した基準があり、以前から医師はそれら基準に沿って治療を行うという病院方針が浸透している。また、フォーミュラリー案を薬事委員会に諮る前に、薬剤部ではDOACを主に使用する診療科の専門医からフォーミュラリー案に対する意見を聴いて、内容調整をした上で最終的な案を策定した。このため、正式に導入決定となったDOACのフォーミュラリー(図1)に対する医師側からの反発は全くなかった。

そのような医師側との適切なコミュニケーションを介して、これまでにDOACの選択指針、PPIの選択指針、*H. pylori*除菌療法の標準処方、帯状疱疹の外来診療標準処方、骨粗鬆症治療の標準処方を作成した。続いて、スタチン、アンジオテンシンⅡ受容体拮抗薬(angiotensin Ⅱ receptor blocker：ARB)、アンジオテンシン変換酵素阻害薬(angiotensin converting enzyme inhibitor：ACEI)、Ca拮抗薬のフォーミュラリーを策定した。

現在、過活動膀胱治療薬、過敏性腸症候群治療薬の採用を見直し、フォーミュラリーの策定が進行中である。

図1 当院のDOACのフォーミュラリー

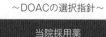

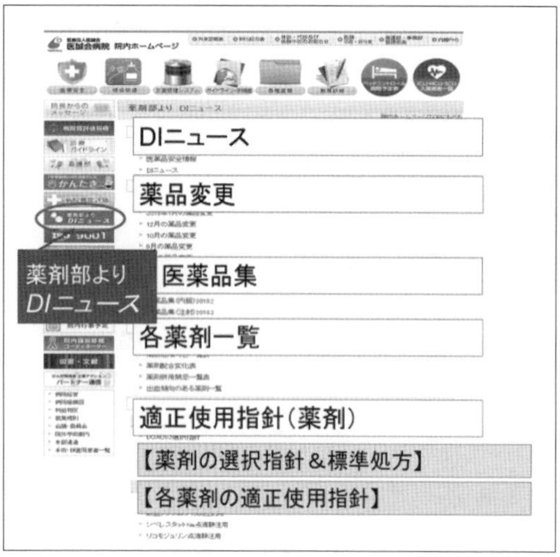

図2 当院の院内ホームページ・薬剤部からのDIニュース

薬剤部からのDIニュースのページに、「薬剤の選択指針＆標準処方」の項を設け、その中に策定したフォーミュラリーを載せ、いつでも閲覧できる環境としている。また、発熱時、疼痛時などの異常時の頓服薬処方やDIC治療薬やGI療法の標準処方は、電子カルテ内にセット化し、引用オーダーできるようにしている。

4. 現在の運用体制・システムについて

当院薬剤部では、同種同効薬が採用されている薬効群を中心に、採用薬剤を洗い出し、フォーミュラリー案を作成して薬事委員会に提出し承認を得ている。フォーミュラリー案の作成は、薬剤部の臨床業務担当者と薬品管理担当者、薬剤部責任者によって行っている。臨床業務担当責任者のもと、若手の薬剤師が各薬剤の特徴についてとりまとめる。薬品管理担当者が、院内の使用状況から、その薬効群を使用する診療科専門医や処方医から、薬剤の使い分けなどについての意見を聴取する。それらの内容を統合し、最終的なフォーミュラリー案を作成している。

薬事委員会で承認されたフォーミュラリーは、同委員会議事録として全職員に通知

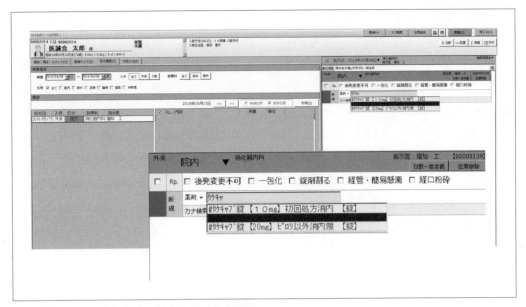

図3 電子カルテ上に処方可能な診療科名を表示

する。医局会での医師への伝達、院内ホームページ内の「薬剤部からのDIニュース」にも掲載し、常に閲覧できるようにしている（図2）。

また、例えば専門医のみ処方可能とした特定の薬剤については、電子カルテ上に表示される薬剤名の後に処方可能な診療科名を明記して、フォーミュラリーが遵守されるよう工夫している（図3）。

一方、医誠会グループ全体としても、同種同効薬の採用状況を洗い出し、採用薬剤の見直しを行ったうえで、フォーミュラリー策定につなげている。また、各種疾患に対応する標準処方の策定にも取り組んでいる。ただし、医誠会グループとして策定したフォーミュラリーを、当院を含め各医療機関にそのまま当てはめることはせず、それぞれの状況を踏まえて、各薬剤部においてさらに内容を吟味している。薬事委員会には、医誠会グループとして策定された医誠会グループフォーミュラリー案と、それをもとに薬剤部で改変したフォーミュラリー案とを提示し、「医誠会グループフォーミュラリー（当院版）」の承認を得るようにしている。

5. フォーミュラリー導入による変化

DOACのフォーミュラリーが策定された後も、フォーミュラリーに沿わない処方を絶対的に禁止しているわけではない。

例えば、DOACについては、腎機能正常患者の虚血性脳卒中発症抑制目的以外でダビガトランが処方されている場合には、薬剤部として疑義照会を行うが、それ以外では使用を強く制限してはいない。元々この領域ではフォーミュラリー策定前から不適正使用は少なく、当院で基準薬指定したアピキサバンの使用割合も元々高かったため、フォーミュラリー策定後も医師の処方に大きな変化は

ないのが現状である。若干の変化として、服薬アドヒアランス向上を目的に、リバーロキサバンが処方される患者数がやや増加した。DOACに関してはフォーミュラリーが順守されている。

　外来患者には、DOAC、PPIいずれも以前から投与されており薬物治療上問題がない場合は、そのまま継続とされていることが多い。しかし、入院を機にPPIに関しては特に継続の必要性を評価する。そして継続投与する必要がある場合には、フォーミュラリーに沿った処方提案を行っている。

　フォーミュラリーを策定したことにより、病院全体としての採用品目数は削減され、在庫数量も削減された。医誠会グループでは後発医薬品への切り替えを進めていることもあり、後発品医薬品使用体制加算1が算定され、医薬品購入金額は減少、在庫金額の減少にもつながり、病院経営にも貢献している。

　また、フォーミュラリー策定に取り組むことで、医師からの新規医薬品採用の申請があった場合、当院でのその薬剤の必要性や、同効薬との薬剤比較を行うという体制が薬剤部内に浸透してきた。フォーミュラリー案の作成を薬剤部、なかでも若手薬剤師がその作成に携わることにより、担当薬剤師のスキルが向上するだけでなく、周りの薬剤師のモチベーションアップにも繋がっている。さらに、薬剤部全体のレベルが上がることで、院内での薬剤部の地位向上、薬剤師への信頼獲得といった、多面的なプラスの連鎖を実感している。このことが、病棟薬剤業務やチーム医療の中での薬剤師の活動にも良い影響を与え、薬剤の適正使用に繋がっている。

　フォーミュラリー策定の一環として、入院患者に対する標準処方についても薬剤師が医師と連携し、その作成を進めている。これまでに発熱時、疼痛時、便秘時、不眠時などの異常時の頓服薬として使用する13症状に対する標準処方を作成した。症状に対する処方が複数ある場合には、第一選択薬、第二選択薬とし、使用基準も盛り込んだ。その他、医療安全上の問題を考慮し、播種性血管内凝固症候群（Disseminated Intravascular Coagulation：DIC）治療薬とその溶解液、投与速度、投与ルートの標準化、高カリウム血症時のGI（Glucose Insulin）療法についても標準処方を作成した。薬剤の適正使用のために、例えば、トンボモデュリン製剤の場合、使用できる症例は軽度を除くDICで、発症72時間以内であること、3日投与後に急性期DICの見直しを行い、投与日数は6日間まで、と制限している。その他、静注用人免疫グロブリン製剤、好中球エラスターゼ阻害薬であるシベレスタットナトリウム水和物を使用制限薬としている。

6. 運用上の課題と対応

　前述したように、フォーミュラリーの策定には幅広い知識が必要であり、薬剤師の育成、適切な研修体制の構築が重要になる。

　薬学部が4年制から6年制へと延長されて久しいが、6年制教育では、医療人としての倫理・教養、課題発見能力・問題解決能力、そして臨床実践能力を身につけるためのカリキュラムの充実が図られた。しかし、薬学部を卒業したばかりという時点では、病院薬剤師として必要な知識や技能が十分に身に

ついているわけではなく、日々の業務と自己研鑽の中でスキルを高めていく必要がある。

そのため、当薬剤部ではまず臨床に関する知識を養うために新人薬剤師に対して1年目から病棟研修を行っている。2年目には病棟担当者としての研修の意味も含めて全病棟をローテンションさせ、基礎的な知識を身につけさせ、他職種とのコミュニケーション能力を高めるようにしている。その後は1年間、一つの病棟を担当させることによってさらに知識を深め、医薬品の適正使用に貢献することを目指している。

また、医誠会グループの薬剤部(科)役職者に対する研修を実施し、経済性や診療報酬制度を踏まえた薬剤部(科)の改善や取り組み、部下育成についてなどのSGD(small group discussion)を行っている。

教育・研修の充実とともに、人員確保も重要なテーマといえる。現時点では、フォーミュラリー策定に携わる薬剤師は策定業務を日常業務と兼任しており、その業務負担は大きい。フォーミュラリー策定を行える薬剤師を育成するとともに、薬剤部のなかに、フォーミュラリー策定業務を中心に行う薬剤師の人員確保をしていきたいと考えている。

フォーミュラリー策定以前は、医薬品を新規採用する場合の「一増一減ルール」は順守されず、同種同効薬の使用基準もなく、その使用は医師の裁量に任せていた。フォーミュラリー策定時には、そのような実際の使用状況を考慮する必要がある。また、複数の同種同効薬が採用されている場合、後から発売・採用された薬剤は、先に発売・採用された薬剤の問題点が改良されていることが多い。また、新しい薬剤ほどその後発医薬品が発売されていないということがあるので、既に採用となっている薬剤を削減できない場合が少なくない。その場合には、例えば、第一選択は後発医薬品とし、副作用が発現した場合には、後から発売された先発医薬品を使用する——という使用基準により対応している。

7. 今後の方向性

膨れ上がった同種同効薬の採用見直しとともに、対象となるフォーミュラリー策定を進めていく。また、疾患から検討した標準処方に関するフォーミュラリー策定も進めていく予定である。その前段階として既に、候補となる薬効群20種類と、30疾患をリストアップし終えた。フォーミュラリー策定には、患者の利便性も考慮に入れているため、同じ薬効群や疾患のフォーミュラリーであっても、外来患者用と入院患者用とでは異なるフォーミュラリーが策定されることになると思われる。

8. フォーミュラリー推進上の課題

現在、全ての患者に対してフォーミュラリーが適用されているわけではない。主として新規処方時に適用されている。以前からの継続処方の場合、あるいは他施設処方薬から当院の処方へと切り替える時には、なかなか適用されていないのが現状である。入院患者の場合には、病棟担当薬剤師が積極的に介入し、担当医と協議できる力量を持つことが重要である。

入院患者が退院した後に、地域のかかりつけ医など他施設を受診する場合もある。そこで、2018年度から新たな退院患者については、持参薬も含めた入院中の薬物治療の経過をとりまとめた「施設間連絡書」を薬剤師が作成し、患者に交付する取り組みを始めた。

退院する患者には、かかりつけ医やかかりつけ薬剤師に「施設間連絡書」を提示するように指導し、当院のフォーミュラリーに沿った薬物治療が地域においても継続される可能性を探っている。

また、当院では外来患者に対し院内調剤が中心であり、患者にできるだけ待ち時間なく投薬、交付を行うよう努めている。そのためもあり、薬物治療上の問題がない継続処方では、フォーミュラリーに沿っていないとしても疑義照会は行っていない。

そのため医薬品の使用状況の調査結果は、"群"として医局へフィードバックしている状況であり、個々の患者の処方変更にはつながらないことが多い。また、依然として外来患者が先発医薬品を希望することもある。後発医薬品の使用推進に向け、行政はもちろん、薬剤師は病院、保険薬局にかかわらず取り組む必要がある。

9. 他の施設へのアドバイス等

患者に最適な薬物治療を提供するためには、フォーミュラリーの策定と運用は有用であり、経済的な面も考慮されていることから、病院運営の面でも利点は大きい。

フォーミュラリー策定には、これまで述べたように薬剤師自体の能力とともに、実際に処方する医師との調整が不可欠であり、多くの時間と労力を要する。そのため多くの施設では、フォーミュラリー策定に後込みしてしまうかもしれないが、フォーミュラリーを策定することは、特に若手薬剤師の育成にもつながり、何より患者への最適な薬物治療を提供することにつながる。まずは他の施設が作成したフォーミュラリー[1]を参考にして、自施設で問題となっている薬効群、あるいは問題と考えられる薬物療法、または取り組みやすい領域から取り組んでいくのが良いと考える。

【参考文献】
[1] フォーミュラリー編集委員会編：フォーミュラリー—エビデンスと経済性に基づいた薬剤選択—，薬事日報社，2017.

おんが病院

遠賀中間医師会おんが病院薬剤部薬剤部長 **後藤 康秀**（ごとう やすひで）

遠賀中間医師会おんが病院（福岡県遠賀郡遠賀町）
施設概要
病　床　数：全100床（一般100床）
病床の機能区分：高度急性期8床、急性期92床
診　療　科：16科
医療従事者数：医師21人、看護師131人、薬剤師7人、その他医療職32人
医療圏の概要（2次医療圏）
人口110万人
病院102、精神病院19、診療所916、保険薬局709

はじめに

　遠賀中間医師会おんが病院は、2008年に福岡県遠賀郡の郊外に開院した100床すべてが急性期の地域医療支援病院である。北九州市のすぐ西側に位置し中間市・芦屋町・岡垣町・遠賀町・水巻町の1市4町（人口13.6万人：2018年3月現在）からなる医療圏に属する。地域人口における65歳以上の占める割合は30％を超え、最近では毎年約1000人の人口減少が続く地域である。交通手段は自家用車が多く、公的交通機関は最寄りのJR駅より町が運営する小型バスが日中の時間当たり1～2便病院前に来る程度である。

1. 経営改革と薬剤部の変革

経営方針の徹底

　フォーミュラリーの導入・実践について紹介する前に、この10年ほど前から始まったおんが病院の改革について述べる。そもそもは2010年4月に遠賀中間医師会病院（おんが病院、おかがき病院の2病院）に着任された杉町圭蔵統括院長（元九州大学病院長）により、「開院以来の赤字経営」からの脱却としていくつかの取り組みがなされたのがその始まりである。杉町統括院長は前職の九州中央病院長時代に、20年以上も連続した病院の赤字経営を黒字経営へと転換させる改革を行ったが、当院でも同様の方針に基づく改革

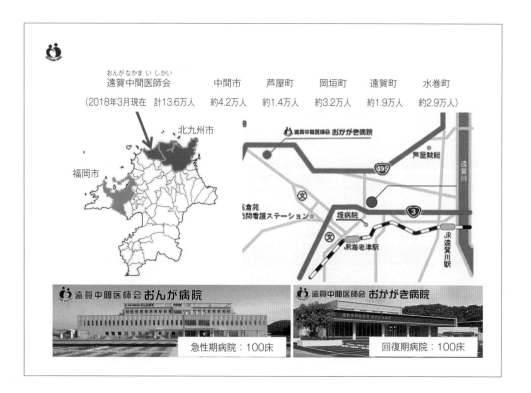

を行った。

　杉町統括院長が考える経営方針は「病院の経営は何か一つを変えれば良くなるというものでは決してない。進むべき方向性を明示すると共に、職員に情報のディスクロージャーを行う事が必要である。病院は専門的な知識と技術を持ったヒトの集団であり、仲良しクラブであってはならない。経営が上手くいくか否かは、この専門職員の資質、即ち"ヒト"にかかっている」であり、この方針のもと医師、看護師、薬剤師、他の医療技術職、事務職などすべての職員に対し仕事の取り組み方の変革が求められた。改革を進める中でHCUや救急総合診療部の新設、DPC（診断群別包括評価）対象病院への移行、地域医療支援病院および在宅療養支援病院の承認取得などを進めた。

薬剤部の改革

　薬剤部に関する改革は2011年4月、私が薬剤部長に就任した直後からスタートした。具体的には、「収益を生む薬剤部へ」をスローガンに、次のような薬剤部改革を進めた。

①薬剤師以外でもできる業務は助手へ（薬剤の取り揃え準備等）　2011.5～
②薬剤管理指導業務から収益を出し、助手の増員そして薬剤師の増員へ　2011.5～（図1）
③採用医薬品のスリム化（当初1500品目から990品目へ整理）　2011.6～
④DPC導入に伴い先発医薬品から後発医薬品への切り替え（当初は2～3ヵ月に1回、2014年1月からは毎月1回3～6品目を切り替え）　2011.9～（図2）
⑤保険外収入として治験薬実施　2011.10～

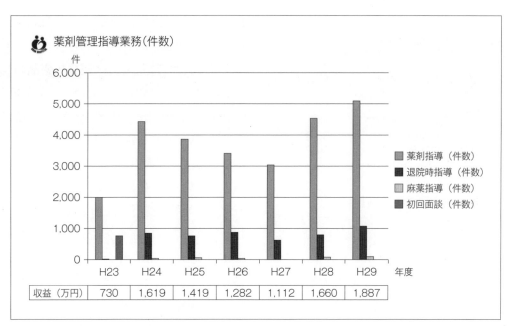

図1 薬剤管理指導業務（件数）の推移

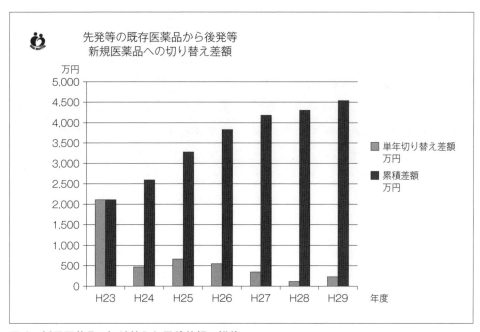

図2 採用医薬品の切り替えと累積差額の推移

⑥薬剤師を増員し病棟薬剤業務実施へ（5人から6人体制へ）　2012.11～
⑦薬剤部内レイアウト改善でルーチンワークを効率化（1回目2012.7、2回目2013.5、3回目2018.8）

当院では採用医薬品の先発医薬品から後発医薬品への切り替えを促進してきたが、その次の段階として、エビデンスと経済性に基

```
おんが病院後発品使用状況
   （2018 年 6 月 1 カ月間）
① 全医薬品の規格単位数量        17.4 万
② 後発医薬品あり先発医薬品及び
   後発医薬品の規格単位数量      11.7 万
③ 後発医薬品の規格単位数量      11.1 万
④ カットオフ値の割合 ②÷①     67.3%
⑤ 後発医薬品の割合   ③÷②     94.2%
           平成30年度病院薬剤部門の現状調査より
```

図3 後発医薬品の使用状況（数量）

づいた薬剤選択である「フォーミュラリー」への取り組みにたどり着いた。現在のところは2薬効群の薬剤で実施しているフォーミュラリーだが、今後は他の薬効群にも広げることで、薬剤費用の軽減を促進させたい。

 薬剤管理指導業務から収益を上げて人員確保することをめざしたが、この7年間の薬剤管理指導件数については図1にあるように決して右肩上がりできたわけではない。中小病院では、例えば薬剤師1人が退職すると、その欠員期間および次に入ってくる人の業務が軌道に乗るまでの間、残りの人員でルーチンワークをこなさなければならないが、この場合1人当たりの負担が大きくなり、調剤業務を優先せざるを得ない状況になる。収益性の減少から増加へのV字回復には、人員問題とモチベーションが大きな要因となる。

 次に、従来から採用していた先発医薬品等から後発医薬品への切り替えについては、切り替え初年度の平成23（2011）年度の年間差額が一番大きく2100万円であった。それ以後は600万円以下で、ここ2年は200万円以下である。しかし、これまでの累積差額でみると、4500万円に達している。

 当院における後発医薬品の使用状況は、2018年6月時点での数量ベースでは、94.2%になった（図3）。

 平成29（2017）年度には後発医薬品の比率が数量ベースで90%を超えたが、総医薬品費に対する後発医薬品の消費金額の割合は25%を超えていない。当院は平成24（2012）年4月からDPC対象病院になったが、平成24（2012）年度の総医薬品費金額は平成23（2011）年度のマイナス約1億円と大きく減少した（図4）。しかし、その後は高額な抗がん剤の消費などにより総医薬品消費金額は増加、平成29（2017）年度に漸く減少に転じたが、これはオプジーボの消費が減少したことによる。

2. フォーミュラリー導入の背景と経緯

 当院は2012年にDPC対象病院になり、これを機に、経営的な理由からも院内採用医薬品は先発医薬品から後発医薬品に積極的に切り替えるようにした。後発医薬品採用を促進するために、前年の2011年9月から年6回を目処に、1回当たり3～5品目の先発医薬品を後発医薬品に切り替えるということを始めた。2014年1月からは毎月薬事委員会で承認する手順を踏むこととし、2018年12月現在、切り替え回数は73回を数える。

 後発医薬品の使用割合が数量ベースで90%近くになった2017年8月に、「フォーミュラリー」という言葉を初めて知った。そして書籍『フォーミュラリー～エビデンスと経済性に基づいた薬剤選択～』（薬事日報社、2017年9月）を読んだときに、「フォーミュラリーを応用すれば、今の薬剤選択より付加価値のある薬剤選択が可能で、さらに支出を抑

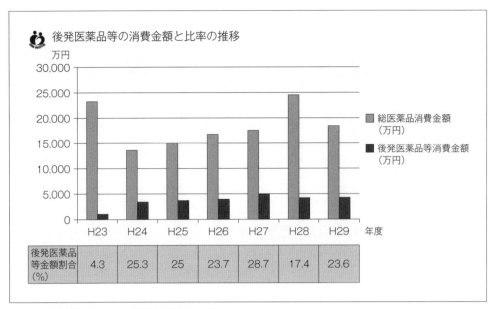

図4　後発医薬品の使用状況（金額ベース）

えることができる」と考えた。

これまでの先発医薬品から後発医薬品への切り替えでは、例えば、抗がん剤のパクリタキセル注から後発ドセタキセル注にすることで、エタノールが不要となり、エタノールアレルギーを考慮する必要性もなくなった。H2ブロッカーであるガスター注20 mg/2 mLを、後発のファモチジン注20 mg/20 mLに切り替えることで、生食による10倍希釈が不要となり、医師の処方時の生食忘れを薬剤師が気づかないまま調剤し、患者に原液のみ注射するといった行為もなくなった。私は、その延長線に独自のフォーミュラリーを活かせれば、患者の医療安全にとっても有用な薬剤選択が可能になると考えた。

2015年、隔壁未開通防止を最大の目的として、TPN（中心静脈栄養）製剤のエルネオパをフルカリックへ変更したとき、コストも約30％圧縮できたという経験をした。先に挙げたフォーミュラリーの本でも事例紹介されていたが、PPI注射剤のタケプロン注を後発オメプラゾール注へ変更（ワルファリン併用時はタケプロン注）するだけでなく、H2ブロッカーのファモチジン注も腎機能に応じて選択することで、当院でも年間100万円以上の削減が予測された。

さらに先発医薬品から後発医薬品への変更も含め、図5中①～⑧を薬剤部の収益とすれば、フォーミュラリーによりタケプロン注を用途に応じてオメプラゾール注やファモチジン注に変更した場合、薬剤費差額は120万円と予想され、院内の調剤技術料と処方料の総額132万円と同額程度に値する。

2017年10月にフォーミュラリーに関する講演会に参加し、他の病院での事例を学んだ。その翌11月にはフォーミュラリー導入が院内薬事委員会で承認された。当院においてはフォーミュラリー導入に至るまでが急展開であったが、小回りが利く中小病院こそフォーミュラリーの迅速な実践が可能であ

```
              2017年度薬剤部収益（年間）
・①先発医薬品を後発医薬品等へ        4,537万円（累積薬価差）
・②フォーミュラリー                   120万円（1年間で予測）
   （タケプロン注をオメプラゾール注へ）
・③薬剤管理指導業務                 1,887万円
・④病棟薬剤業務                      688万円
・⑤治験薬業務                      1,071万円
・⑥院外処方一般名加算                 40万円
・⑦調剤技術料と処方料（院内）          132万円
   （無菌調製加算含む）
・⑧後発医薬品数量ベース加算           800万円
   （2017年度まではDPC加算2であるが2018年度から加算1
    になり約1/7に減算になる）
    合計（①～⑧）9,275万円
```

図5　2017年度フォーミュラリー導入による収益予想

3. フォーミュラリーの運用状況

これまで採用していた先発医薬品を後発医薬品に切り替えるに当たっては、数種類の後発医薬品の項目別評価表をもとに関係各科と打ち合わせ等行い、処方医側の了解を得た上で、薬事委員会による承認を得る。その後、変更前後の医薬品写真入りポスターと薬価を記載し関係部署に情報提供している。

フォーミュラリーによる薬剤変更についても、同様の手法で実施した。これまでと違う点はエビデンスとなる文献をもとに、採用すべき医薬品を比較検討することである。したがって、フォーミュラリーを導入することは、単に後発医薬品に切り替えるということでなく、医師に納得できる最適投与薬剤とその使用法を提案することであり、患者の治療効果を減じることなく、次なる収益確保への一手にもつながる。

具体的な日常運用を示す。同種同効薬が全面切り替えで1種類しかないTPN製剤（エルネオパからフルカリックへ）は微量元素を週1回水曜日のみ混注とし、特別な理由がない限り、医師が処方オーダーした時点で、薬剤師が約束処方として修正することを取り決めている。

PPI製剤注射薬は、ワルファリン併用時のみタケプロン注で、それ以外は後発のオメプラゾール注を、出血性のない予防投与で腎機能CCr≧30 mL/minであれば後発のファモチジン注としている。

電子カルテ入力時の画面には警告として①オメプラゾール注入力時、ワーファリン使用時のみタケプロン注30 mg使用。②タケプロン注入力時、PPIタケプロン静注用30 mgはワーファリン使用時のみ使用、それ以外は安価なオメプラゾール注20 mgを使用――を表示させた（図6）。1年経過した現在、投与日数が5日間を超える処方が目立ち始めたことから、入力時の警告として「5日間までの使用を推奨」することを付け加えた。

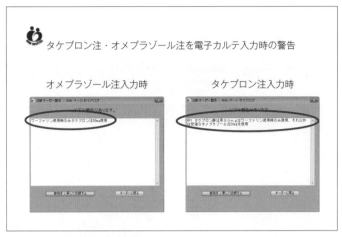

図6　オーダー時の警告画面

4. フォーミュラリーの導入による影響

2017年から当院ではフォーミュラリーを導入したが、具体的な成果、変化について以下に示す。

TPN製剤のエルネオパからフルカリックへの変更では未開通投与事例がなくなり、特にインスリン混入時の高血糖・低血糖症状などの医療安全のリスクが改善された。変更にあたっては全医師と各部署に、フルカリックは微量元素混入が必要なため欠乏と過剰に注意して週1回水曜日のみ混入することをポスターにして配布、周知徹底させた。その結果、年間経済効果として65万円の薬剤費削減があった（図7）。

次に、PPI製剤注射薬の使用では、長期に漫然と使用している現状を考慮し、「添付文書にも7日間を超える臨床成績はない」ことの周知徹底からはじめた。

薬剤部では、タケプロン注が医師からオーダーされると薬剤師がワルファリン併用の有無を確認する。併用がなければ処方医に問い合わせし、問題がなければ後発のオメプラゾール注に変更している（図8、9）。ポスター配布や処方オーダー時の対応により、劇的にタケプロン注の使用は減少し、採用した後発のオメプラゾール注も以前のタケプロン注使用量の1/3程度となった。さらに後発のファモチジン注でさえも使用量は以前より減少した。（図10）

5. 運用上の課題と今後の方向性

新しく赴任した医師への対応が一つの課題といえる。やはり、それぞれの医師には、これまでの臨床経験に基づく薬物治療の方針があるため、まず当院のフォーミュラリーに基づく採用医薬品とその運用、意義を理解してもらう必要がある。そのため、医師が入れ替わる都度、以前作成した運用ポスターを配布し、説明している。

現在のところ、当院では注射薬だけを対象にフォーミュラリーを実施しているが、内服薬についても運用するとなると、院外処方に

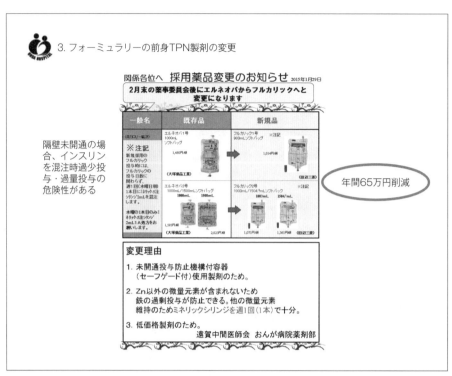

図7　エルネオパからフルカリックへ変更のポスター

　PPI注・ファモチジン注の使用にあたって

・添付文書の用法用量に準じる。
・相互作用の併用注意は聖マリアンナ大のフォーミュラリーを参考にする。
・ワルファリン使用時はタケプロン注使用とした。
・クロピドグレル使用時はオメプラゾール注との併用を可とした。
・その理由はLancet誌2009年9月19日号にPRINCIPLE-TIMI 44試験とTRITON-TIMI 38試験PPI(オメプラゾール、パントプラゾール、エソメプラゾール、ランソプラゾール)の種類別に、複合イベント、心筋梗塞との関係を調べたが、いずれも有意な結果にならなかったということである。
・消化器内科の専門医と相談して最終的に決定した。

図8　PPI注・フォモチジン注使用に関する取り決め事項

関する取り決めを行う必要が出てくる。病院の特質上、当院では患者の症状コントロールが安定すれば、地域の個人医療機関で治療継続をしてもらうこととなる。患者ごとに一貫したフォーミュラリーを実施するためには、地域の個人医療機関との連携・協力が必要となるため、地域医療機関等との連携体制構築が課題といえる。

　また、新たな先発医薬品や後発医薬品が発売された場合は、それがフォーミュラリー実施の同分類医薬品に該当するのであれば、改めて費用対効果の調査をその都度する必要があるため、対応する人員面が課題といえる。

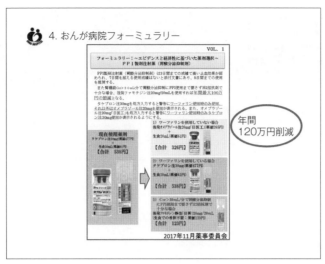

図 9　○○ PPI 注射液の用途に応じたフォーミュラリーのポスター

PPI 注射薬とファモチジン注のフォーミュラリー導入前後の 4 カ月間の消費状況　H29 年 11 月薬事委員会後に実施

消費状況(バラ)本数	H29年5月	6月	7月	8月	5~8月4カ月計	12月	H30年1月	2月	3月	12~3月4カ月計
タケプロン静注用 30 mg/v	250	310	140	280	980	0	10	0	0	10
オメプラゾール注射用 20 mg/v	新規採用　11 月				0	90	70	100	50	310
ファモチジン静注 20 mg/20 mL	40	80	50	20	190	40	50	40	20	150

計 55 万円 → 計 12.5 万円

年間 120 万円の削減効果が予測される

図 10　フォーミュラリー導入後の消費状況

6. 他施設へのアドバイス等

基本的に、出来高払いなのか DPC 対象病院なのかなど、病院の経営特性によってもフォーミュラリーの価値判断も違ってくる。ただ、継続してできるためには、次の 5 点が大事になると考える。

①時間と人員を要しないこと

②より単純で便利であること

③だれが見ても理解できること

④費用対効果が大きいこと

⑤モチベーションが持続できること

在宅医療からのフォーミュラリー普及の可能性

日本調剤株式会社フォーミュラリー事業推進部 佐藤 貴之(さとう たかゆき)

はじめに

　DPC対象病院で院内フォーミュラリーを実施した場合、診療報酬が包括払い方式のため病院の収益は増えるものの、患者、保険者、国の医療負担費は変わらず、必ずしも医療費削減とはならない。よって、医療費削減の視点で考えると、現在、出来高払い方式となっている外来処方医薬品の管理が必要なのであって、その具体策が外来処方を対象としたフォーミュラリーである。特に使用量の多い生活習慣病などの内服薬は、かかりつけ医の診療所やクリニックで広く使用されているため、これらの医療機関を対象に実施したフォーミュラリーでの薬剤費削減効果は、基幹病院の院内フォーミュラリーでの薬剤費削減効果よりも圧倒的に大きいと考えられる。この背景のもと、地域医療連携推進法人や協会けんぽ（保険者）が主導となり、更に地域に広げたフォーミュラリーを実施していこうという動きも始まっている。

　地域フォーミュラリーは概ね、地域包括ケアシステムの範囲内で策定・運用されることを想定するが、地域包括ケアシステムの範囲については全国一律のものはなく、またその本質は地域のネットワークであることから、地域フォーミュラリーの内容や運用、普及方法も地域ごとに異なるものだと考える。

　地域フォーミュラリーの普及策の一つとしては、まず基幹病院が策定し地域に波及させていく形である。一方で診療所やクリニック、とりわけ在宅医療からのフォーミュラリー普及の形があっても良いのではないかと考えている。筆者は薬剤師として在宅医療に携わっていた経験に基づき、在宅医療や地域医療連携・地域包括ケアシステムの視点から地域フォーミュラリーの有用性や普及の可能性について記させて頂く。

地域フォーミュラリーに期待される機能や効果

　フォーミュラリーにて期待される機能や効果は、
・医薬品の使用手順書
・臨床エビデンスの評価と臨床上の意思決定を支援するツール
・薬物治療の標準化
・医療コストにおける薬剤費の影響評価

- 採用医薬品集
- 医薬品の採用・中止の規定
- 医療事故リスクの軽減
- 後発医薬品の使用促進
- 医薬品在庫管理の効率化

等があげられ、これらは院内フォーミュラリーにおいても地域フォーミュラリーにおいても共通である。

更に地域フォーミュラリーにて期待される機能や効果として、

- 病院、診療所などの転院や、入院、外来、在宅と治療の場の変更に伴う、医薬品変更の減少（患者においてのメリット）
- 地域で統一された医薬品の使用による、医薬品鑑別の簡易化（医療機関、薬局においてのメリット）
- 地域単位の効率的な配送によるコスト削減（流通のメリット）
- 災害時における在庫確保や医療提供体制の維持（国、自治体のメリット）

等があると考えられる。

地域フォーミュラリーに関連する機関・施設

院内フォーミュラリーが医療機関完結であるのに対して、地域フォーミュラリーでは処方箋を応需する薬局をはじめ、自治体や保険者、医師会や薬剤師会、流通を担う卸業者等多くの機関・施設が関連することが求められる。地域フォーミュラリーの実現には地域での連携が不可欠であり、相当な労力を要することが想像される。そのため、地域医療連携推進法人日本海ヘルスケアネットのように、共通の理念のもとに集まった法人が主体となるモデルが地域フォーミュラリー実現に向けた近道であることは間違いない。言い換えれば、既に連携が構築されている地域・単位においては、地域フォーミュラリーを実現しやすいとも言える。

医師と薬剤師の連携の重要性

フォーミュラリー実施のためには連携が不可欠であるが、特に重要となるのが医師と薬剤師の連携である。院内フォーミュラリーにおいては、医師と病棟薬剤師との連携が重要であり、医師が信頼を寄せる病棟薬剤師はフォーミュラリー運用におけるキープレイヤーである。経済性が注目されやすいフォーミュラリーであるが、根本にはEBMがあり、薬物治療の質の担保がなされていなければならず、医師と協働し薬物治療を実践できる薬剤師の存在がフォーミュラリー成功の鍵の1つと言えよう。

地域フォーミュラリーでは、薬局の薬剤師がキープレイヤーとなるが、院外処方における医師と薬剤師の連携は容易に構築できるものではない。その点で在宅医療では医師と薬剤師の連携も進んでいることから、在宅医療からのフォーミュラリー普及を提案したい。

在宅医療からのフォーミュラリー普及

在宅医療と一言で言っても、患者の医療依存度はどの程度であるのか、住まいは個人宅なのか高齢者施設なのか、診察するのは在宅専門の診療所の医師なのかなどによって

表1　3高齢者施設・同一診療所3医師のPPI処方傾向（2018年10月）

単位：人	高齢者施設グループX					
診療所S	グループX「さくら」		グループX「ばら」		グループX「すみれ」	
医師A	ボノプラザン		ボノプラザン	1	ボノプラザン	1
	エソメプラゾール		エソメプラゾール	2	エソメプラゾール	5
	ランソプラゾール		ランソプラゾール	1	ランソプラゾール	13
	ラベプラゾール		ラベプラゾール	0	ラベプラゾール	2
	オメプラゾール		オメプラゾール	0	オメプラゾール	0
医師B	ボノプラザン		ボノプラザン	2	ボノプラザン	
	エソメプラゾール		エソメプラゾール	2	エソメプラゾール	
	ランソプラゾール		ランソプラゾール	12	ランソプラゾール	
	ラベプラゾール		ラベプラゾール	5	ラベプラゾール	
	オメプラゾール		オメプラゾール	1	オメプラゾール	
医師C	ボノプラザン	1	ボノプラザン		ボノプラザン	
	エソメプラゾール	2	エソメプラゾール		エソメプラゾール	
	ランソプラゾール	3	ランソプラゾール		ランソプラゾール	
	ラベプラゾール	3	ラベプラゾール		ラベプラゾール	
	オメプラゾール	0	オメプラゾール		オメプラゾール	

表2　1高齢者施設・複数診療所2医師のPPI処方傾向（2018年10月）

単位：人	高齢者施設Y			
診療所T 医師D	ボノプラザン	0	ボノプラザン	1
	エソメプラゾール	1	エソメプラゾール	2
	ランソプラゾール	4	ランソプラゾール	5
	ラベプラゾール	0	ラベプラゾール	1
	オメプラゾール	0	オメプラゾール	0

（表2の右側：診療所U 医師E）

様々な違いがある。また薬局は、複数の診療所から在宅訪問指示を受けていることも多い。

この背景のもと、日本調剤のある薬局の高齢者施設在宅におけるプロトンポンプ阻害薬（以下PPI）の処方状況を調査したものが表1と表2である。

この薬局では9つの高齢者施設以外に個人宅でも在宅医療を実施し、在宅以外の外来処方も含めると24の医療機関からの処方箋を応需している（2018年10月時点）。その中で同一法人の運営による3つの高齢者施設があり、そこで2018年10月に処方されたPPIの内訳と患者数を示したのが表1である。訪問診察を実施しているのは1つの診療所であるが、対応している医師は3名おり、医師Aは「ばら」と「すみれ」の2施設を、医師BとCはそれぞれ1施設を担当している。データが示す通り、複数の成分が処方されており、医師Aと医師Cはオメプラゾール以外の4成分を、医師Bは5成分全てを処方している。

表2は同じ時期の別の1つの高齢者施設で、患者毎に2つの異なった診療所の医師が対応しているケースである。PPI処方数は多くはないが、医師Eはオメプラゾールを除く

4成分を処方している。

　もちろんこれらは定点的な単純データ抽出に過ぎず、それぞれの処方意図を確認できるわけではない。しかし筆者の在宅業務の経験から感じることは、これらのPPIの使い分けに関して特に明確な処方意図はないのではないか、ということである。

　在宅診療を担当する医師は総合診療を求められるが、日本では多くの医師が何かしらの診療科を標榜する専門医であり、在宅診療を担当する医師それぞれが様々なバックグラウンドを持っていると考えられる。そのため、PPI処方については消化器の専門医でなければ、患者がそれまでに服用している薬剤（上記の例では、患者が高齢者施設に入居して自分がその担当医となる前までに処方されている薬剤）をそのまま継続的に処方しているに過ぎない可能性も否定できない。

　ここで重要となるのが在宅医療をサポートする薬剤師である。薬剤師がエビデンスに基づいた有効性・安全性に加え、経済性も考慮した薬剤選択と医師への処方提案を実施することが、フォーミュラリー実施に向けての重要な要素である。なぜなら、たとえフォーミュラリーという形があったとしても、根本となるエビデンスと経済性に基づいた薬物治療を薬剤師自身が理解し実践できないことには、フォーミュラリーは適正に運用されず形骸化してしまう可能性が高いからである。

　表1と表2を例に考えると、まずは在宅医療担当薬剤師がフォーミュラリーの考え方を基に処方薬剤を再検討することが、フォーミュラリー実施に向けた第一歩であると言えるであろう。何よりも在宅医療は地域単位でのチーム医療であり、薬剤師と医師をはじめとした地域の医療・介護職種との連携が構築されている。この連携面の優位性をフォーミュラリー実施に向けて活かすべきである。

　仮にこの事例において、在宅医療担当薬剤師が処方内容を再検討し、薬剤を集約化し医師ABCDE、施設スタッフ、そして患者からの理解を得られ、それを形式化することができれば、それはフォーミュラリーに繋がるものであると考える。またフォーミュラリーが策定されることは、薬剤師による積極的な処方提案を促すことになるであろう。

　まずは特定の在宅診療所と薬局間でのフォーミュラリーから始まるが、これが地域の複数の診療所と薬局に波及し共有されることで、地域フォーミュラリーへと発展する可能性があると考える。

ポリファーマシー（多剤服用）対策も含めた薬剤使用の適正化を

　高齢者に対する在宅医療においては、服用アドヒアランスの低さや多数の残薬を目の当たりにすることも少なくないが、最も問題視されているのがポリファーマシーである。これは在宅医療を開始する以前に発生していることが多く、服用薬剤による副作用を他の薬剤でカバーしていくという処方カスケードにより、服用薬剤が増加してしまうばかりか、患者のQOLを低下させてしまっているといったケースも発生している。在宅医療開始時における重要な対応の一つとして、処方薬剤の再評価と再検討があるといっても過言ではない。厚生労働省の高齢者医薬品適正使用検討会は、ポリファーマシー対策な

どを目的に、2018年5月に「高齢者の医薬品適正使用の指針（総論編）」を、2019年4月に同「各論編（療養環境編）」をまとめており、薬剤師による薬剤使用の適性化の働きかけは更に重要となる。

薬剤使用の適性化という点では、「フォーミュラリーは形式知での処方提案」、「ポリファーマシー対策はアウトカムからの処方再検討」というイメージを持っており、どちらもエビデンスに経済性も考慮した薬物治療の実践が根底にあり、今後の薬剤師に求められる内容である。

薬物治療・薬剤師が起点となる地域医療連携・地域包括ケアシステムの推進

地域フォーミュラリーの実施には地域での医療連携が不可欠であるが、地域フォーミュラリーは標準薬物治療という観点における地域医療連携の1テーマであり、薬剤師が率先して進めなければならないものである。言い換えれば、地域フォーミュラリーは、薬剤師を起点とした地域医療連携・地域包括ケアシステムの推進策として捉えることも可能だ。

地域包括ケアシステムの実態は「ネットワーク」であり、全国一律のモデルがあるわけではなく、このことは誰が地域包括ケアシステムの中心を担うかは地域によって違うということを意味している。

薬剤師が地域フォーミュラリー実施に向け、地域の医師を始めとした医療関係者に呼びかけ、地域の薬物治療の標準化による医療事故リスクの軽減や、医療の質を維持した薬剤費削減等の成果を出すことできれば、薬剤師は地域医療連携・地域包括ケアシステムでの重要な役割を果たすことができる。

地域フォーミュラリー実施において薬局薬剤師に求められるもの

フォーミュラリーの最大の目的は、エビデンスを基本とした薬剤選択を実施し、合理的な医療を行い、患者のQOLを向上させると同時に医療にかかる薬剤費を削減することであり、薬剤師はまずこの考え方を理解することが大前提である。知識やスキルについては、本書の第1弾『フォーミュラリー～エビデンスと経済性に基づいた薬剤選択～』（薬事日報社、2017）の第2章フォーミュラリー実践編に書かれている通りであり、それらを基礎とした上で地域フォーミュラリーでは更に以下のような内容が求められるであろう。

・医師を始めとした地域の医療関係者に対するフォーミュラリーの説明
・地域薬事委員会の設置及び運営
・地域フォーミュラリーに準じ処方となっているかのチェック
・地域フォーミュラリーに準じた処方が変更となった場合の服用期間を通じての患者フォロー
・新薬や後発医薬品が発売された際のフォーミュラリーアップデート
・（可能であれば）地域の処方傾向や薬剤費推移の把握

おわりに

　昨今、地域フォーミュラリーへ向けた取り組みが加速しており、特に薬剤費高騰の抑制策として保険者の期待は大きなものとなっている。しかし経済性を最優先した結果、充分な治療効果が得られないということは治療上許されず、これではかえって医療費を増大させかねない。地域での薬剤使用の適性化や標準薬物治療において、薬剤師が率先してマネジメントすべき時代が到来しており、地域フォーミュラリーは薬剤師の関与なしでは成功し得ない。言い換えると、薬剤師が関与せずに地域フォーミュラリーが成り立ってしまった場合、地域医療における薬剤師の役割はひどく低下することになる。

　今回、在宅医療からの地域フォーミュラリー普及の可能性を述べたが、在宅医療の範囲のみで完結することが目標ではない。目指すべきは、患者が外来通院・入院・在宅等、治療の場所が変わっても、エビデンスと経済性に基づき地域で標準化された薬剤の服用を継続できることである。地域の基幹病院を中心に周辺の診療所や薬局で共有される地域フォーミュラリーを、基幹病院からの普及であれ、在宅医療からの普及であれ、最終的に地域包括ケアシステムの中で統一的なものとするためには、薬剤師の力が不可欠である。そのためには、病院薬剤師、薬局薬剤師双方の協力も欠かせないものとなる。

　地域フォーミュラリーの実現に向けたハードルは高いが、まずは病薬連携や薬薬連携の場で地域フォーミュラリーについての議論から始めてみるのはいかがであろうか。地域フォーミュラリーの実現を地域における新たな薬剤師価値創造の機会と捉え、薬剤師自身が前向きに取り組んでいくことを願っている。

【引用・参考資料】
1．「フォーミュラリー―エビデンスと経済性に基づいた薬剤選択―」IBSN978-4-8408-1409-6, C3047, 2017年, 薬事日報社
2．増原慶壮：「待ったなしの医療改革に欠かせない地域フォーミュラリーの導入・定着」(JAHMC 2018年10月号への寄稿)
3．二木立：「地域包括ケアと地域医療連携」ISBN978-4-326-70087-5, C3047, 2015年, 勁草書房

地域フォーミュラリーシミュレーション
～地域で取り組めばこんなに医療費が削減される!?～

株式会社嵯峨野メディカルコピーライター／株式会社メルス技研病院コンサルタント／元日本調剤株式会社フォーミュラリー事業推進部 関 こころ

本稿では、地域フォーミュラリー導入メリットの1つである経済的効果に焦点をあて、導入に伴う薬剤費削減効果を試算した。

分析方法

（1）使用データ

日本調剤株式会社の薬局調剤データを使用した。

取扱いデータの基本情報を図表1に示す。

（2）選択薬効群

生活習慣病の2薬効群に骨粗鬆症治療薬及び消化性潰瘍治療薬の各1薬効群を加えた以下の4薬効群で試算した。

・プロトンポンプ阻害薬（PPI）経口薬［配合剤及びピロリ菌除菌目的と考えられる症例（処方日数7日以下）は除外した。］
・ビスホスホネート（BP）経口薬
・HMG-CoA還元酵素阻害薬（スタチン系薬）単剤
・レニン-アンジオテンシン系（RAS）薬（ACE阻害薬・ARB単剤）

図表1 取扱いデータ基本情報

日本調剤(株)薬局調剤データ(全国；2013年4月～2019年3月)、
最近の調剤医療費(電算処理分)の動向 平成30年9月号より

年度	全国 処方箋枚数[*1]	日本調剤(株)全体		
		処方箋枚数[*1]	処方箋枚数 全国シェア	薬局数[*2]
2013年度	79,430万枚	1,108万枚	1.4%	495店舗
2014年度	80,831万枚	1,168万枚	1.4%	515店舗
2015年度	82,372万枚	1,233万枚	1.5%	530店舗
2016年度	82,999万枚	1,294万枚	1.6%	562店舗
2017年度	83,886万枚	1,362万枚	1.6%	582店舗
2018年度	—	1,510万枚	—	608店舗
前期	40,817万枚	687万枚	1.7%	595店舗

*1 実数、千枚以下四捨五入　*2 実数

図表2　聖マリアンナ医科大学病院フォーミュラリー[1]

	第1選択薬	第2選択薬	第3選択薬	備考
PPI経口薬	[後]オメプラゾール(20) [後]ランソプラゾール(15)(30) [後]ラベプラゾール(10)	[先]ラベプラゾール(5)	[先]ボノプラザン(10)[※1](20)[※2] [先]エソメプラゾール顆粒[※3](10)(20)	※1 循内・神内・心外・脳外科DAPT患者の再発抑制限定 ※2 消内科限定 ※3 小児・小児外・脳外科の小児患者限定
ビスホスホネート(BP)	[後]アレンドロン酸 [後]リセドロン酸	[先]アレンドロン酸注射*		* 立位・座位を保てない患者
HMG-CoA還元酵素阻害薬(スタチン系)	[後]アトルバスタチン(5)(10) [後]ロスバスタチン(2.5)(5)	[後]プラバスタチン(10) [後]ピタバスタチン(2)		
RAS(ACEI/ARB)	ACEIも考慮　[後]イミダプリル 　　　　　　[後]エナラプリル 　　　　　　[後]リシノプリル [後]ロサルタン(25)(50) [後]カンデサルタン(4)(8) [後]オルメサルタン(10)(20) [後]テルミサルタン(20)(40)	[先]アジルサルタン(40)[※4]		※4 40mg以上が必要な患者限定、分割投与不可

DAPT：抗血小板薬併用療法

図表3　シミュレーション用基本ルール[2]

		先発品→後発品への変更	先発品→他の成分への変更
PPI経口薬		●オメプラゾール ●ラベプラゾール ●ランソプラゾール	●エソメプラゾール* ●ボノプラザン*
ビスホスホネート(BP)経口薬		●アレンドロン酸(5)(35) ●リセドロン酸(2.5)(17.5)	●ミノドロン酸 ●イバンドロン酸(100)*
HMG-CoA還元酵素阻害薬(スタチン系)		●アトルバスタチン ●ピタバスタチン ●プラバスタチン ●ロスバスタチン	●シンバスタチン ●フルバスタチン
RAS	ACEI	●アラセプリル ●エナラプリル ●カプトプリル ●リシノプリル	●イミダプリル ●シラザプリル ●ベナゼプリル ●キナプリル* ●テモカプリル
	ARB単剤	●イルベサルタン ●オルメサルタン ●カンデサルタン ●テルミサルタン ●バルサルタン ●ロサルタン	●アジルサルタン(10)(20)*

*後発品のない先発品

(3) 削減想定金額の試算方法

＜地域フォーミュラリー導入時＞

　聖マリアンナ医科大学病院のフォーミュラリー[1]（図表2）を参考にシミュレーション用基本ルール[2]（図表3）を作成し、基本ルールに基づき同成分の後発医薬品または既存成分の後発医薬品へ変更を行った場合の金額を算出、変更前の金額との差を削減想定金額とした。

　シミュレーション用基本ルールでは、原

則、長期収載医薬品（後発医薬品のある先発医薬品）は後発医薬品に変更するものとした。また、BP経口薬、スタチン系薬及びACE阻害薬長期収載医薬品の一部については、医薬品数の絞り込み、治療の標準化を目的として、参考フォーミュラリーの他に用量換算及び承認用量も考慮の上、別成分の後発医薬品へ変更した。併せて、後発医薬品のない先発医薬品についても、有効性・安全性に差のない既存医薬品がある場合は、既存成分の後発医薬品へ変更を行った。

具体的には、PPI経口薬の「エソメプラゾール」と「ボノプラザン」はそれぞれ「ランソプラゾール後発医薬品」と「ラベプラゾール後発医薬品」へ、BP経口薬の「イバンドロン酸100 mg」は「アレンドロン酸35 mg後発医薬品×4錠」へ、ACE阻害薬の「キナプリル」は「リシノプリル後発医薬品」へ、ARBの「アジルサルタン」は「オルメサルタン後発医薬品」へ変更した。ただし、アジルサルタン40 mgについては同等の有効性を持つ既存薬がないため、切り替え対象から除外した。

＜後発医薬品への変更のみ＞

長期収載医薬品をすべて後発医薬品へ変更した場合の金額を算出、変更前の金額との差を削減想定金額とした。

いずれの削減想定金額も医薬品の金額は薬価ベースとし、変更後の後発医薬品の薬価が複数ある場合は最低薬価を使用した。

選択薬効群の市場動向

試算にあたり、各選択薬効群の市場動向を以下にまとめた。

（1） PPI経口薬

分析対象となる処方日数8日以上については、薬局数増加（新規開局）も一因となっているが、全体の処方箋数、患者数ともに経時的に増加している（図表4）。

処方数量及び金額、先発後発比率の経時変化を図表5〜7に示した。

長期収載医薬品から後発医薬品への変更は徐々に進んでおり、2018年後期における厚生労働省指標の後発医薬品使用割合[※1]は、数量ベースで93.4％、金額ベースで82.8％に達している。

※1 「後発医薬品」÷（「長期収載医薬品（後発医薬品のある先発医薬品）」＋「後発医薬品」）

しかし、それ以上にエソメプラゾール（2011年9月発売）［2018年度後期 数量：20 mg 735万カプセル、10 mg 196万カプセル／金額：20 mg 8.96億円、10 mg 1.37億円］、ボノプラザン（2015年2月発売）［2018年度後期 数量：20 mg 140万錠、10 mg 363万錠／金額：20 mg 2.83億円、10 mg 4.87億円］の処方が増加しており、PPI経口薬全体におけるこれら先発医薬品の割合は、2018年後期には数量ベースで48.6％、金額ベースで75.2％にまで膨れ上がっている。

なお、処方金額は薬価の影響を大きく受けるため、薬価改定に伴う各製品の薬価引き下げにより、薬価改定後はPPI経口薬全体の処方金額が縮小しているが、2018年度改訂の影響はこれまでになく大幅なものとなっている。

参考として、2018年4月時点の薬価及び薬価の変遷を図表8、9に示す。

図表4 PPI経口薬 サマリー

	処方日数	2013年度		2014年度		2015年度		2016年度		2017年度		2018年度	
		前期	後期	前期	後期	前期	後期	前期	後期	前期	後期	前期	後期
処方箋数	7日以下	39,051	38,320	40,399	36,510	32,564	33,149	34,511	43,124	49,907	49,803	50,098	49,902
	8日以上	503,706	531,165	555,603	567,481	552,407	571,556	603,729	668,848	717,631	740,279	756,392	774,493
患者数	7日以下	25,347	26,281	25,552	22,242	19,999	21,515	21,732	26,922	31,696	32,489	32,444	32,872
	8日以上	158,588	170,177	177,434	177,575	166,573	172,646	181,938	207,412	227,616	236,267	241,467	247,841
医師数	7日以下	9,453	9,667	10,209	9,522	9,048	9,393	10,195	11,707	13,061	13,196	13,524	13,504
	8日以上	27,702	29,160	31,146	31,513	31,309	32,283	34,355	37,613	40,482	41,594	43,232	44,026
施設数	7日以下	1,588	1,717	1,714	1,705	1,701	1,801	1,902	2,108	2,247	2,335	2,364	2,517
	8日以上	5,248	5,670	6,002	6,163	6,048	6,313	6,806	7,445	8,122	8,535	8,897	9,277
薬局数	7日以下	466	482	496	505	513	518	538	554	564	577	593	599
	8日以上	471	487	498	509	520	522	541	555	564	580	595	600

実数　配合剤は除外

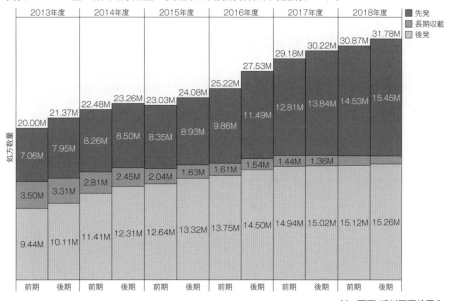

図表5　PPI経口薬 処方数量の変遷（日本調剤（株）薬局調剤データ）

M：百万/千以下四捨五入
配合剤及びピロリ菌除菌目的と考えられる症例（処方日数7日以下）は除外
先発：ボノプラザン、エソメプラゾール、ラベプラゾール5 mg、ランソプラゾール15 mg・30 mg（OD錠）
長期収載、後発：ラベプラゾール10 mg・20 mg、ランソプラゾール、オメプラゾール

図表6 PPI経口薬 処方金額の変遷（日本調剤（株）薬局調剤データ）

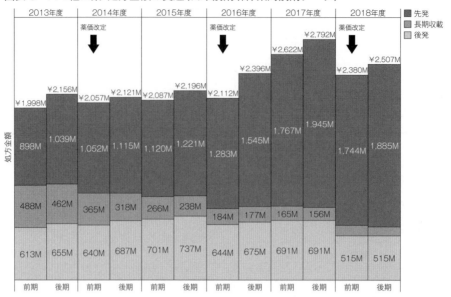

M：百万/百万以下四捨五入
配合剤及びピロリ菌除菌目的と考えられる症例（処方日数7日以下）は除外
先発：ボノプラザン、エソメプラゾール、ラベプラゾール5 mg、ランソプラゾール15 mg・30 mg（OD錠）
長期収載、後発：ラベプラゾール10 mg・20 mg、ランソプラゾール、オメプラゾール

図表7 PPI経口薬 先発後発比率の変遷（日本調剤（株）薬局調剤データ）

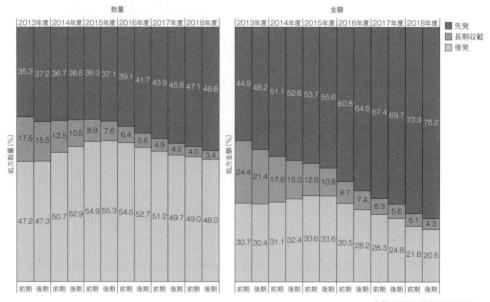

小数点第2位以下四捨五入
配合剤及びピロリ菌除菌目的と考えられる症例（処方日数7日以下）は除外
先発：ボノプラザン、エソメプラゾール、ラベプラゾール5 mg、ランソプラゾール15 mg・30 mg（OD錠）
長期収載、後発：ラベプラゾール10 mg・20 mg、ランソプラゾール、オメプラゾール

図表8　PPI 経口薬 薬価(2018年4月改定)

製品名	区分	単位	薬価		
ボノプラザン 20 mg	先発	錠	¥201.60		
ボノプラザン 10 mg	先発	錠	¥134.40		
エソメプラゾール 20 mg	先発	カプセル	¥121.80		
		包	¥140.30		
エソメプラゾール 10 mg	先発	カプセル	¥70.00		
		包	¥80.60		
ラベプラゾール 20 mg	長期収載	錠	¥190.10		
	後発	錠	¥36.10	¥76.60	¥108.30
ラベプラゾール 10 mg	長期収載	錠	¥99.90		
	後発	錠	¥21.10	¥41.30	¥55.10
ラベプラゾール 5 mg	先発	錠	¥55.50		
ランソプラゾール 30 mg	先発	錠	¥124.80		
	長期収載	カプセル	¥124.80		
	後発	錠	¥46.50	¥62.70	
		カプセル	¥46.50		
ランソプラゾール 15 mg	先発	錠	¥71.00		
	長期収載	カプセル	¥71.00		
	後発	錠	¥26.40	¥35.60	
		カプセル	¥26.40	¥35.60	
オメプラゾール 20 mg	長期収載	錠	¥111.30		
	後発	錠	¥41.10	¥56.50	
オメプラゾール 10 mg	長期収載	錠	¥67.70	¥68.30	
	後発	錠	¥27.00	¥36.30	

先発、ランソプラゾール 15 mg・30 mg：OD錠　配合剤は除外

図表9　PPI 経口薬 薬価の変遷(2013～2018年度)

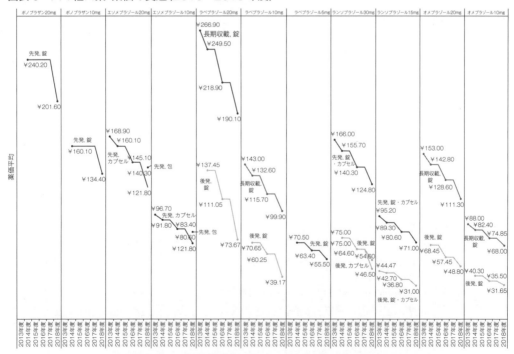

配合剤は除外　薬価が複数ある場合は、その平均額(小数点第3位以下四捨五入)を示している。

(2) BP経口薬

薬局数増加(新規開局)も一因となっているが、全体の処方箋数、患者数ともにほぼ経時的に増加している(図表10)。

しかしながら、全体の処方数量を見ると2015年度まで徐々に減少し、その後ほぼ横ばいとなっている(図表11)。これは、Daily製剤からWeekly製剤またはMonthly製剤への移行が進んだことが要因と考えられる(図表12)。

長期収載医薬品から後発医薬品への変更は徐々に進んでおり、2018年後期における厚生労働省指標の後発医薬品使用割合は、数量ベースで77.6%、金額ベースでは55.5%となっている。

BP経口薬全体でみると、リセドロン酸75 mg(Monthly製剤;2013年2月発売)[2018年度後期 数量:2.45万錠/金額:0.63億円]、アレンドロン酸35 mgゼリー(Weekly製剤;2013年3月発売)[2018年度後期 数量:9.53万包/金額:1.00億円]、イバンドロン酸100 mg(Monthly製剤;2016年4月発売)[2018年度後期 数量:0.95万錠/金額:0.25億円]の処方が徐々に増加しているが、ミノドロン酸が2018年6月に長期収載医薬品となったことにより先発医薬品の割合は、2017年度後期をピークに減少し、2018年後期には数量ベース14.5%、金額ベースで39.4%となっている(図表12～14)。

処方金額が2018年度に大きく減少しているのは、薬価改定に伴う各製品の薬価引き下げとミノドロン酸の長期収載医薬品から後発医薬品への切り替えが要因と考えられる。

参考として、2018年4月時点の薬価及び薬価の変遷を図表15、16に示す。

図表10 BP経口薬 サマリー

	2013年度		2014年度		2015年度		2016年度		2017年度		2018年度	
	前期	後期	前期	後期	前期	後期	前期	後期	前期	後期	前期	後期
処方箋数	133,137	134,040	138,612	139,133	137,953	140,960	146,685	153,602	160,331	161,870	163,704	165,411
患者数	41,091	42,154	44,070	43,815	42,937	43,334	44,838	47,377	49,619	50,700	51,713	51,617
医師数	11,129	11,341	12,004	12,040	12,264	12,459	13,191	13,859	14,587	14,909	15,458	15,460
施設数	2,150	2,240	2,379	2,355	2,340	2,437	2,562	2,745	2,834	2,944	3,109	3,173
薬局数	471	486	495	508	515	521	541	555	564	579	595	599

実数

図表 11　BP 経口薬 処方数量の変遷（日本調剤（株）薬局調剤データ）

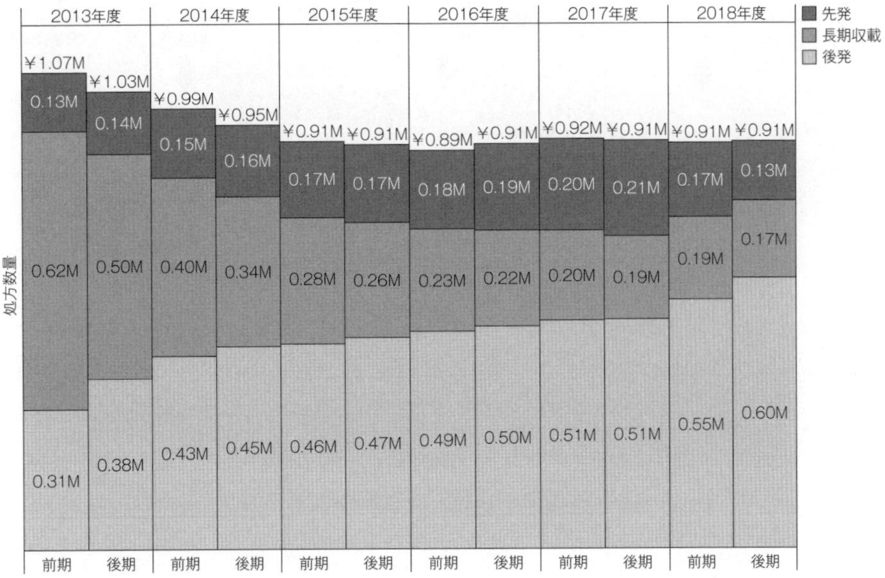

M：百万/千以下四捨五入

先発：イバンドロン、リセドロン酸 75 mg、アレンドロン酸 35 mg ゼリー、エチドロン酸
長期収載、後発：ミノドロン酸（2018 年 6 月後発発売、後発発売前は「先発」として集計）、リセドロン 2.5 mg・17.5 mg、アレンドロン酸錠

図表 12　BP 経口薬 製剤別比率の変遷（日本調剤（株）薬局調剤データ）

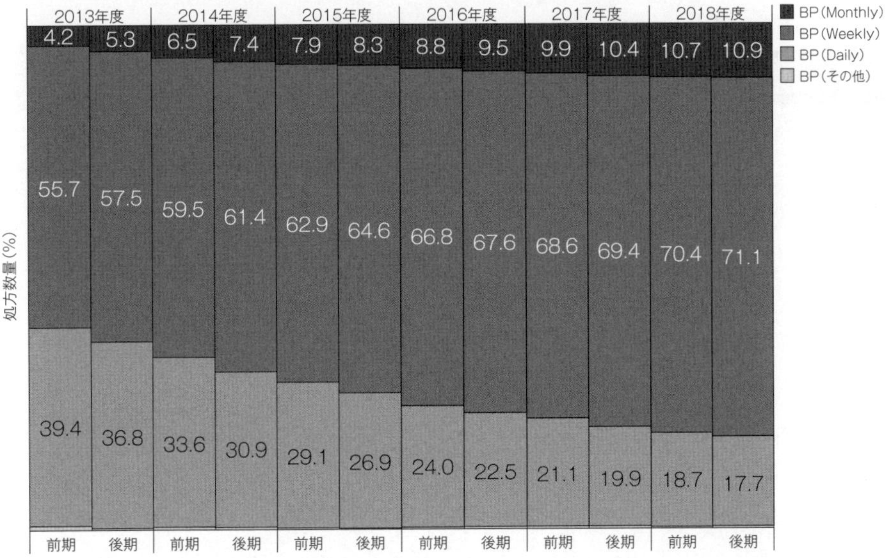

小数点第 2 位以下四捨五入

図表13　BP経口薬 処方金額の変遷（日本調剤（株）薬局調剤データ）

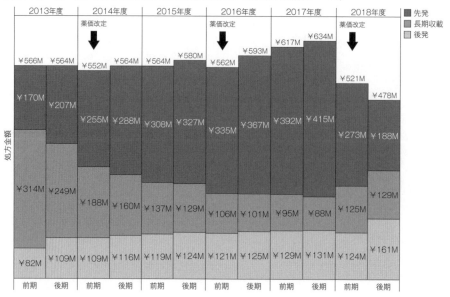

先発：イバンドロン、リセドロン酸75 mg、アレンドロン酸35 mgゼリー、エチドロン酸
長期収載、後発：ミノドロン酸（2018年6月後発発売、後発発売前は「先発」として集計）、リセドロン 2.5 mg・17.5 mg、アレンドロン酸錠

図表14　BP経口薬 先発後発比率の変遷（日本調剤（株）薬局調剤データ）

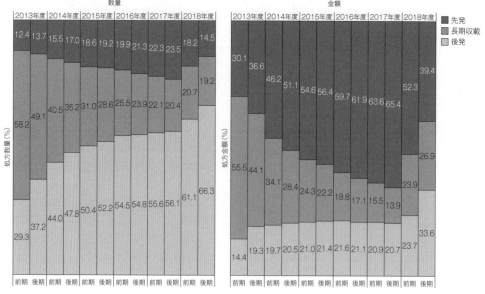

先発：イバンドロン、リセドロン酸75 mg、アレンドロン酸35 mgゼリー、エチドロン酸
長期収載、後発：ミノドロン酸（2018年6月後発発売、後発発売前は「先発」として集計）、リセドロン 2.5 mg・17.5 mg、アレンドロン酸錠

図表15　BP 経口薬 薬価(2018年4月改定)

製剤	製品名	区分	単位	薬価		
BP(Monthly)	イバンドロン酸 100 mg	先発	錠	¥2,638.20		
	ミノドロン酸 50 mg	長期収載	錠	¥3,405.30	¥3,434.60	
		後発	錠	¥1,396.50		
	リセドロン酸 75 mg	先発	錠	¥2,528.50	¥2,598.20	
BP(Weekly)	リセドロン酸 17.5 mg	長期収載	錠	¥554.30	¥569.80	
		後発	錠	¥169.50	¥215.10	¥290.60
	アレンドロン酸 35 mg ゼリー	先発	包	¥1,044.40		
	アレンドロン酸 35 mg	長期収載	錠	¥528.30	¥529.70	
		後発	錠	¥204.10	¥277.00	
BP(Daily)	ミノドロン酸 1 mg	長期収載	錠	¥126.80	¥127.20	
		後発	錠	¥51.80		
	リセドロン酸 2.5 mg	長期収載	錠	¥91.40	¥92.10	
		後発	錠	¥35.60	¥48.20	
	アレンドロン酸 5 mg	長期収載	錠	¥82.40	¥83.40	
		後発	錠	¥32.80	¥44.90	
BP(その他)	エチドロン酸 200 mg	先発	錠	¥362.10		

図表16　BP 経口薬 薬価の変遷(2013〜2018年度)

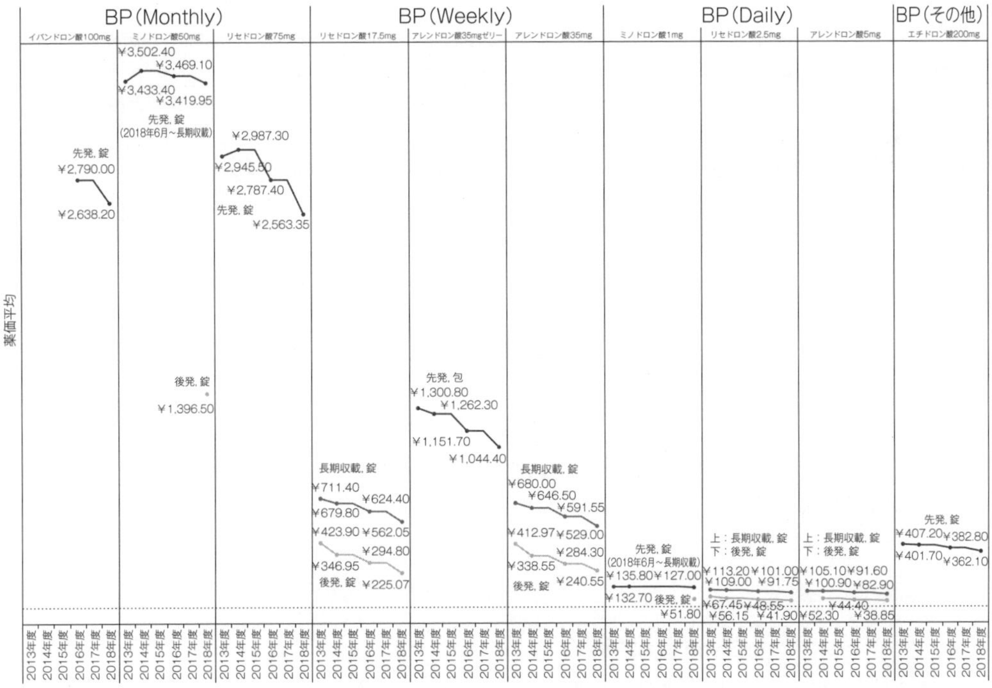

薬価が複数ある場合は、その平均額(小数点第3位以下四捨五入)を示している。

（3）スタチン系薬

薬局数増加（新規開局）も一因となっているが、全体の処方箋数、患者数ともに経時的に増加している（図表17）。

分析対象とした単剤の処方数量及び金額、先発後発比率の経時変化を図表18〜20に示した。

長期収載医薬品から後発医薬品への変更は徐々に進んでおり、2018年後期における厚生労働省指標の後発医薬品使用割合は、数量ベースで87.2%、金額ベースで72.6%に達している。

スタチン系薬単剤は2017年12月にロスバスタチンOD錠の後発医薬品が発売されたことで、現時点ではすべての該当成分で後発医薬品が存在している。

処方金額が2017年度後期及び2018年度で大きく減少しているのは、ロスバスタチンの

図表17　スタチン系薬　サマリー

		2013年度		2014年度		2015年度		2016年度		2017年度		2018年度	
		前期	後期	前期	後期	前期	後期	前期	後期	前期	後期	前期	後期
処方箋数	単剤	536,462	553,391	567,816	574,167	566,797	582,150	606,007	644,445	675,431	694,228	711,257	723,560
	配合剤	—	—	—	—	—	—	—	—	—	—	2,008	5,693
患者数	単剤	159,842	168,627	172,714	174,250	170,951	175,189	184,044	196,379	208,682	215,837	222,304	225,590
	配合剤	—	—	—	—	—	—	—	—	—	—	957	2,097
医師数	単剤	23,322	24,359	25,497	25,723	25,805	26,358	27,951	29,793	31,929	32,720	33,703	34,289
	配合剤	—	—	—	—	—	—	—	—	—	—	385	889
施設数	単剤	6,020	6,313	6,656	6,707	6,660	6,895	7,370	7,981	8,621	8,945	9,243	9,523
	配合剤	—	—	—	—	—	—	—	—	—	—	245	436
薬局数	単剤	471	487	498	509	520	522	541	556	564	580	595	600
	配合剤	—	—	—	—	—	—	—	—	—	—	232	359

実数

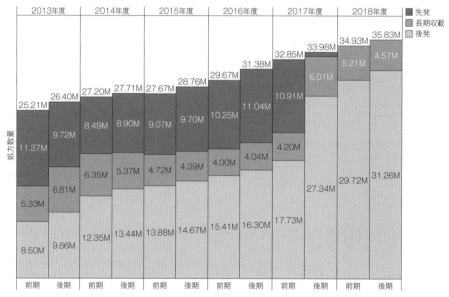

図表18　スタチン系薬　処方数量の変遷（日本調剤（株）薬局調剤データ）

M：百万/千以下四捨五入

長期収載、後発：ロスバスタチン（2017年9月後発発売※）、ピタバスタチン（2013年12月後発発売※）、アトルバスタチン、フルバスタチン、シンバスタチン、プラバスタチン　※後発発売前は「先発」として集計

長期収載医薬品から後発医薬品への切り替え(2017年度後期)、薬価改定に伴う各製品の薬価引き下げ(2018年度)が要因と考えられる。

参考として、2018年4月時点の薬価及び薬価の変遷を図表21～23に示す。

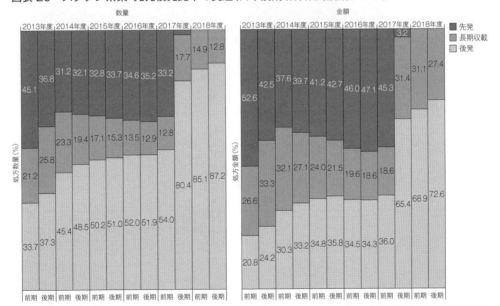

図表19　スタチン系薬 処方金額の変遷(日本調剤(株)薬局調剤データ)

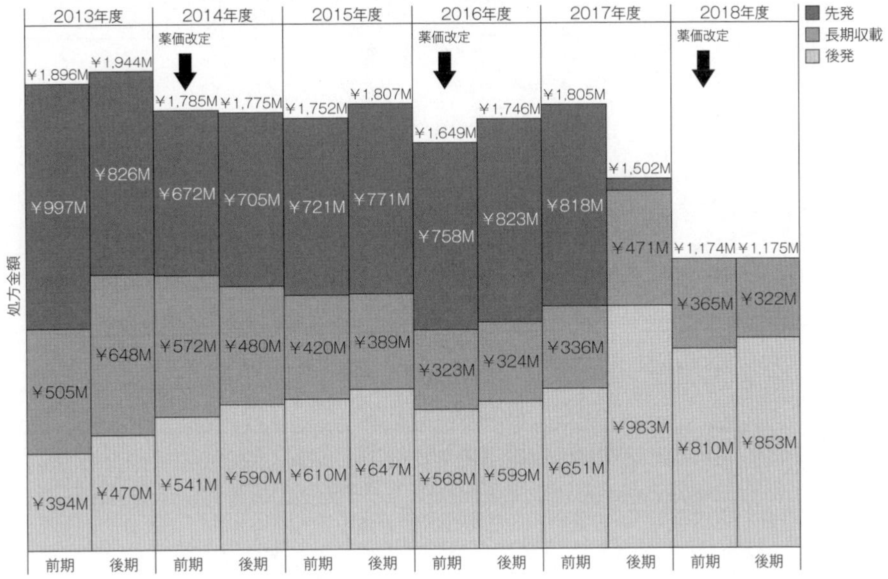

M：百万/百万以下四捨五入

長期収載、後発：ロスバスタチン(2017年9月後発発売※)、ピタバスタチン(2013年12月後発発売※)、アトルバスタチン、フルバスタチン、シンバスタチン、プラバスタチン　※後発発売前は「先発」として集計

図表20　スタチン系薬 先発後発比率の変遷(日本調剤(株)薬局調剤データ)

小数点第2位以下四捨五入

長期収載、後発：ロスバスタチン(2017年9月後発発売※)、ピタバスタチン(2013年12月後発発売※)、アトルバスタチン、フルバスタチン、シンバスタチン、プラバスタチン　※後発発売前は「先発」として集計

図表 21　スタチン系薬 薬価(2018 年 4 月改定)

分類	製品名	区分	単位	薬価		
ストロング	ロスバスタチン 10 mg	後発	錠	¥48.70		
	ロスバスタチン 5 mg	長期収載	錠	¥110.30		
		後発	錠	¥41.40		
	ロスバスタチン 2.5 mg	長期収載	錠	¥57.60		
		後発	錠	¥21.70	¥25.20	
	ピタバスタチン 4 mg	長期収載	錠	¥185.70		
		後発	錠	¥72.90	¥101.30	
	ピタバスタチン 2 mg	長期収載	錠	¥99.70		
		後発	錠	¥27.70	¥35.90	
	ピタバスタチン 1 mg	長期収載	錠	¥52.80		
		後発	錠	¥15.50	¥19.10	
	アトルバスタチン 20 mg	後発	錠	¥52.80		
	アトルバスタチン 10 mg	長期収載	錠	¥88.20		
		後発	錠	¥24.40	¥37.20	
	アトルバスタチン 5 mg	長期収載	錠	¥46.40		
		後発	錠	¥11.70	¥19.10	
スタンダード	フルバスタチン 30 mg	長期収載	錠	¥80.10		
		後発	錠	¥46.00		
	フルバスタチン 20 mg	長期収載	錠	¥56.50		
		後発	錠	¥31.70		
	フルバスタチン 10 mg	長期収載	錠	¥31.90		
		後発	錠	¥16.90		
	シンバスタチン 20 mg	長期収載	錠	¥344.50		
		後発	錠	¥133.50		
	シンバスタチン 10 mg	長期収載	錠	¥181.50		
		後発	錠	¥47.80	¥74.40	¥93.20
	シンバスタチン 5 mg	長期収載	錠	¥81.80		
		後発	錠	¥21.20	¥34.60	¥52.60
	プラバスタチン 10 mg	長期収載	錠	¥70.50		
		後発	錠	¥18.10	¥28.80	¥39.80
	プラバスタチン 5 mg	長期収載	錠	¥37.30		
		後発	錠	¥10.50	¥14.60	¥21.90
	プラバスタチン細粒 1%	長期収載	g	¥89.50		
		後発	g	¥48.40		
	プラバスタチン細粒 0.5%	長期収載	g	¥48.50		
		後発	g	¥27.20		

図表 22　スタチン系薬単剤（ストロングスタチン）薬価の変遷（2013～2018 年度）

薬価が複数ある場合は、その平均額（小数点第 3 位以下四捨五入）を示している。

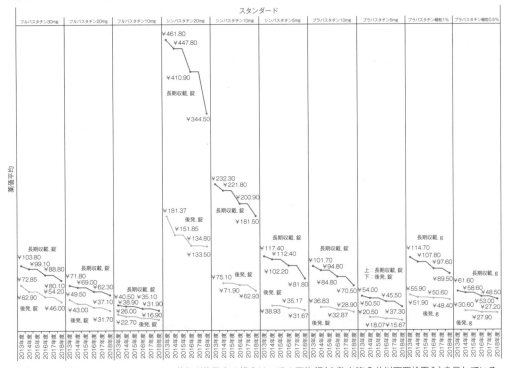

図表 23　スタチン系薬単剤（スタンダードスタチン）薬価の変遷（2013～2018 年度）

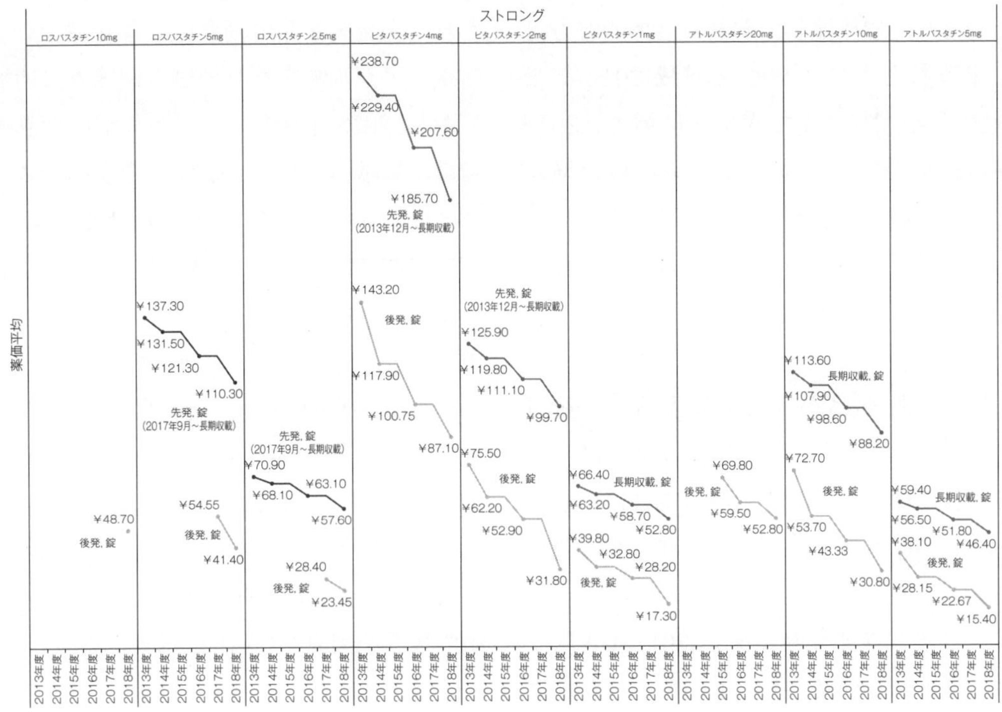

薬価が複数ある場合は、その平均額（小数点第 3 位以下四捨五入）を示している。

(4) RAS薬

市場としては成熟しており、全体の処方箋数、患者数ともに緩やかな増減(2016年後期〜2017年度後期まで緩やかに増加、2018年度は緩やかに減少)はあるもののほぼ横ばいとなっている(図表24)。

分析対象とした製品の処方数量及び金額、先発後発比率の経時変化を図表25〜27に示した。

長期収載医薬品から後発医薬品への変更は徐々に進んでおり、2018年後期における厚生労働省指標の後発医薬品使用割合は、数量ベースで86.7%、金額ベースで69.2%に達している。

2017年度にテルミサルタン(2017年6月)、オルメサルタン(2017年9月)、イルベサルタン(2017年12月)の後発医薬品が続々と発売され、先発医薬品の割合は大きく減少しているが、アジルサルタンの処方が徐々に増加しており、2018年後期における先発医薬品の割合は、数量ベースで12.4%、金額ベースでは38.3%を占めている。[アジルサルタン2018年度後期 数量:40 mg 0.95万錠、20 mg 2.80万錠、10 mg 0.42万錠/金額:40 mg 1.96億円、20 mg 3.86億円、10 mg 0.39億円]

長期収載医薬品から後発医薬品への切り替え及び薬価改定に伴う各製品の薬価引き下げにより、ACE阻害薬・ARB単剤全体の処方金額は年々減少している。

参考として、2018年4月時点の薬価及び薬価の変遷を図表28〜31に示す。

図表24 RAS薬 サマリー

		2013年度 前期	2013年度 後期	2014年度 前期	2014年度 後期	2015年度 前期	2015年度 後期	2016年度 前期	2016年度 後期	2017年度 前期	2017年度 後期	2018年度 前期	2018年度 後期
処方箋数	ACEI	101,895	101,510	102,513	100,407	95,990	97,450	100,243	104,504	107,647	108,491	108,366	107,121
	ARB	520,126	529,402	530,793	528,909	511,177	516,689	527,060	555,778	570,622	579,968	578,058	569,402
	ARB配合剤	141,626	148,110	150,522	155,451	154,161	159,514	164,389	178,503	185,494	192,921	182,553	172,777
患者数	ACEI	29,087	29,730	30,084	29,296	28,040	28,397	29,312	30,982	32,503	33,069	33,130	32,737
	ARB	150,037	155,517	156,197	155,069	148,482	149,718	153,908	163,371	169,860	173,534	174,321	173,835
	ARB配合剤	41,289	44,014	44,755	46,028	45,036	46,834	48,810	53,048	55,543	58,308	58,197	52,838
医師数	ACEI	9,047	9,178	9,571	9,412	9,414	9,441	9,877	10,266	10,865	11,102	11,323	11,247
	ARB	23,059	23,796	24,758	24,551	24,455	24,922	26,060	27,892	29,637	30,229	30,898	31,022
	ARB配合剤	9,903	10,491	11,019	11,231	11,290	11,591	12,223	13,257	14,043	14,541	14,830	14,119
施設数	ACEI	2,096	2,164	2,272	2,244	2,234	2,300	2,459	2,602	2,718	2,865	2,928	2,935
	ARB	5,815	6,051	6,317	6,272	6,155	6,355	6,627	7,166	7,622	7,896	8,092	8,309
	ARB配合剤	2,890	3,069	3,248	3,347	3,276	3,422	3,687	4,125	4,422	4,665	4,728	4,525
薬局数	ACEI	468	487	498	506	514	522	541	553	563	576	591	598
	ARB	471	488	498	509	520	522	541	556	564	580	595	600
	ARB配合剤	470	487	495	505	518	522	541	555	564	578	594	599

実数

図表 25　ACE 阻害薬・ARB 単剤 処方数量の変遷（日本調剤（株）薬局調剤データ）

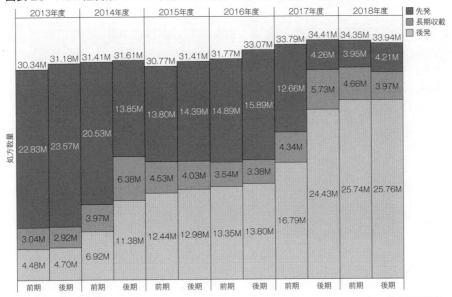

M：百万/千以下四捨五入

先発：アジルサルタン、キナプリル、デラプリル
長期収載、後発：イルベサルタン（2017 年 12 月後発発売※）、オルメサルタン（2017 年 9 月後発発売※）、テルミサルタン（2017 年 6 月後発発売※）、バルサルタン（2014 年 6 月後発発売※）、カンデサルタン（2014 年 9 月後発発売※）、ロサルタン、ペリンドプリル、トランドラプリル、テモカプリル、イミダプリル、ベナゼプリル、リシノプリル、シラザプリル、アラセプリル、エナラプリル、カプトプリル　※後発発売前は「先発」として集計

図表 26　ACE 阻害薬・ARB 単剤 処方金額の変遷（日本調剤（株）薬局調剤データ）

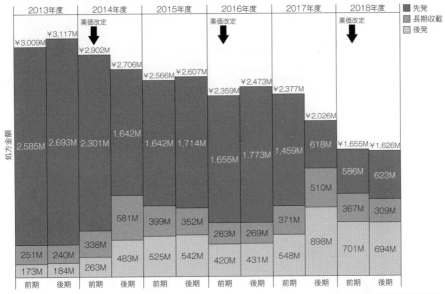

M：百万/百万以下四捨五入

先発：アジルサルタン、キナプリル、デラプリル
長期収載、後発：イルベサルタン（2017 年 12 月後発発売※）、オルメサルタン（2017 年 9 月後発発売※）、テルミサルタン（2017 年 6 月後発発売※）、バルサルタン（2014 年 6 月後発発売※）、カンデサルタン（2014 年 9 月後発発売※）、ロサルタン、ペリンドプリル、トランドラプリル、テモカプリル、イミダプリル、ベナゼプリル、リシノプリル、シラザプリル、アラセプリル、エナラプリル、カプトプリル　※後発発売前は「先発」として集計

図表27　ACE阻害薬・ARB単剤　先発後発比率の変遷（日本調剤（株）薬局調剤データ）

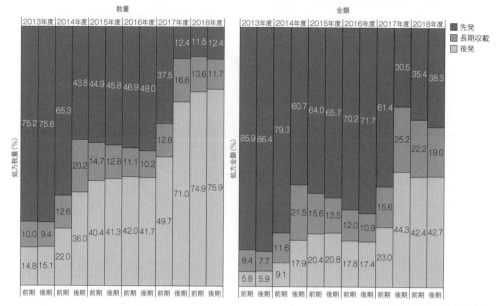

先発：アジルサルタン、キナプリル、デラプリル
長期収載、後発：イルベサルタン（2017年12月後発発売※）、オルメサルタン（2017年9月後発発売※）、テルミサルタン（2017年6月後発発売※）、バルサルタン（2014年6月後発発売※）、カンデサルタン（2014年9月後発発売※）、ロサルタン、ペリンドプリル、トランドラプリル、テモカプリル、イミダプリル、ベナゼプリル、リシノプリル、シラザプリル、アラセプリル、エナラプリル、カプトプリル　※後発発売前は「先発」として集計

図表 28　ACE 阻害薬 薬価（2018 年 4 月改定）

分類	製品名	区分	単位	薬価	
ACEI	ペリンドプリル 4 mg	長期収載	錠	¥103.90	
		後発	錠	¥49.70	
	ペリンドプリル 2 mg	長期収載	錠	¥58.30	
		後発	錠	¥28.40	¥30.90
	トランドラプリル 1 mg	長期収載	錠	¥56.60	
		後発	錠	¥16.10	¥25.90
	トランドラプリル 0.5 mg	長期収載	錠	¥32.10	
		後発	錠	¥13.70	¥20.90
	キナプリル 20 mg	先発	錠	¥99.00	
	キナプリル 10 mg	先発	錠	¥48.80	
	キナプリル 5 mg	先発	錠	¥31.50	
	テモカプリル 4 mg	長期収載	錠	¥124.50	
		後発	錠	¥57.10	
	テモカプリル 2 mg	長期収載	錠	¥61.50	
		後発	錠	¥28.10	¥33.10
	テモカプリル 1 mg	長期収載	錠	¥34.30	
		後発	錠	¥13.50	
	イミダプリル 10 mg	長期収載	錠	¥103.70	
		後発	錠	¥45.60	¥52.90
	イミダプリル 5 mg	長期収載	錠	¥50.30	
		後発	錠	¥22.40	¥26.20
	イミダプリル 2.5 mg	長期収載	錠	¥30.60	
		後発	錠	¥12.30	¥15.80
	ベナゼプリル 10 mg	後発	錠	¥35.00	
	ベナゼプリル 5 mg	長期収載	錠	¥46.50	
		後発	錠	¥20.20	
	ベナゼプリル 2.5 mg	長期収載	錠	¥27.30	
	リシノプリル 20 mg	長期収載	錠	¥52.00	¥57.20
		後発	錠	¥16.30	¥17.60
	リシノプリル 10 mg	長期収載	錠	¥31.80	
		後発	錠	¥11.00	¥17.50
	リシノプリル 5 mg	長期収載	錠	¥26.00	
		後発	錠	¥10.40	
	シラザプリル 1 mg	長期収載	錠	¥45.80	
		後発	錠	¥25.30	
	シラザプリル 0.5 mg	長期収載	錠	¥30.20	
		後発	錠	¥18.60	
	シラザプリル 0.25 mg	長期収載	錠	¥18.10	
		後発	錠	¥14.90	
	デラプリル 30 mg	先発	錠	¥53.50	
	デラプリル 15 mg	先発	錠	¥31.90	
	デラプリル 7.5 mg	先発	錠	¥19.20	
	アラセプリル 50 mg	長期収載	錠	¥25.60	
		後発	錠	¥9.60	
	アラセプリル 25 mg	長期収載	錠	¥24.00	
		後発	錠	¥9.60	
	アラセプリル 12.5 mg	長期収載	錠	¥19.10	
		後発	錠	¥8.90	
	エナラプリル 10 mg	長期収載	錠	¥56.50	
		後発	錠	¥18.50	
	エナラプリル 5 mg	長期収載	錠	¥30.50	
		後発	錠	¥11.20	¥18.60
	エナラプリル 2.5 mg	長期収載	錠	¥24.80	
		後発	錠	¥9.90	
	エナラプリル細粒 1%	後発	g	¥77.20	
	カプトプリル 25 mg	長期収載	錠	¥18.30	
		後発	錠	¥5.80	
	カプトプリル 18.75 mg	長期収載	カプセル	¥31.20	
	カプトプリル 12.5 mg	長期収載	錠	¥14.00	
		後発	錠	¥5.60	
	カプトプリル細粒 5%	長期収載	g	¥47.50	

図表 29　ARB 単剤 薬価(2018 年 4 月改定)

分類	製品名	区分	単位	薬価		
ARB	アジルサルタン 40 mg	先発	錠	¥206.80		
	アジルサルタン 20 mg	先発	錠	¥138.00		
	アジルサルタン 10 mg	先発	錠	¥92.30		
	イルベサルタン 200 mg	長期収載	錠	¥154.90	¥157.80	
		後発	錠	¥76.60		
	イルベサルタン 100 mg	長期収載	錠	¥101.60	¥102.30	
		後発	錠	¥51.00		
	イルベサルタン 50 mg	長期収載	錠	¥53.60	¥53.70	
		後発	錠	¥26.90		
	オルメサルタン 40 mg	長期収載	錠	¥156.60		
		後発	錠	¥57.30		
	オルメサルタン 20 mg	長期収載	錠	¥103.40		
		後発	錠	¥39.00		
	オルメサルタン 10 mg	長期収載	錠	¥54.50		
		後発	錠	¥20.40		
	オルメサルタン 5 mg	長期収載	錠	¥29.00		
		後発	錠	¥10.70		
	テルミサルタン 80 mg	長期収載	錠	¥159.30		
		後発	錠	¥35.30	¥56.30	
	テルミサルタン 40 mg	長期収載	錠	¥105.20		
		後発	錠	¥23.60	¥37.50	
	テルミサルタン 20 mg	長期収載	錠	¥55.70		
		後発	錠	¥12.50	¥19.90	
	バルサルタン 160 mg	長期収載	錠	¥178.00		
		後発	錠	¥42.90	¥54.90	
	バルサルタン 80 mg	長期収載	錠	¥91.20		
		後発	錠	¥22.10	¥31.20	¥42.90
	バルサルタン 40 mg	長期収載	錠	¥49.10		
		後発	錠	¥12.10	¥16.60	
	バルサルタン 20 mg	長期収載	錠	¥27.10		
		後発	錠	¥9.90		
	カンデサルタン 12 mg	長期収載	錠	¥177.40		
		後発	錠	¥34.40	¥69.00	
	カンデサルタン 8 mg	長期収載	錠	¥116.20		
		後発	錠	¥26.80	¥37.60	¥60.20
	カンデサルタン 4 mg	長期収載	錠	¥59.90		
		後発	錠	¥13.80	¥19.00	¥31.00
	カンデサルタン 2 mg	長期収載	錠	¥32.20		
		後発	錠	¥9.90	¥15.30	
	ロサルタン 100 mg	長期収載	錠	¥168.60		
		後発	錠	¥45.60	¥62.20	
	ロサルタン 50 mg	長期収載	錠	¥112.90		
		後発	錠	¥28.70	¥41.20	¥50.20
	ロサルタン 25 mg	長期収載	錠	¥59.60		
		後発	錠	¥15.00	¥20.80	¥30.30

図表 30　ACE 阻害薬 薬価の変遷（2013〜2018 年度）

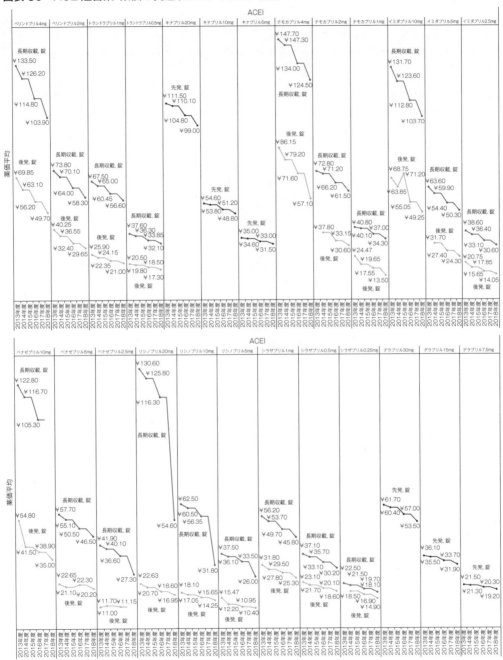

薬価が複数ある場合は、その平均額（小数点第 3 位以下四捨五入）を示している。

図表 30　ACE 阻害薬 薬価の変遷(2013〜2018 年度)(つづき)

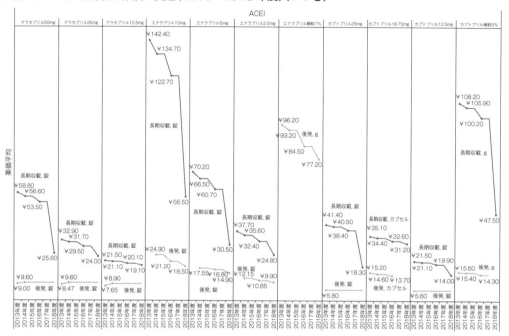

薬価が複数ある場合は、その平均額(小数点第 3 位以下四捨五入)を示している。

図表31　ARB 単剤 薬価の変遷(2013〜2018年度)

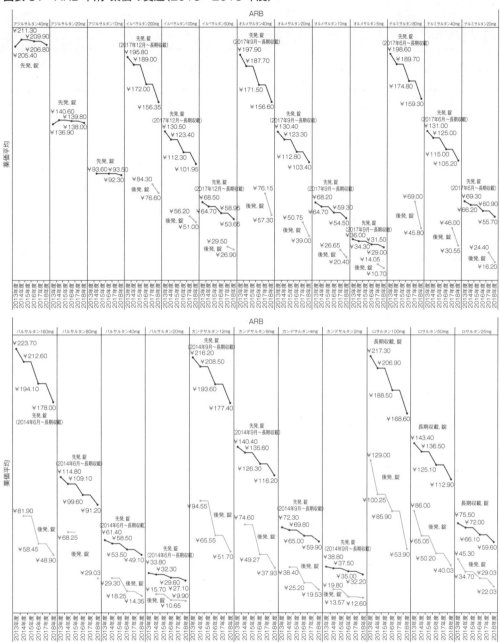

薬価が複数ある場合は、その平均額(小数点第3位以下四捨五入)を示している。

地域フォーミュラリー導入による経済的効果

長期収載医薬品から後発医薬品へ切り替えた場合の削減想定金額と地域フォーミュラリーを導入した場合の削減想定金額を薬効群ごとに示す。

なお、各削減想定金額は、100％切り替えた場合の最大値を示している。

(1) PPI経口薬

2018年度後期の削減想定金額は、後発医薬品への変更のみが1.28億円(1.80億円→0.52億円に削減)であったのに対し、地域フォーミュラリーを導入した場合は14.10億円(19.83億円→5.73億円に削減)であった(図表32、33)。

PPI経口薬は、先発医薬品(エソメプラゾール、ボノプラザン)の市場シェアが大きいため、地域フォーミュラリー導入による削減効果が大きい。

薬価改定に伴う薬価引き下げにより2017年度より削減効果がやや落ちてはいるものの、早急に薬剤使用の適正化が必要と考えられる薬効群である。

(2) BP経口薬

2018年度後期の削減想定金額は、後発医薬品への変更のみが0.79億円(1.29億円→0.49億円に削減)、地域フォーミュラリーを導入した場合は1.08億円(1.54億円→0.46億円に削減)であった(図表34、35)。

BP経口薬は先発医薬品(イバンドロン酸)の市場シェアが小さいため、地域フォーミュラリー導入による追加削減効果はPPI経口薬のように大きくはない。

しかし、この薬効群は薬剤数が少ない上に、臨床的なエビデンスも豊富で治療ガイドライン[3),4)]にエビデンスレベルがしっかりと記載されているため、フォーミュラリーを導入しやすい薬効群である。

(3) スタチン系薬

2018年度後期の削減想定金額は、後発医薬品への変更のみが2.20億円(3.22億円→1.02億円に削減)、地域フォーミュラリーを導入した場合は2.22億円(3.22億円→0.99億円に削減)であった(図表36、37；製品数が多いため一部製品名を省略)。

スタチン系薬はすべての該当成分で後発医薬品が存在しており、各成分の後発医薬品の価格も大きく変わらないため、地域フォーミュラリー導入による追加削減効果はほとんどない。

このような薬効群では後発医薬品の使用率を上げることが薬剤費抑制に直結し、地域フォーミュラリーの導入は治療の標準化が主要な目的となる。

(4) RAS薬

2018年度後期の削減想定金額は、後発医薬品への変更のみが2.17億円(3.09億円→0.93億円に削減)であったのに対し、地域フォーミュラリーを導入した場合は6.67億円(9.32億円→2.65億円に削減)であった(図表38、39；製品数が多いため一部製品名を省略)。

ACE阻害薬よりもARB単剤の市場シェアが圧倒的に大きいため、削減効果はARB単剤の影響が大きい。ARB単剤の先発医薬品は現在アジルサルタンのみであり、その使用

量は既存後発医薬品からの処方変更等により徐々に増加している。さらなる薬剤費の上昇を抑えるためにも地域フォーミュラリーを早急に導入し、先発医薬品の使用量を最小限に抑えることが必要と考えられる薬効群である。

図表32 PPI経口薬 長期収載医薬品から後発医薬品切り替えによる削減シミュレーション（2017〜2018年度）

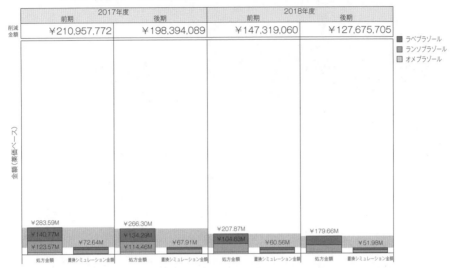

図表33 PPI経口薬 フォーミュラリー導入による削減シミュレーション（2017〜2018年度）

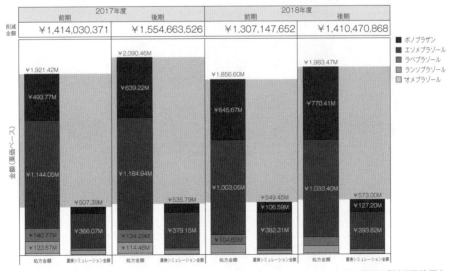

図表34　BP経口薬 長期収載医薬品から後発医薬品切り替えによる削減シミュレーション（2017〜2018年度）

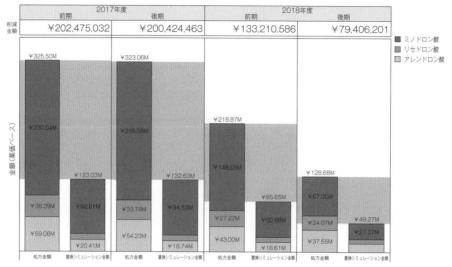

図表35　BP経口薬 フォーミュラリー導入による削減シミュレーション（2017〜2018年度）

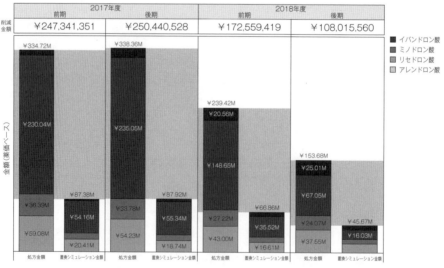

図表36 スタチン系薬単剤 長期収載医薬品から後発医薬品切り替えによる削減シミュレーション(2017～2018年度)

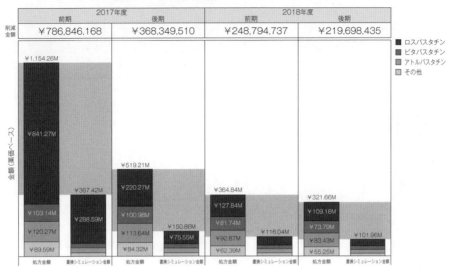

その他：フルバスタチン、シンバスタチン、プラバスタチン

M：百万/千以下四捨五入

図表37 スタチン系薬単剤 フォーミュラリー導入による削減シミュレーション(2017～2018年度)

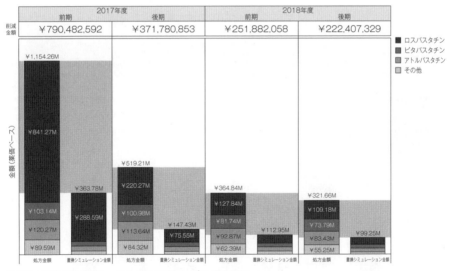

その他：フルバスタチン、シンバスタチン、プラバスタチン

M：百万/千以下四捨五入

図表 38　ACE 阻害薬・ARB 単剤　長期収載医薬品から後発医薬品切り替えによる削減シミュレーション（2017〜2018 年度）

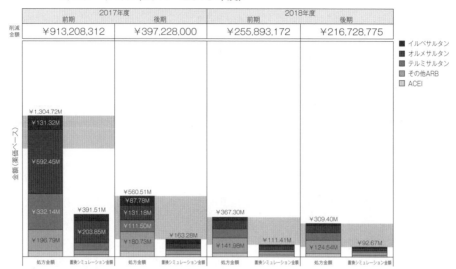

その他 ARB：バルサルタン、カンデサルタン、ロサルタン
ACEI：ペリンドプリル、トランドラプリル、テモカプリル、イミダプリル、ベナゼプリル、リシノプリル、シラザプリル、アラセプリル、エナラプリル、カプトプリル

M：百万/千以下四捨五入

図表 39　ACE 阻害薬・ARB 単剤　フォーミュラリー導入による削減シミュレーション（2017〜2018 年度）

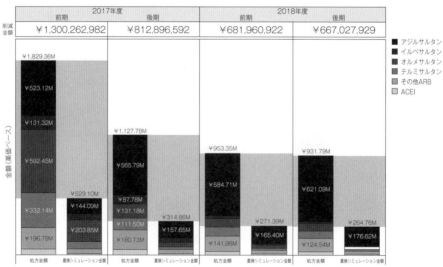

その他 ARB：バルサルタン、カンデサルタン、ロサルタン
ACEI：ペリンドプリル、トランドラプリル、キナプリル、テモカプリル、イミダプリル、ベナゼプリル、リシノプリル、シラザプリル、アラセプリル、エナラプリル、カプトプリル

M：百万/千以下四捨五入

まとめ

　今回の試算に関するポイントは以下の通りである。
・後発医薬品のない先発医薬品の使用量が多い薬効群でフォーミュラリー導入による削減効果は大きくなる。
・どの薬効群でも経時的に削減効果は落ちていくため、できるだけ早期にフォーミュラリーを導入することが望ましい。
・既存医薬品と同種同効の新薬発売の際に、本当にその新薬が必要であるのかを検討し、フォーミュラリーを作成・更新することが医薬品費を増大させないために重要である。

【参考文献】
1）増原慶壮，川上純一，岩月進ほか．フォーミュラリー —エビデンスと経済性に基づいた薬剤選択—より改変
2）関こころ，佐藤貴之，増原慶壮．ジェネリック研究 2018；12（2）：090-095
3）骨粗鬆症の予防と治療ガイドライン作成委員会（日本骨粗鬆症学会　日本骨代謝学会　骨粗鬆症財団）編．骨粗鬆症の予防と治療ガイドライン 2015 年版
4）日本骨代謝学会編．ステロイド性骨粗鬆症の管理と治療ガイドライン：2014 年改訂版

フォーミュラリーマネジメント
―院内フォーミュラリーから地域フォーミュラリーへ―

2019年9月1日　第1刷発行

編集　フォーミュラリー編集委員会（代表：増原慶壮）
協力　医療経営東京編集室（代表：江川孝雄）
発行　株式会社薬事日報社
　　　東京都千代田区神田和泉町1番地　電話03-3862-2141
印刷　三報社印刷株式会社

©2019　　Printed in Japan　　ISBN978-4-8408-1499-7
本書の無断複写は、著作権法の例外を除き禁じられています。